名医遗珍系列丛书·江苏专辑

贺季衡医案

贺桐孙　按

许济群　整理

王新华

中国中医药出版社

·北京·

图书在版编目（CIP）数据

贺季衡医案 / 许济群，王新华整理. —北京：中国中医药出版社，2013.1（2025.8重印）

（名医遗珍系列丛书. 江苏专辑）

ISBN 978-7-5132-1221-2

Ⅰ.①贺…　Ⅱ.①许…②王…　Ⅲ.①医案–汇编–中国–现代　Ⅳ.①R249.7

中国版本图书馆CIP数据核字（2012）第262879号

中国中医药出版社出版

北京经济技术开发区科创十三街 31 号院二区 8 号楼

邮政编码　100176

传真　010-64405721

北京盛通印刷股份有限公司印刷

各地新华书店经销

开本 880×1230　1/32　印张 11.875　字数 266 千字

2013年1月第1版　2025年8月第3次印刷

书号　ISBN 978-7-5132-1221-2

定价　39.00元

网址　www.cptcm.com

服 务 热 线　010-64405510

购 书 热 线　010-89535836

维 权 打 假　010-64405753

微信服务号　**zgzyycbs**

微商城网址　**https://kdt.im/LIdUGr**

官 方 微 博　**http://e.weibo.com/cptcm**

天猫旗舰店网址　**https://zgzyycbs.tmall.com**

如有印装质量问题请与本社出版部联系（010-64405510）

出版者言

　　《名医遗珍系列丛书》旨在搜集，整理我国近现代已故著名中医生前遗留的著述，文稿、讲义、医案、医话，等等。这些文献资料，有的早年曾经出版。发表过，但如今已难觅其踪；有的仅存稿本、抄本，从未正式刊印、出版；有的则是家传私藏，未曾面世、公开过，可以说都非常稀有、珍贵。从内容看，有研习经典医籍的心悟、发微，有学术思想的总结、阐述，有临证经验的记录、提炼，有遗方用药的心得、体会，篇幅都不是很大，但内容丰富多彩，且都带有鲜明的名医个人特色，具有较高的学术和实用价值，足资今人借鉴。

　　寻找、搜集这些珍贵文献资料是一个艰难、漫长而又快乐的过程。每当我们经过种种曲折找到并落实好一种想要的文本时，都如获至宝，兴奋不已，尤其感动于这些文本拥有者的无私帮助和大力支持。他们大都是名医之后或门生弟子，不仅和盘献出这些珍贵文献，并主动提供相关素材、背景资料，而且很多都亲自参与整理、修订，确保了所出文本的高保真和高品质，也激励、鞭策我们不畏艰难，更加努力。

　　江苏自古人杰地灵，中医药历史底蕴深厚，历代名医大家辈出，学术流派纷呈，医书珍籍充栋。我们这次推出的《名医遗珍系列丛书·江苏专辑》，集中收集、整理了肾病宗师邹云翔、肝病大家邹良材、丹阳贺派鼻祖贺季衡、张锡纯入门弟子黄星楼、红顶御医曹沧洲祖孙三代、脾胃病名家张泽生，以及吴中名医黄一峰、奚凤霖等江苏名医大家的著述医验，资料珍贵，内容精彩，从一个侧面展示了江苏中医药的风貌。

我们还将陆续推出类似的专辑。真诚希望同道和读者朋友继续给我们提供线索，提出好的意见和建议（qkk5806@sohu.com），共同把这套书做成无愧于时代的精品、珍品。

《名医遗珍系列丛书》编委会
2012 年 12 月

序

先师贺季衡（1866～1933年），单名钧，一字寄痕，江苏丹阳县人。青年时曾受业于孟河御医马培之先生门下，历期六年，学成归里，悬壶于丹阳城内。因其精于业务，凡经治病证疗效显著，危重者每能化险为夷，对于沉疴痼疾，亦能如实以告，故就医者门庭若市，而就学门生亦遍及沪宁线各地，当时堪称江苏省中医界之佼佼者。

先师临证五十余年，限于诊务纷繁，因此毕生未有专著问世。在其晚年，曾将临证留底的医案进行整理，并自撰"按语"，定名为《指禅医案》（晚年以"指禅室"名其斋），拟行出版，以供有志研究中医和授业门生参考。后因中日战争爆发，先师举宅毁于战火，该《医案》稿亦随之化为灰烬。所幸在沪弟子徐鼎汾医师家藏手录本，先生孙"桐孙"在沪开业期间，特向其商借转抄，乃得保存至今。现存《医案》与原稿不同之处，在于缺少先师补撰之"按语"，余均完整如旧。前年，桐孙世弟，在江苏科学技术出版社、江苏省卫生厅中医处、丹阳县卫生局及县人民医院等单位的大力支持和敦促下，补其按语，并由南京中医学院许济群、王新华两位老师共同参加整理，乃能完稿，付诸刊行。

先师生平，酷好博览群书，对中医理论，务求融会贯通，

1

又能博采众方，善于化裁，所谓"师法而不执方"。综观本《医案》的特点：一是病机、辨证与立法、选药，均能丝丝入扣，衔接严谨，无药证不符、好奇偏僻之弊；二是条分缕析，朴实求真，不斤斤于词藻修饰，无虚构夸大之处。因而使读者一目了然，易学易用。

昔贤吴氏鞠通有云："不死于病，而死于医，是有医不若无医也。"先师生前，不仅引此箴言告诫及门诸生，并能以之律己，是可谓言教、身教的良师！他曾嘱咐我们：一要善于博采众长；二要理论与实践并重。尝谓："读书未从师，每多食古不化，纵有成就，也是长于理论，短于经验。"泽生年逾八旬，每忆先师当年诲人律己之训，倍感寓意深刻。特附志以缋诸同好。

整理先师遗案，本拟参与执笔，无奈年高力弱，诊务繁忙，只能追随整理者略尽校阅绵力，聊表受业门生对先师爱戴之谊。草附数语，仅作卷首补白而已。

张泽生

于南京中医学院附属医院

1983 年 3 月

整理说明

一、本书是从贺季衡先生遗案中选集而成。选案多是复诊连续，治有成效；或病情复杂，辨证施治别具一格；或病例特殊，立法可资临证借鉴者。

二、本书共选各科医案 395 则，计病证 60 多种。在病名、病机、辨证立法、用药剂量等方面，为保存原稿的特色，除发现由抄写笔误者予以改正外，余悉从原稿。

三、本书在多数病证的医案之前，先概括介绍贺老对本类病证的证治认识和临床经验；在重点病案之后，附加"按语"，用以分析该案病机，以及阐明立法、选药的依据和获效的关键；在多数病证的医案之后，以综合、归纳、对比的方法，扼要阐述该病证中所列各案的异同点。由于时代限制，每案仅介绍中医学传统的理论和方法，不涉及现代医学的内容。

四、本书整理过程中，承贺老先生门人张泽生教授撰写序言，芮大苏医师提供贺老先生手迹，贺老先生的曾孙女贺玥医师协助抄写，一并谨致谢意。

目　录

1

风　温

先祖对于风温病总的认识，是以陈平伯所云"风为阳邪，不夹寒者为风温"为依据。因此对本病的治疗，常以"风淫于内，治以辛凉，佐以苦甘，以甘缓之"为原则。对风温的传变，以"风者善行而数变"为论据，结合叶天士关于"温邪上受，首先犯肺，逆传心包"的论述，认为风温病的"数变"，最常见者是为"逆传"。对"逆传"的治疗，需及时运用清营解毒一法（如神犀丹之类），方能收效。

例一　吴男　风温五日，壮热少汗，咳嗽痰鸣，痰色或红或黑，左胁痛，谵妄神迷，少腹拒按，脉滑数，右部不楚，舌苔腻黄。表里同病，有化燥生风之虑。

麻黄八分（后入）　大杏仁三钱　净连翘三钱　川通草八分　炒枳实二钱　生石膏八钱（先煎）　象贝三钱　青皮二钱　橘红一钱五分　淡子芩二钱　生竹茹一钱五分　鲜芦根一两

例二　吴童　风痰壅塞肺部，呛咳痰鸣，表热，汗不畅，神迷嗜卧，脉滑数，舌苔腐白。症属非轻，闭逆可虑。

麻黄五分　白桔梗一钱　射干二钱　大杏仁三钱　薄橘红一钱　川通草八分　瓜蒌皮四钱　马兜铃四钱　象贝三钱　法半夏一钱五分　枇杷叶三钱

二诊：进麻黄射干汤，呛咳痰鸣及表热俱退，昨又食物欠

1

慎，于是复热，痰鸣呛咳，舌苔满腻。大有闭逆之虑。

莱菔子三钱（炒）　前胡一钱　炒枳实一钱五分　橘红一钱
象贝三钱　苏梗一钱五分　瓜蒌皮四钱　射干二钱　大杏仁三钱
炒竹茹一钱五分　鲜姜皮四分

三诊：呛咳痰鸣虽退，而表热仍有往来，右脉尚数。肺胃余邪未罢，防再反复也。

前胡一钱　苏梗一钱五分　青蒿二钱　橘红一钱　象贝三钱
川通草八分　瓜蒌皮四钱　大杏仁三钱　炒竹茹一钱五分　法半夏
一钱五分　枇杷叶三钱

按：例一吴男，例二吴童，俱属风温之邪与痰热壅肺，病程较短。共见身热、少汗、呛咳、痰鸣等症。其不同点在于：吴男兼有腑实之症，同时邪将由气入营，故以麻杏石甘汤清宣肺气，配以化痰热、通腑气之品，共组成方，以之祛其化燥之源（痰与热），截其传营之路，此为治理本证的第一步（惜后案未录）。吴童则兼有痰浊壅塞肺气（舌苔白腐），势将闭逆，故以射干麻黄汤去其温化之姜、辛，加入清化痰热之蒌、贝，温化痰浊之橘、半，意在宣肺化痰为先，防其痰闭而成厥逆。至于吴童二诊时，因"食物欠慎"而致复热，是为节外生枝，所以去麻黄而加入消导之品，是以标本兼顾立法。

例三　孙男　风温热退之后，未能得汗，心烦谵语，气逆呛咳，舌起黄苔，便闭，脉小数。其邪将从内陷，仍防化燥。

麻黄八分　生石膏八钱（先煎）　前胡二钱　橘红一钱五分　黑
山栀三钱　炙甘草五分　净连翘三钱　炒枳实二钱　川通草八分
梨皮四钱

二诊：进麻黄石膏汤，热从汗解，谵妄亦清，呛咳未已，便结未通，舌苔黄。邪去滞存之证。

瓜蒌皮四钱　川通草八分　大杏仁三钱　薄橘红一钱五分　炒六曲四钱　炒枳实二钱　苡仁五钱　谷芽四钱　竹茹一钱五分　荸荠三个（打）

按：本例风温为患，与例一吴男的类似之处在于肺气不宣，痰热内蕴，将有传陷之变，故亦先以麻杏石甘汤加味。不同点在于本例二诊虽有"便结未通"、"邪去滞存"之说，但立法却未投攻下，而是仿"轻可去实"之意，免致药过病所，"诛伐无过"。二诊病案的保留，使该例更有价值，上载有"热从汗解，谵妄亦清"等，可见前方服后收效较快。

例四　赵男　风温两候有余，表热无汗，呛咳烦扰，鼻衄如注，协热自利，舌心灰黑少津，目瞪神迷或谵语，脉细数无力。热邪伤阴，势已化燥，正在险途。

鲜生地八钱（切）　鲜石斛四钱（杵）　净连翘二钱　黑山栀二钱　淡子芩二钱　薄荷一钱　正滑石五钱　大杏仁三钱　方通草八分　云神四钱　鲜竹叶三十片

另：鲜梨可吃。鲜芦根泡汤代茶。万应锭磨搽鼻孔。

二诊：风温鼻衄如注已止，协热下利亦减，表热虽折，而又发白㾦，神迷谵妄，舌心灰黑，脉小数无力。邪热伤阴，仍防继续化燥。

南花粉四钱　净连翘三钱　蜜银花四钱　云神四钱　象贝三钱　酒子芩二钱　大杏仁三钱　益元散四钱（包）　青蒿二钱　黑山栀三钱　白茅根四钱　炒竹茹一钱五分

三诊：风温鼻衄如注，协热下利先退，白㾦亦畅发，惟热清复热，汗无多，合目则谵语，舌黑转黄，脉细数无力。阴伤邪热未透，仍在险途。

香白薇四钱　净连翘三钱　青蒿二钱　瓜蒌皮四钱　益元散五

3

钱（包） 川石斛四钱 大杏仁三钱 象贝三钱 云神四钱 炒竹茹一钱五分 梨皮四钱 枇杷叶三钱

按：本例风温，期延两候余，症见呛咳、烦扰、神迷、舌心灰黑少津等，皆为邪已由卫传气入营之征，且渐有"逆传心包"之象，此时虽兼现表热无汗、协热下利，但立法未泥于"先表后里"或"表里双解"。因所急者已为气、营均热，津、阴俱伤，故亟投甘寒（生地、石斛）苦寒（栀、芩）合法，以使热泄、阴存，先救其急。待二诊时虽热减、衄止，但神迷谵语、舌心灰黑仍在，且又复外发白㾦，邪有外透之势，故减少甘寒之品，以防恋邪，增入银花以助清透。三诊时㾦遂畅发，虽又复热，但舌黑已转黄，险象已去大半。可见此例治法，急投泄热存阴，次进清宣透化，既可截其传营、伤阴之径，又能开其"入营犹可透热转气"之门。此中先后缓急，可谓处理得当。

例五 谢男 风温延绵两旬，内外灼热，得汗不解，呛咳气粗，痰鸣自利，脉滑数右大，舌前干绛，舌根糙黄。已从燥化见象，症属非轻。

南花粉四钱 生石膏一两（先煎） 寒水石五钱（先煎） 象贝三钱 肥知母二钱 乌玄参四钱 正滑石五钱 大杏仁三钱 淡子芩二钱 生竹茹一钱五分 活水芦根八钱（煎代水）

二诊：进三石汤加味，内外灼热大减，舌前干绛亦起津，舌根尚黄糙，呛咳痰鸣。可见表邪初退，里热未清，犹虑再增枝节。

南花粉四钱 肥知母二钱 马兜铃一钱五分 象贝三钱 方通草一钱 酒子芩一钱五分 正滑石五钱 薄橘红一钱 大杏仁三钱 大麦冬二钱 生竹茹一钱五分 梨皮四钱

三诊：风温热退神清，咳未已，痰尚多，两腿烧热，日来又增呃逆，脉虚数，舌苔灰黑已化为红剥。胃阴已伤，不宜再生枝节。

川石斛四钱　大杏仁三钱　陈橘白一钱　生谷芽四钱　柿蒂四枚　瓜蒌皮四钱　旋覆花一钱五分（包）　刀豆子四钱　法半夏一钱五分　炒竹茹一钱五分　枇杷叶三钱

按：本例风温两旬，出现肺胃热盛，化燥伤阴之象，故首进三石汤加味，用微苦辛寒以泄热存阴、宣肺化痰。投药后，热减津生，呛咳痰鸣如故，所以转从润肺化痰为主，兼以养阴清热。三诊时，灰黑苔已转为红剥，又增呃逆，其为痰热初化，胃阴已伤，和降失职可知，这和虚寒呃逆不同，故投养阴清热，和胃降逆，以善其后。

三石汤出自《温病条辨》，方由飞滑石、生石膏、寒水石、杏仁、竹茹、银花、金汁、白通草组成。主治"暑温漫延三焦"，但又指出其适应范围为"虽云三焦，以手太阴一经为要领"。

以上两例同为热盛而致化燥伤阴，其区别在于：赵男是气、营均热，津、阴俱伤，故亟投甘寒、苦寒合法，使其泄热存阴，先救其急；谢男是肺胃热盛为主，故投三石汤之微苦辛寒，以清肺胃之热，使其热减津存。该两例后期发展也有不同，赵男虽津、阴已伤，所幸介于营卫之间，邪热尚能"透热转气"，故在方内增入清宣透化药味，意在"因势利导"，而谢男是在热轻痰化之后，出现胃阴虚而降化失常的呃逆，故只需养阴清热、和胃降逆，即可妥善其后。

例六　黄男　风温五日，内外灼热，得汗不解，热从内陷，神迷谵妄，循衣摸床，协热自利，咳不爽，痰鸣，脉小

5

数，左手不了了，舌尖红干，苔黄且厚。据此见象，势有化燥生风之害，症属险要。

鲜石斛四钱（杵）　淡子芩一钱五分　大杏仁三钱　净连翘二钱　粉葛根二钱　益元散五钱（包）　香白薇四钱　云神四钱　半夏曲二钱　炒竹茹一钱五分　灯心十茎（朱染）

另：神犀丹一小锭，温开水磨服。

改方：去葛根，加黑山栀二钱。

按：本例风温五日，邪热内陷，化燥伤津，逆传心包，故以甘寒、苦寒合法，一以保存阴液，一以直清里热，并急投神犀丹清营解毒，以祛心包邪热。先祖对风温逆传之证，用此法每多显效。

神犀丹出自《温热经纬》，方由犀角、石菖蒲、黄芩、生地、银花、连翘、金汁、板蓝根、香豉、玄参、花粉、紫草组成。治疗温热暑疫初起，或邪不即解，耗液伤营，逆传内陷，见痉厥昏狂、谵语发斑等症。

湿温 暑湿

湿病成温，一般有湿重与热重之分，而夏令湿病，每夹暑并发，所谓"暑必兼湿"。先祖治疗湿温和暑湿时病，首先侧重于化湿，及至热处湿中，或热重于湿，则分别使用苦降辛通、芳香化浊、淡渗分利等治法，或单进，或并投，力求湿化热清，三焦通利。湿温化燥，每是逐步形成，故用甘寒救阴之法，必须统筹兼顾，务使救阴而不恋邪。

例一 陈男 湿温延今两旬，乍寒乍热，汗不透，脘闷作恶，协热下利，或肢冷不和，或心烦呓语，脉沉细，舌苔浮黄。尚在未透之候，症属非轻。

炒茅术二钱 川桂枝八分 猪茯苓各三钱 泽泻二钱 益元散五钱（包） 陈橘皮三钱 姜半夏一钱五分 淡子芩二钱 大豆卷四钱 炒苡仁五钱 生姜一片

二诊：昨以五苓散加豆卷，寒热已退，四末渐和，下利亦折，脘闷未舒，或作恶，脉沉细渐起，舌苔浮黄。当守原意，去豆卷，加枳、朴主之。

炒茅术一钱五分 泽泻二钱 猪茯苓各三钱 陈橘皮一钱 正滑石五钱 酒子芩一钱五分 炒苡仁五钱 川桂枝八分 上川朴一钱 姜半夏一钱五分 炒枳实一钱五分 生姜两片

三诊：两进五苓散加枳、朴，寒热已退，肢冷已和，腑通

7

亦爽，舌黄转灰，脉沉细亦起，惟胸次尚未畅适。湿从热化，胃气未和也。

　　焦白术二钱　上川朴八分　泽泻二钱　炒苡仁五钱　云苓三钱
正滑石五钱　陈橘皮一钱五分　炒枳壳二钱　焦谷芽四钱　姜半夏一钱五分　生姜一片　佛手八分

　　按：本例湿温期延两旬，表有乍寒乍热，里有胸闷下利，并见肢冷不和，苔黄，脉细，证为表里皆病，湿阻清阳。叶天士有谓："通阳不在温，而在利小便。"故首方用五苓散加豆卷，一是发表通阳（豆卷、桂枝），二是化湿分利（茅术、苓、泽），俾使湿从表里分消，阴阳升降复职。故药后即能病去大半。二诊以五苓加枳、朴，是为加强宣化通导之力。三诊守原方减其制，以善其后。综观本案，自始至终坚持化湿分利的治则，使水道通调，湿祛有路，病乃向愈。

　　例二　殷男　湿温延绵月余，表热由汗退，里蕴之湿浊尚壅结于中，胸脘痞闷，气逆，呕恶吞酸，便结，不渴，脉小数，右滑，舌苔黄腻。势属未化，最防呃逆、肢冷。

　　姜川连四分　淡干姜六分　姜半夏一钱五分　全瓜蒌五钱（杵）
正滑石四钱　上川朴一钱　陈橘皮一钱五分　香白蔻八分　赤苓四钱
大杏仁三钱　炒枳实二钱　姜竹茹一钱五分　九节菖蒲八分

　　二诊：今日便结已通，夜分又复寒热，及晨甫退，脘闷呕恶，酸水上泛，舌苔苍黄，脉沉小。久结之湿邪甫有化机，守原意进步。

　　上川朴一钱　上川连四分　法半夏一钱五分　陈橘皮一钱五分
藿香一钱五分　酒子芩一钱五分　粉葛根二钱　正滑石四钱　炒枳实二钱　赤苓四钱　炒竹茹一钱五分　九节菖蒲八分

　　另：辟瘟丹一块，分两次磨服。

按：本例湿温延经一月，仍为湿浊酝酿，通降失常，故立法仍以苦辛通降，宣化湿浊为主，方用小陷胸加枳、朴、姜、蔻等。二诊时，便虽通而寒热复起，其为遏伏之湿邪层层外达可知，所谓"剥蕉抽茧"者殆属于此类。处方从原法加葛、芩外透里清，更用辟瘟丹以加强宣中化浊之力。先祖对湿温病处于湿浊遏伏方盛之际，除善用苦温芳化之煎方外，每加用辟瘟丹磨服，可获相得益彰之效。

以上两例同为湿温病，均以治湿为主，其不同点在于：陈男为表里皆病，湿阻清阳，故用五苓散发表通阳、化湿分利，以使水道通调，湿有去路；殷男为里蕴痰热湿浊，通降失常，故用小陷胸汤加枳、朴等苦降辛通，宣化湿浊，使其中焦湿浊导化，邪从肠腑而去。又治陈男用五苓加减，持续以至病退；而殷男以其湿浊弥漫，除续投苦辛通降外，另服辟瘟丹，促其未尽之湿浊宣化。

例三 步男 暑湿蕴中，表里不透，壮热，汗不畅，热退不清，渴不多饮，脘痞心烦，入夜谵妄，脉小数而滑，舌苔糙白。一派未化之象，势防延绵。

上川朴一钱 大杏仁三钱 益元散五钱（包） 粉葛根二钱青蒿一钱五分 酒子芩一钱五分 黑山栀二钱 陈香薷八分 炒枳壳一钱五分 赤苓四钱 炒竹茹一钱五分 荷叶一角

二诊：药后烦释，谵妄亦去，今午又复发热烦躁，傍晚方由汗解，仍不渴饮，舌苔已宣，脉渐起，咳痰亦爽。暑湿初化，仍防延绵。

香豆豉四钱 白蔻八分（杵） 青蒿一钱五分 半夏曲二钱正滑石五钱 炒枳壳一钱五分 陈橘皮一钱五分 瓜蒌皮四钱 大杏仁三钱 生苡仁五钱 炒竹茹一钱五分 青荷叶一角 黑山栀

二钱

三诊：今日表热未来，而自觉内热如焚，四末清冷，谵语心烦，渴不欲饮，咳不爽，舌心红干，边苔仍腻白，脉仍不起。暑湿深伏不透，仍有延绵及生枝之害。

上川朴一钱　半夏曲二钱　川通草八分　川桂枝五分　淡子芩一钱五分（酒炒）　省头草二钱　黑山栀二钱　益元散五钱（包）　大杏仁三钱　炒竹茹一钱五分　九节菖蒲八分　青荷叶一角

按：本案三经处方，总不离乎宣中化湿与清泄里热并用，如朴、蔻配栀、芩。初诊曾加香薷，以使湿化热清，暑从外解。三诊方中加入桂枝五分，一是加强透达深伏之邪，二是藉通阳之力以和四末清冷。

例四　李男　始由腹痛起见，继之寒热不清，寒轻热重，一日数次，汗出如洗，口渴心烦，热甚则谵语，脉弦数右滑，舌苔滑白。业经旬余，暑湿内伏，风寒外加而来。势属仅见，拟桂枝白虎法。

川桂枝六分　生石膏六钱　大杏仁三钱　炙甘草六分　淡子芩二钱　云苓三钱　肥知母二钱　半夏曲一钱　青蒿一钱五分　鲜姜皮四分　鲜梨皮四钱

二诊：进桂枝白虎法，连服两剂，一日数次之寒热大减，汗出如洗者亦少，而仍心烦口渴，间仍谵语，脉之弦数就平，舌苔仍滑白满布。余邪未罢可知，不宜再生枝节。

香白薇三钱　青蒿二钱　大白芍二钱　桂枝三分（拌炒）　益元散五钱（包）　云神四钱　大杏仁三钱　酒子芩二钱　肥知母二钱　陈橘皮一钱　炒竹茹一钱五分　灯心十茎（朱染）

三诊：进桂枝白虎法，一日数次之寒热化为一次，寒轻热重，汗反无多，脉复弦数，舌白转黄，更形满布。伏邪尚重可知，能入疟途最顺。

香豆豉四钱　鲜石斛四钱（合杵）　淡子芩一钱五分　青蒿二钱
正滑石五钱　大杏仁三钱　大白芍二钱　桂枝三分（拌炒）　黑山
栀二钱　炒枳壳二钱　赤苓四钱　炒竹茹一钱五分　鲜姜皮四分

四诊：昨进辛凉苦甘法，复得畅汗，大腑亦通，且有结
粪，脉之弦数复平，而寒热仍退之不楚，热时谵妄，心烦口
渴，舌苔腐白，更形满布且厚。可见伏邪仍重，以原方略增辛
通温化为事。

大豆卷四钱　上川朴八分　川桂枝尖四分　正滑石五钱　淡
子芩二钱　青蒿一钱　大杏仁三钱　黑山栀二钱　炒六曲四钱　藿
香一钱五分　赤苓四钱　炒竹茹一钱五分　鲜姜皮四分

五诊：经治来，一日数次之寒热化为一次，汗出亦畅，齐
腰而返，热时谵语，口渴已折，大腑迭通；舌苔由黄转白，仍
满布未化；脉弦数鼓指，此热时之脉也，不足为凭。当守原意
更进，祈入疟途为顺。

上川朴八分　川桂枝五分　淡子芩一钱五分　正滑石五钱　大
杏仁三钱　炙甘草五分　香豆豉四钱　青蒿二钱　半夏曲二钱　云
苓神各三钱　生姜两片　红枣两个

按：本案全程证治，与一般暑湿为病的传变有所不同。其
先是寒中包热，后是湿重于热，故用桂枝白虎于前，芳化、苦
寒合法于后，终乃使其湿浊步化而向愈。本病后期，两投侧重
于苦温芳化之剂，主要是依据舌苔的变化：白滑——白腐——
白腻三个过程，说明虽"大腑迭通"，而舌苔不见松化，湿浊
弥漫显见，收效的关键即在于此。

例五　李女　热邪内蕴，暑湿外蒙，充蔽三焦，欲从燥化
而未果，是以壮热虽减，而汗尚未布，疹子甫从外达，四末尚

11

未全及，左脉不甚了了，心烦谵妄，舌苔糙白，舌根满腻，邪热由气分而传营分之据。拟清营达邪，不致内陷肢冷呃逆为顺。

鲜生地一两　香豆豉四钱（合杵）　香白薇四钱　净连翘三钱　大杏仁三钱　赤苓四钱　益元散五钱（荷叶包）　黑山栀三钱　上银花四钱　粉丹皮三钱　荷叶一角

二诊：昨从清营达邪立法，夜来烦扰就安，表热亦减，惟未霍然退清，午后又复烦躁，热势较甚，舌苔黄浊虽松，后半未净，脉数已减，疹点亦就退。种种见证，气分伏邪仍未全透，纯凉固嫌太早，温解又非所宜，仍守清营达邪为治。

鲜石斛四钱　薄荷一钱（合杵）　净连翘三钱　酒子芩二钱　大杏仁三钱　云神四钱　黑山栀三钱　竹茹一钱五分　炙甘草八分　益元散五钱（包）

按：本例病机特点是暑湿外蒙，充蔽三焦；热邪内蕴，由气传营。当此之际，温解势必津伤邪陷，纯寒又将遏伏留邪，故先后采用豆豉与鲜生地、薄荷与鲜石斛同杵，是为辛透与甘寒并用之法，使能透邪而不伤津，护阴而不留邪。

豆豉与鲜生地合杵，方名"黑膏"，出自《肘后方》。先祖治疗温病遇有类似上述证候时，有的是用原方，有的是师其法而不用其方（如用薄荷与鲜石斛同杵）。其取舍是根据化燥与伏邪的轻重程度而定。

以上三例同是暑湿为病，而其见证不同，故治法各异。步男为表邪里湿均未透化，迭经三诊，总不离乎化湿清热，兼顾其表；李男是表邪固未透解，里之湿热亦正蕴结，用桂枝白虎汤是攘外清里，表里并治；李女为邪热由气传营，化燥不果，以辛透与甘寒并用，以使热解阴存。

温　热

先祖对实热证的治疗，一是以苦寒直折，或少佐辛开，以清邪热，一是攻下逐邪，以泄阳明实热。其中有用荡涤开结，通便以泄其热；有以"通因通用"，以下代清其热。对于津伤、阴伤的治疗，有用滋阴以生津，有用泄热以存阴。

例一　徐男　时邪夹湿滞交犯阳明，壮热或恶寒，汗不透，延今外候，脘闷烦扰，口渴下利，脉滑数，舌苔苍黄满布。表里同病，化燥在迩也。先从表里双解为治。

姜川连八分　粉葛根二钱　藿香二钱　黑山栀三钱　大杏仁三钱　正滑石五钱　淡子芩二钱　青蒿二钱　炒六曲四钱　炒枳壳二钱　姜竹茹一钱五分　鲜姜皮四分

二诊：昨用连葛双解，表热虽减，里热未清，谵妄，自利，脘中板闷，口渴，脉虽滑数，久取沉分似欠了了。邪热痰滞正酝酿化热之候，化燥固在迩，且防内陷神迷。

姜川连八分　黑山栀三钱　炒枳实二钱　炒竹茹一钱五分　净连翘三钱　淡子芩二钱　大杏仁三钱　川郁金二钱　全瓜蒌五钱（杵）　正滑石五钱　凉膈散五钱（包）

三诊：昨进凉膈散加味，表里之热俱减，烦扰呕恶亦折，脘中板闷亦展，脉沉分亦觉明了，惟仍滑数，舌苔糙黄，自利口渴。邪热及痰滞尚在酝酿化热之候，守原方服数剂，不致内

13

陷为顺。

　　鲜石斛四钱　姜川连八分　全瓜蒌五钱（杵）　炒枳实二钱　川郁金二钱　黑山栀三钱　大杏仁三钱　净连翘三钱　酒子芩二钱　正滑石五钱　炒竹茹一钱五分　凉膈散五钱（包）

　　按：本例病经外候，虽然表里同病，但湿滞痰热交阻阳明，里热正盛，故首用表里双解，次诊即转用小陷胸汤加凉膈散为主，一是涤痰开结，一是以泻代清，使邪热下趋，防其火热燎原。三诊以原法加入鲜石斛清热存阴，并坚持连服数剂，乘机追剿，叶天士有谓"恐炉火虽熄，灰中有火也"，亦即此意。

　　本案在治程中屡见下利，但凉膈散却持续使用，而下利并未增剧，可见此下利是热迫大肠所致，用凉膈散是为泄热而设，并非下其燥结。可谓善用下法矣！

　　例二　任男　温邪三候，表热未从汗解，里蕴渐从燥化，神迷谵妄，协热自利，当脐拒按，两脉模糊，舌苔灰黄，舌尖绛赤。邪热渐入心包，有内陷生风之虑，症殊险要。

　　上川连八分　粉葛根三钱　黑山栀三钱　酒子芩二钱　净连翘三钱　南花粉四钱　大杏仁三钱　炒枳实一钱　生竹茹一钱五分　鲜石斛四钱（杵）　梨皮四钱

　　二诊：昨进连葛双解表里法，协热自利虽减，谵语神迷如故，咳而无痰，两脉模糊，舌尖红绛，扪之触手无津。邪热侵入心包，胃阴日伤之候，仍在畏途，姑为泄热存阴。

　　鲜生地一两（切）　鲜石斛四钱（杵）　南花粉四钱　净连翘三钱　大杏仁三钱　瓜蒌皮四钱　乌玄参四钱　肥知母二钱　正滑石五钱　淡子芩二钱　枇杷叶三钱　梨皮四钱

　　三诊：泄热存阴，舌质之红绛津液已回，舌根灰黄亦退，

14

自利亦止，而入夜尚神昏谵语，咳不爽，左脉尚模糊。余邪未透，仍虑再生枝节。

鲜石斛四钱（杵）　南花粉四钱　瓜蒌皮四钱　肥知母二钱　大杏仁三钱　净连翘三钱　象贝三钱　川郁金二钱　云苓三钱　枇杷叶三钱　炒竹茹一钱五分　梨皮四钱

四诊：昨缘舌黑已退，且有津润，大剂之泄热存阴略为减折，而今日舌根复黑，且少津润，咳不爽，谵妄沉睡，左脉仍未了了。邪热未能外达，有内陷之虑，再当泄热存阴，兼肃肺气。

鲜生地一两（切）　鲜石斛四钱（杵）　瓜蒌皮四钱　南花粉四钱　大杏仁三钱　净连翘三钱　酒子芩三钱　象贝母四钱　黑山栀三钱　益元散五钱（包）　生竹茹一钱五分　梨皮四钱

五诊：迭投泄热存阴，下利转为燥粪，是热结旁流可知，舌黑虽退，舌前尚少津润，咳而不爽，谵妄虽少，而仍沉睡，左脉未能了了。胃阴已伤，邪热未罢，仍防内陷，犹在险途，勿泛视之。

鲜生地一两（切）　鲜石斛五钱（杵）　大麦冬三钱　南花粉四钱　净连翘三钱　黑山栀三钱　大杏仁三钱　瓜蒌皮四钱　淡子芩三钱　肥知母二钱　云苓神各四钱　卷心竹叶二十片

按：本例温邪三候，刻已热灼津伤，渐从燥化，虽有表邪，但因津汗同源，津伤则难有透汗以解其热，故首方虽用连、葛，有表里双解之意，但配伍却以栀、芩清泄里热，花粉、石斛润燥生津为主，可见其用意不在从表解，而在泄热护阴。次方用大剂甘寒（鲜生地、鲜石斛）保阴，是因舌黑扪之无津，不救其阴，则肝肾之阴势将枯涸。药后舌上津回，灰黄苔亦退，乃从原方减其制。无奈温邪燔炽，既成燎原，若不

温
热

15

急起直追，每易余焰再起，故在原方减制之后而有反复者，其因即在于此。四诊再进大剂甘寒，病有减退趋势，可见本案整个治程，泄热护阴是为关键。前贤有谓"存得一分阴液，便有一分生机"，诚至理名言。

以上两例均为温热炽盛，有化燥伤阴之象。其同中之异在于：徐男为痰热夹滞交阻阳明，势将化燥，故用小陷胸合凉膈散，一是涤痰开结，一是以泻代清，所以虽兼有下利，仍连服本方数剂，意在"釜底抽薪"，防成燎原之势。任男为久热化燥，津、阴俱伤，若不亟用大剂甘寒救阴，势必真阴干涸，虚风内动，故首用泄热生津，进而迭用大剂甘寒，以挽此垂危险象。

例三 朱男 表热虽从汗减，肢冷未和，脘闷呕恶，合目则谵语，舌苔黄腻，脉小数。伏邪痰滞尚重，势防延绵，亟为宣导。

上川朴八分 益元散四钱（包） 炒枳实一钱五分 大杏仁三钱 半夏曲二钱 酒子芩一钱五分 云神三钱 黑山栀二钱 香豆豉四钱 藿香一钱五分 炒竹茹一钱五分 鲜姜皮四分

改方：加葛根二钱。

二诊：日来表热渐退，肢冷渐和，而谵语如故，神志间或不清，舌苔黄腻转灰，右脉不起。势有内陷生风之害。

上川连五分（姜水炒） 黑山栀二钱 大杏仁三钱 净连翘二钱 炒枳实一钱五分 全瓜蒌五钱（杵） 正滑石五钱 酒子芩二钱 云神四钱 炒竹茹一钱五分 灯心十茎

三诊：今日表热更减，谵语亦少，神识亦渐清，舌苔灰黄亦较化，而右脉仍欠清了。里蕴之邪热未清，犹虑再生枝节，亟为清涤余氛。

上川连四分　大杏仁三钱　连翘心二钱　云神四钱　炒枳实二钱　香白薇四钱　黑山栀二钱　全瓜蒌五钱（杵）　益元散四钱（包）　炒竹茹一钱五分　灯心十茎

四诊：热退后，足部复清冷不和，间有谵语，舌苔灰黄少津，右脉仍欠清了。可见中焦邪热未尽，防再化燥，仍未可履坦途。

鲜石斛四钱（杵）　全瓜蒌六钱（杵）　净连翘二钱（朱砂拌）　黑山栀二钱　香白薇三钱　大杏仁三钱　炒枳实一钱五分　法半夏一钱五分　云神三钱　炒竹茹一钱五分　灯心十茎（朱染）

五诊：今日神识复又迷昧不清，间有谵语，胸部发生红点，隐约未透布，表分复热，舌苔更形灰垢，右脉渐清了，久按则至数不清。伏邪为痰热所困，仍防内陷生风。

香白薇三钱　上银花四钱　大杏仁三钱　炒枳实二钱　瓜蒌皮四钱　鲜石斛四钱（杵）　净连翘二钱　云神四钱　薄荷一钱　炒竹茹一钱五分　白茅根四钱（去心）

六诊：今晨神识复清，午后复得畅汗，表热遂清，胸部红点因之透布，脉渐清了，舌苔尚灰黑少津。伏邪痰热尚未尽，犹虑再生枝节也。

鲜石斛四钱（杵）　南花粉四钱　云神四钱　净连翘三钱　大杏仁三钱　黑山栀二钱　炒枳实一钱五分　正滑石五钱　香白薇三钱　炒竹茹一钱五分　青荷叶一角

七诊：风涛已定，化险为夷，神清热退，舌黑转黄，右脉亦清了，独大腑尚未通调。当再清营和中，涤其余热为事。

大麦冬二钱　云神四钱　陈橘白一钱　炒枳实一钱五分　鲜石斛四钱（杵）　大杏仁三钱　益元散四钱（包）　肥知母一钱五分　焦谷芽四钱　生竹茹一钱五分　青荷叶一角

温热

17

改方：加全瓜蒌六钱（杵）。

八诊：经治后，热退神清，谵妄已止，舌苔灰黑转黄，瘷爽，尚口糙少津，今午四肢又忽清冷不和，脉沉小左滑。邪去正伤，气运未利，尚宜慎重，毋令再生波折为要。

川石斛四钱　云苓神各二钱　大麦冬二钱　益元散四钱（包）炒枳实一钱五分　瓜蒌仁四钱（杵）　肥知母一钱五分　焦麦芽四钱陈橘白一钱　炒竹茹一钱五分　荸荠三个

九诊：日来四末清冷已和，口舌亦起津润，舌之根端尚厚垢未脱，大腑旬外不通，切脉沉滑无力，重取则小数，呛咳痰尚多。据此见象，邪热未清，痰涕未楚，当和中通下。

瓜蒌皮四钱　白苏子二钱　大麦冬二钱　法半夏一钱五分　大杏仁三钱　炒枳实二钱　火麻仁四钱　象贝三钱　焦谷芽四钱　云神四钱　大荸荠四个（杵）　陈海蜇八钱

按：本例共经九诊，证候演变大体分为四段，故立法亦随证而异。其一为伏邪与痰滞纠结不化，故首进栀豉加枳、朴以宣解导化。其二为伏邪未从外透，且已化热伤津，故以小陷胸合温胆加栀、芩、石斛等，一则侧重荡涤中焦痰热，使痰化神清，一则配合泄热保阴，防其化燥。其三为伏邪从营透热转气（红疹外达），故转从原法参入银、翘，重在清透，促其邪透热清。其四为风涛已定，余氛未清，予和中缓导以善其后。综观九诊四段，其治疗重点在于清化痰热与泄热保阴并投，具有荡涤而不伤正，保阴而不恋邪的优点，亦是本病向愈的关键所在。

例四　魏男　秋邪四日，表热已从汗解，而肢末反不和，脘闷干呕，烦扰不渴，协热下利，脉沉郁，左手尤不起，舌苔腐白满布。一派内陷见象，亟为开导。

18

姜川连三分　淡干姜六分　姜半夏一钱五分　炒枳实一钱五分
正滑石五钱　上川朴一钱　赤苓四钱　藿香一钱五分　川郁金二钱
石菖蒲八分　姜竹茹一钱五分　姜汁三滴

另：海南子半个约磨五分，江枳实半个约磨五分，川郁金
一枝约磨八分，贡沉香一枝约磨三分。

上味用白兰地酒磨汁如数，再以开水冲服。

二诊：今日大腑已通，且燥结成条，脉之沉郁已起，左手
至数尚不清，肢末已和，表分复热，烦扰，且多汗，舌苔腐白
已转黄，惟仍满布。伏邪已有外达之机，拟泻心加葛根法，祈
其不再生枝节为顺。

姜川连四分　淡干姜六分　姜半夏一钱五分　粉葛根二钱　炒
枳实一钱五分　川厚朴一钱　黑山栀二钱　正滑石五钱　淡子芩一
钱五分（酒炒）　云苓三钱　姜竹茹一钱五分　九节菖蒲八分

另：荸荠可服。

三诊：大腑迭通两次，且俱燥结成条，表热大减，而仍烦
扰口渴，神志不甚清了，左脉至数仍不清，舌苔转灰黑，扣之
渐无津。一派伏邪内陷化燥之据，势在险途。

香白薇三钱　净连翘三钱　黑山栀三钱　益元散五钱（包）
南花粉四钱　川郁金二钱　鲜石斛四钱（杵）　云神三钱　大杏仁
三钱　炒枳实一钱五分　九节菖蒲八分　灯心十茎

另：鲜茅根三钱、鲜芦根一两，泡汤代茶。梨可吃。

四诊：昨从初行化燥立法，神志已清了，渐能安枕，舌苔
灰黑已起津，协热下利十数次，自觉甚热，表分余热亦未清，
左脉渐起，少腹尚拒按作痛。可见火虽暂平，伏邪尚未尽，仍
在畏途。

上川连五分（酒炒）　粉葛根二钱　益元散五钱（包）　炒枳实

温
热

19

一钱五分　大杏仁三钱　淡子芩一钱五分　黑山栀二钱　云神四钱　净连翘二钱　炒竹茹一钱五分　凉膈散八钱（包）　灯心十茎

　　另：牛黄七宝丸一粒，薄荷一钱泡汤，化服。

　　按：秋邪四日，见证似属阴盛阳微，而实为邪滞互结，气郁不伸，降化失调所致。故立法以苦降辛开，并用五磨饮子磨服，前者宣中降逆，后者理气宽胸。药后能脉起、肢和、腑气亦通，可是伏邪未尽外透，故而复热，所以二诊仍从原方，加葛根以资里和外透。无奈里蕴虽具透泄之机（药后热减便通），伏邪又从内陷化燥（烦渴神糊，舌转灰黑少津），故三诊立法转以甘寒与清透并用。四诊时，顿有协热下利十数次，且少腹拒按，因按热结旁流处理，立法再改为表里双解与清下实热并投，以使邪泄热清，更用牛黄七宝丸以清热败毒。综观本例共历四诊，病程约经八日，立法曾为三易，但总为热证、实证而设，因而每立一法，均有收效之处，可见是药证相符。惜乎病情复杂，枝节横生，难以毕全功于一法；更为可惜的是后案遗失，因而难窥"全豹"，诚为憾事！

　　以上两例同为邪滞痰湿交阻中焦为病。其不同点在于：朱男为湿浊痰热偏重，故首用宣解导化（栀、豉、枳、朴），进而则用涤痰开结（小陷胸合温胆）、泄热保阴（栀、芩、石斛）；魏男则为邪滞痰湿与气郁交阻，故首以苦降辛开（连、姜、枳、朴）与理气宽胸（五磨饮子）并用。该两例的发展趋向亦不同：朱男是为伏邪从营透热转气，故从原法增入清透之品，促其邪透热清，魏男是为伏邪未尽外透，却从内陷化燥伤津，故立法转以甘寒与清透合用，紧接而来的是顿现热结旁流，因此立法除表里双解之外，又增通因通用之法，意在以泻代清。总之，本阶段的治法，有透邪于表与泻热于里的不同。

例五 李男 秋邪两候，发白㾦而未透，邪热传入营分，便血成块甚多，少腹拒按，面晄气怯，肢冷多汗，颤振不已，脉细数，舌红。阴气大伤，恐有内陷神迷及痉厥之变，拟用桂枝牡蛎龙骨散法主之。

当归三钱　桂枝尖八分　煅牡蛎八钱　煅龙骨五钱　炙甘草八分　焦山楂四钱　大白芍二钱　云苓三钱　清阿胶二钱　青皮一钱五分　干荷叶一角

二诊：昨用桂枝牡蛎龙骨散法，肢冷已和，汗亦收，颤振亦止，便血三次，仍属血块，少腹拒按亦退，头痛不已，神疲气怯，脉虚数，舌红中黄。虽略转机，尚宜慎重，仍在畏途。

当归三钱　白蒺藜四钱　大白芍二钱　云苓三钱　炙甘草八分　焦白术二钱　生牡蛎八钱（煅，先煎）　焦谷芽四钱　青陈皮各一钱五分　焦山楂四钱　荷蒂三个

三诊：肢冷已和，汗收，颤振止，而又复发热，头痛不已，便血黑块，脉虚数，舌红中黄。渐渐化热，仍在畏途。

香白薇四钱　青蒿三钱　云神四钱　焦山楂四钱　粉丹皮三钱　黑山栀三钱　鲜生地八钱（切）　炙甘草八分　川郁金二钱　白蒺藜四钱　鲜藕一两（切）

四诊：经治来，肢冷颤振先退，便血黑块亦止，头痛亦折，惟胃纳未复，脉虚数。胃阴已耗，仍宜慎重。

南沙参四钱　川石斛四钱　粉丹皮三钱　云神四钱　大白芍二钱　焦谷芽四钱　白蒺藜四钱　香白薇四钱　炙甘草八分　正滑石五钱　荷叶一角

五诊：经治后，肢颤、便血黑块诸多畏象俱退，胃亦渐复，齿龈又痛，脉虚数，呛咳，舌光。胃阴未复，肺气自燥，不宜再生枝节。

温热

21

南沙参四钱　云苓神各四钱　大麦冬二钱　京赤芍二钱　川石斛四钱　粉丹皮二钱　乌玄参四钱　炙甘草八分　南花粉四钱　生竹茹一钱五分　灯心十茎

六诊：咳嗽未已，龈腐作痛，脉细数未安，舌白不荣，一派虚象。

南沙参四钱　大麦冬二钱　大杏仁三钱　川贝母一钱五分　炙甘草八分　炙紫菀三钱　焦谷芽四钱　大白芍二钱　炒竹茹一钱五分　冬桑叶一钱五分　枇杷叶三钱

七诊：风涛已定，化险为夷，日来胃纳渐复，诚病之佳兆，惟咳未已，尚宜慎重调摄。

南沙参四钱　生苡仁五钱　大杏仁三钱　海蛤粉四钱　川贝母一钱五分　白扁豆三钱（炒）　大麦冬二钱　瓜蒌霜四钱　云神四钱　枇杷叶三钱　干荷叶一角

按：本例温病两候，痦从外达而未透，阴络为邪热所伤，故而血从内溢，便血成块；气随血脱，阴阳逆乱，而有面㿠、颤振、肢冷、多汗等症。首先用桂枝龙骨牡蛎汤加味，取辛甘化阳（桂、草）与酸甘化阴（芍、草）并用，更益敛汗固脱（龙、牡）、滋阴养血（阿胶）权救其急。此法是散中有收，阳中有阴，以使"阴平阳秘"，阳回脱固。故一服即挽回势将"阴阳离决"的险象。但是，血络之伤，固难平复于一旦，营血邪热更非一服可清，因在便有血块，身有复热之际，改投甘寒与苦寒合法（鲜生地、山栀、丹皮、白薇），以使热清血止，步出险境。热入营血，每多损耗胃阴，故在后两诊中均以滋养胃阴、兼清余热以善其后。

《伤寒论》中桂枝甘草龙骨牡蛎汤，是用治"因烧针烦躁者"，《金匮》用治阴阳失调之遗精、梦交、眩晕、盗汗、自汗等症。先祖用此方治疗本症，是从该方的药物组成与配伍意义而取法，不为原书治用范围所局限，此可谓善用经方者，也是治疗本案"化险为夷"的关键所在。

例六 杨女 昨夜忽大寒大热，汗颇多，热仍不解，呕吐烦扰，便结旬余，面部红肿、起泡流脂，状如大头瘟，两腰按时作痛，脉数，舌黄转糙。伏邪正张，引动旧患，症情夹杂，姑先从标治。

藿香一钱五分　薄荷一钱　酒子芩一钱五分　青升麻八分　炒枳实二钱　牛蒡子四钱（炒）　柴胡八分（酒炒）　净连翘二钱　上川连四分（酒炒）　炒竹茹一钱五分　凉膈散八钱（包煎）

改方：去柴胡，加赤芍一钱五分。

二诊：进普济消毒饮合凉膈散化为一方，表里双解，寒热已清，宿患腿痛亦退，惟大头瘟红肿未消，蔓延项下，大腑仍未通，咽尖呕恶，脉尚数，舌黄。余氛未楚，不宜再生枝节。

上川连五分（酒炒）　青升麻八分　江枳实二钱（炒）　炒竹茹一钱五分　薄荷一钱　净连翘二钱　上银花四钱　京赤芍二钱　牛蒡子四钱（炒）　白桔梗二钱　板蓝根三钱　凉膈散八钱（包煎）

三诊：大头瘟红肿起泡，大势已步退，寒热亦清，大腑仍未通，脘闷善呕或呃逆，脉细数，舌边转红，中心尚灰腻。阳明邪热及痰浊化而未行，阻碍气运也。

姜川连六分　制半夏二钱　白蔻五分（杵）　京赤芍二钱　姜山栀二钱　旋覆花一钱五分（包）　青升麻八分　藿香一钱五分　姜竹茹一钱五分　炒枳实一钱五分　柿蒂七个　板蓝根三钱

四诊：大头瘟红肿泡腐俱日退，寒热亦清，呃亦折，呕亦减，独大腑未通旬余矣，舌苔亦化，脉弦细，间有谵语。余热未清，肝胃未和也。

温热

23

左金丸八分（包煎）　黑山栀二钱　藿香二钱　旋覆花一钱五分（包）　炒竹茹一钱五分　大白芍二钱　法半夏二钱　炒枳实二钱　云神四钱　枇杷叶三钱　灯心十茎

五诊：大头瘟赤肿大退，呕恶亦止，大腑亦迭通三次，舌苔已脱，惟项下又忽胀硬，内及腮颊，腐白作痛。可见阳明余氛未清，当再清解凉化。

南花粉四钱　上银花四钱　人中黄八分　白桔梗二钱　净连翘二钱　云苓三钱　赤白芍各二钱　射干二钱　生竹茹一钱五分　金果榄一钱五分　灯心十茎

改方：加枇杷叶三钱、法半夏一钱五分，去人中黄。

按：《温病条辨》载大头瘟属"温毒"范围，故立法均以清热解毒为主。本例先后五诊，立法多不例外，但在方药加减中颇具可效法之处。例如：运用普济消毒饮方，不受吴鞠通去升、柴的限制，而在先后数诊中，有升、柴并用，有去柴用升者；又普济消毒饮合凉膈散并用，其意不在通腑，仍是"以下为清"，在"大势已步退"之后，腑虽未通，遂去凉膈散，而加用行气化痰与和胃降逆之品，一服而呃止、便通。

以上两例，病虽不同（一为温病便血，一为大头瘟），其立法用方，颇有"示人以巧"之处。这都说明先祖立法用方，遵循规矩，而又不拘泥于规矩。

霍 乱

中医历来把吐泻突然发作的疾病列为霍乱一类，可能包括现代医学中的霍乱、副霍乱、急性胃肠炎等疾病。

本病辨证，从寒热的性质分，有寒霍乱与热霍乱；从吐利的有无分，有湿霍乱与干霍乱。下列病例，是属寒热交错的湿霍乱一类。

本病治法，寒霍乱以温中救逆为主；热霍乱以苦辛泄热为主。但由于形成本病的病机，常是阴阳逆乱，清浊相干，故临床出现的证候，多为寒热互见。因此，对寒热夹杂证候的立法处方，必须寒热同调，或祛邪与扶正并用。

例一 杨男 1929 年 7 月 24 日初诊

暑湿为寒邪束缚，中阳骤失运行，于是水泄如注，其色带红，脘下痞满，按之痛，且作恶，两手厥冷，渐达曲池，汗出颇多，脉沉细，左手伏而不楚，舌苔白腻满布，舌心灰黑两条。一派仄塞郁遏化火而不果，且脾阳已陷，呃逆可虑，亟为通阳化浊。

姜川连五分　淡干姜一钱　川桂枝一钱　大白芍二钱　上川朴一钱　姜半夏二钱　正滑石五钱　藿香一钱五分　新会皮一钱　云苓三钱　生姜两片　伏龙肝一两（先煎代水）

晚诊：午后进通阳化浊，两手厥冷较和，由曲池而下及脉

25

门，指节仍清冷如冰，惟汗较收，足底已转温暖，舌苔白腻渐腐，右目渐红赤，口渐作渴。寒暑湿浊，脾阳因暴注而下陷，仍防呃逆。姑守原意出入，以冀阳回化热为顺。用五苓、泻心合法。

姜川连五分　淡干姜八分　大白芍二钱　姜半夏一钱五分　桂枝尖一钱　焦白术二钱　云苓三钱　炒枳实一钱　正滑石五钱　新会皮一钱　泽泻一钱五分　青荷叶一角

另止汗方：煅牡蛎五钱　煅龙骨五钱　杭粉五钱　栗壳三钱共研取细末，于汗处拍之。

又浴方：当归五钱　桂枝五钱　蚕沙三两　木瓜一两　陈酒四两　生姜五片　用水一木勺煎透，以毛巾蘸药水温浴四肢。

午后诊：午后进五苓、泻心等法，并用强心剂，而阳仍不回，四肢厥冷，或有汗，脉伏不起。据此见症，颇为棘手，除用附子理中法，别无良策。

熟附片一钱五分　川桂枝一钱五分　潞党参三钱　炒白术三钱　淡干姜一钱　云苓二钱　当归二钱　炙甘草八分　五味子五分　生姜两片

7月25日

早诊：昨晚改进回阳救急，四肢厥冷转温，脉伏渐起，久按尚模糊少力，可见垂绝之元阳，甫有来苏之机，舌白转黄，舌根灰黑。下利虽止，水道未能单行，阳不化阴，清浊不分所致。当守昨意，略增分利化浊之品可也。

潞党参三钱　焦白术三钱　泽泻一钱五分　焦谷芽四钱　熟附片一钱五分　川桂枝一钱五分　淡干姜一钱　姜半夏二钱　正滑石五钱　云苓三钱　大砂仁一钱　生姜两片

晚诊：两进回阳救急，四肢厥冷，足底先热，两手继温，指节尚未全和，两脉之沉伏已见起，可见追回垂绝之元阳，非参、附、姜、桂莫属，若真阴欲竭，非熟地、五味不可。其回阳救急汤中，用五味子者，即防阳一回，而阴又随竭之弊。当元阳初复，尚宜慎重一切，爰以和阳调中为事。

潞党参三钱　炙甘草七分　云苓三钱　熟附片一钱五分　陈橘皮一钱　川桂枝一钱　焦谷芽四钱　焦白术二钱　生姜两片

7月26日

三进回阳救急法，阳已全回，四肢厥冷已和，汗亦收，脉亦起，且已知饥索食，水道亦能单行，舌苔前端已化，后半之腻黑未脱，语音尚未复，间或气涩无声，足征阳气虽回，阴液未复。当此际也，宜删去辛温，略参清养和中之品为是。

潞党参三钱　炒白术二钱　炙甘草五分　泽泻一钱五分　大麦冬二钱　云苓三钱　五味子五分　陈橘皮一钱　大砂仁八分　焦谷芽四钱　生姜两片　干荷叶一角

7月27日

风涛已定，化险为夷，垂绝之孤阳固复，且阴液告竭未充，声嘶渐响，二便复自通，胃气亦渐回苏，频思食物，舌根黄腻亦步化，而脉虽起，沉分反有数意。肠腑尚有积湿未清，温补转宜删之，刻当调胃，和化其余浊。

川石斛三钱　南沙参四钱　大砂仁一钱　焦白术二钱　云苓三钱　炒苡仁五钱　泽泻二钱　焦谷芽四钱　陈橘皮一钱　炙甘草五分　青荷叶一角

后服方：此方俟舌根黑苔全部退化，用培补阴气，为善后计。

潞党参三钱　焦白术二钱　炙黄芪二钱　五味子五分　大砂仁八分　云苓三钱　炙甘草五分　大麦冬二钱　陈橘白一钱　焦谷

芽四钱　莲子十粒　红枣三个

此症金液丹、玉壶丹均可酌用，惜无现成，否则来复丹，然非此症的对之品，特揭出以示吾侪诸子。

拟改方：顷奉手示，得悉一切，日来食物则呃逆，表热体痛，或呻吟轧牙，似有烦躁状，口干便结。盖食物太多，肠胃之运化不及也。姑从仲圣复病例立法。

香豆豉三钱　黑山栀一钱五分　炒枳实一钱　大杏仁三钱　旋覆花一钱五分（包）　刀豆子三钱　陈橘白一钱　云苓三钱　焦谷芽四钱　姜竹茹一钱五分　柿蒂七个　生姜一片

按：本例初诊始投通阳化浊，晚进五苓、泻心合法（外用拍粉方止汗，煎水浴方以助回阳），冀能阳回化热。及至夜半，阳固未回，而肢冷、脉伏、多汗更甚。此处阳微阴盛之势，改投附子理中与回阳救急汤加味，拟作背城之计，以挽垂绝之元阳。药后果见中阳渐回，仅存清浊混淆（小便未能单行），前法既效，原方略增分利化浊之品，连续三服，于是风涛告定。阳回以后，删去辛温，转从清养和中为法，待至舌根黑苔退化，方用培补阴气之剂以善调其后。

本案治疗过程，其精辟之处有三：一是认证精确。如初诊见有舌心灰黑两条，下利水色带红，及脘下按痛等与阴盛阳微证并见，皆为寒暑湿郁仄中焦，化热不果之象，其非单纯里热可知。故初诊治法，虽是苦辛并用（姜、连），但却以辛温为主（姜、桂）。其不侧重苦寒者，是防止中阳为苦寒冰伏，阴邪反乘势弥漫。因此在转投回阳救急法之际，若无本方的治疗基础，就难以收效于一服。二是当机立断。在本病见有阴盛阳微的危急之机，能毅然选用回阳救急之法，连续三服而挽垂绝之元阳。设立法犹豫，选药不能精专，或是仅投一服，而不能急起直追，其沉疴就难立挽于一旦。三是配伍周密。对回阳救急配伍的理论指导是："追回垂绝之元阳，非参附姜桂莫属，若真阴欲竭，非熟地五味不可。其回阳救急汤中用五味子者，即防其阳一回，而阴又随竭之弊。"可见对本病处理是师其法而不执其方，定主、辅，布局谨严。

例二 刘男 1925 年 7 月 25 日初诊

霍乱先利后吐，胸次仄闷，呼吸无以自由，头额多汗，四肢虽不清冷，亦不甚和，右脉沉郁，左脉小数，间或呃逆，舌红边黄。寒暑之邪交犯中宫，阴阳混乱也。势属未定，亟为开导。

上川连五分　淡干姜一钱　旋覆花一钱五分（包）　川桂枝七分　川郁金二钱　上川朴一钱　姜半夏一钱五分　正滑石五钱　藿香一钱五分　云苓三钱　原蚕沙五钱（先煎代水）

夜诊：霍乱吐止利未已，而水道已通，胸膺仄闷大减，脉亦平，脉沉郁转数，舌质转红。寒邪已解，暑湿未清，阴阳尚混乱也。转以宣中泄热，通利三焦为事。

姜川连五分　姜半夏一钱五分　炒枳实一钱五分　旋覆花一钱五分（包）　益元散五钱（包）　陈橘皮一钱　淡干姜七分　藿香一钱五分　云苓三钱　姜竹茹一钱五分　原蚕沙四钱（煎水澄清）

晚服：藿香一钱五分　广皮一钱　益元散四钱（包）　法半夏一钱五分　云苓三钱　姜竹茹一钱五分　荷梗一尺（去刺）

7 月 26 日

霍乱风涛已定，吐利先止，脘次仄闷继减，呃亦止，今晨水道亦通，最为佳兆，脉转数，舌苔更起黄糙。暑湿留结未楚，当再清解分化。

益元散五钱（包）　姜川连五分　川郁金二钱　方通草八分

霍
乱

29

法半夏一钱五分　藿香一钱五分　大杏仁三钱　炒枳实一钱五分　云苓三钱　姜竹茹一钱五分　青荷梗一尺（去刺）

晚服：旋覆花一钱五分（包）　川郁金二钱　藿香一钱五分新会皮一钱　云神三钱　九节菖蒲八分　佛手八分

7月27日

霍乱吐利先止，胸宇仄闷继续，呃逆亦见止，水道亦通，但恶热喜风，手不停挥，思啖凉物，舌苔又增白腻，脉转数。种种合参，表分尚有风暑未透，故夜寐不安。今守原意略增透化之属为是。

香豆豉四钱　黑山栀三钱　益元散五钱（包）　大杏仁三钱姜川连五分　云神四钱　炒竹茹一钱五分　青蒿一钱五分　炒枳实二钱　方通草一钱　荷叶一角

7月28日

霍乱已历一周，吐利脘闷呃逆等俱退，腑也复通，小水亦利，惟仍恶热喜凉，心烦少寐，舌苔更转砂黄，脉之数象亦折。内伏之邪初透，胃气未和，所谓胃不和则卧不安也。不宜再生枝节。

上川连五分（酒炒）　益元散五钱（包）　云苓神各三钱　法半夏一钱五分　黑山栀二钱　陈橘皮一钱　北秫米三钱（去壳炒香，杵）炒枳壳二钱　炒谷芽四钱　炒竹茹一钱五分　荷叶一角

按：初诊见症是为寒暑湿热交困中焦，阴阳混乱之象，故首方即以苦辛开导（姜、桂、连）、化湿分利（藿、朴、滑石）为法，以使中焦宣畅，阴阳平调。夜诊见症为吐止利未已，幸水道已通，胸闷大减，可见清浊渐能各循其道，故转以宣中泄热，通利三焦为主，兼投清降理气（橘皮、竹茹）以止呃逆。因吐利皆止，但见苔更起黄糙，是为暑湿留结渐从热

化，故转用清解分化以清余氛。可是在风涛方定之初，猝现恶热喜风，思啖凉物，夜寐不安，曾移床于林荫之下，由四人掌扇，从四面手不停挥，但舌苔却转为白腻，脉有数象。此证此时，以苔论，似属寒暑湿交困中焦，但回顾病起于大吐、大下之后，且先后经投苦辛开导、宣中泄热之法，可知已不存在贻误失宣之机，因从《伤寒论》的"虚烦"辨证，由原法加入栀豉汤，意在一透风暑于表，一清"虚烦"于内。药经一服而愈。后因心烦少寐，从"胃不和则卧不安"认证，加半夏、秫米而安。

　　以上两例同为吐利并见的湿霍乱，初诊均曾用苦辛开泄之法。其不同点在于：杨男是初病即呈寒暑湿交困中焦，阴盛阳微之象已露，乃至病进，则为阳微势将垂绝，故改投回阳救急一法，以挽垂绝之元阳。刘男初则为寒暑湿热并见，继则转为寒热互结，阴阳混乱，故立法以寒热平调为主，兼用清降理气，以使气降胃和而呃止。此外，杨、刘两例，在风涛既定之初，均曾配用栀豉汤，而其适应证则各有不同，杨男是用于"复病"，刘男是用于"虚烦"，此属《伤寒论》中同方异法范围。由于证、法、方丝丝入扣，故各例均如桴鼓之效。

霍乱

痢　疾

先祖治痢，其辨证纲领不外表里、寒热、虚实；进一步则根据暴病、久病以及属气、属血等不同，仔细进行辨证。在治疗上，以"初痢宜通导，久痢可固涩"为基本原则。对于暴病下痢，属于表里同病者，用表里双解法；属于湿热夹气滞者，用清热化湿，佐以行气法，属于热毒血瘀者，用清热解毒、凉血化瘀法。对于久病下痢，属于脾阳虚弱者，用温中健运法，属于肾阴不足者，用养阴清肠法；属于虚实夹杂者，用剿抚兼施法。

例一 邵男　赤白痢无度，腹痛里急，脘闷作恶，寒热有汗，舌苔腐腻满布，脉沉滑。表里同病，宜导为先。

姜川连五分　上川朴八分　酒子芩一钱五分　大白芍二钱（吴茱萸三分拌炒）　姜半夏一钱五分　藿香一钱五分　焦山楂四钱　炒枳壳二钱　粉葛根二钱　地榆炭四钱　赤苓四钱　生姜一片　青荷叶一角

另：辟瘟丹一块。

二诊：赤白痢大减，脘闷作恶亦折，惟仍腹痛气坠，寒热不清，舌苔腐腻未化。表里同病，当再宣导。

姜川连四分　大白芍二钱（吴茱萸三分拌炒）　酒子芩一钱五分　煨葛根二钱　炒枳壳二钱　焦山楂四钱　煨木香八分　上川朴八分

地榆炭三钱　赤苓四钱　大杏仁三钱　干荷叶一角

三诊：赤白痢虽减，而仍腹痛气坠，水道不利，加以迭日寒热，脉细数，舌苔黄腻。表里同病，久延非宜。

上川朴一钱　上川连五分　大白芍二钱（吴茱萸三分拌炒）　粉葛根二钱　大杏仁三钱　焦山楂四钱　酒子芩二钱　正滑石五钱　云苓三钱　煨木香八分　炒枳壳一钱五分　荷叶一角

按：本例是属表里同病的下痢，故立法以表里双解为主，兼以宣导分利，行气散瘀。但其见证有舌苔腐腻满布、脘闷作恶的特点，此为中焦湿浊弥漫，故另磨服辟瘟丹一块，以加强宣中化浊之功，俾使湿浊化而里热乃清，水道通而湿从下去，因此收效较快。

例二　西男　水泄夹痢，腹痛里急，胸痞作恶，脉弦数鼓指，舌苔砂黄。暑湿内伏，又感新凉而来，势尚未化，亟为宣通。

上川连五分（酒炒）　粉葛根一钱五分　大白芍二钱（吴茱萸三分拌炒）　酒子芩一钱五分　煨木香八分　焦山楂三钱　正滑石五钱　炒枳壳一钱五分　赤苓四钱　大杏仁三钱　上川朴一钱　生姜一片

二诊：下痢已减，腹痛里急亦折，胸痞亦舒，作恶亦止，脉弦数亦安，惟舌根尚黄，暑湿积热未清，当再宣导。

上川连四分（酒炒）　煨木香八分　焦山楂三钱　炒枳壳一钱五分　赤苓三钱　炒苡仁五钱　泽泻二钱　正滑石五钱　大白芍二钱（吴茱萸三分拌炒）　扁豆衣二钱　荷叶一角

按：水泄与痢疾，均有暴发和久病的不同，证候有寒、热、虚、实之分。本病例"水泄夹痢"，是为暴病。从辨证与处方用药来看，该病是处于"暑湿内伏"，尚未化燥阶段，症见胸痞作恶、舌苔砂黄。此时立法，若纯用苦温化湿，势必促

痢
疾

33

其伤津化燥；只以清热，则中焦湿浊难化。故方用葛根、芩、连，表里两清；加川朴苦降辛通，寓化湿于清热之中；配苓、泽、滑石等，利湿而治水泄。使能热除湿化，清浊两分，故两诊而愈。

例三 纪男 始而寒热交作，继之下利赤色，或杂白垢，入夜发热无汗，脘闷作恶，舌苔糙黑满布，脉细数。伏邪伤阴，由表入里也，症非轻候。

上川连五分 (酒炒)　酒子芩一钱五分　白头翁五钱　银花炭四钱　焦楂肉三钱　大白芍二钱　炙甘草五分　正滑石五钱　赤苓四钱　地榆炭四钱　炒枳壳一钱五分　青荷叶一角

二诊：脘闷作恶及入夜发热俱退，舌苔灰黄满布亦减，惟下利赤色之次数未少，或里急不爽，脉细数。阴分邪热初化，守原意出入可也。

白头翁五钱　焦楂炭四钱　赤苓四钱　酒子芩二钱　地榆炭四钱　大白芍二钱　炒枳壳二钱　大杏仁三钱　正滑石五钱　上川连五分　荷叶一角

三诊：今日舌苔又复灰黑满布，燥裂无津，口渴喜饮，下痢赤色如血，或杂燥粪，肠胃必有积热积瘀。据舌苔论，须防别增波折。

生军三钱 (酒炒)　地榆炭四钱　焦楂炭四钱　炒枳壳二钱　酒子芩二钱　大白芍二钱　赤苓四钱　正滑石五钱　生甘草八分　白头翁五钱　荷叶一角

按：此案以赤痢为主，三经寒热，舌苔就出现糙黑满布，确是"伏邪伤阴，由表入里"见症，故虽见"入夜发热无汗"，而不从表里双解，立法以苦寒清热，凉血解毒为先。若泥于"无汗"，兼疏其表，犹如负薪救火，可能促成燎原之局。但尽管初诊即从清里着手，惜乎药轻病重，故经两诊，仍未能挫其"积热积瘀"，终投泄热化瘀，是亦属于通因通用之法，取釜底抽薪之意。

以上三例，均属表里同病。例一邵男、例二西男，同用表里双解（芩、连、葛）为主，兼以宣导分利（枳、朴、苓）、行气缓急（莨、芍、木香）。其不同点在于：邵男为湿热俱盛，气血同病，故方中兼用凉血化瘀之品（地榆、山楂），另为增强宣中化浊之功，故加用辟瘟丹。西男是水泄夹痢，由暑湿互结所致，故服前方即可中病。例三纪男，虽为表里俱病，但属表轻里重，热毒较盛，故用苦寒清热（芩、连）、解毒凉血（银花、地榆、白头翁）之法，最后采取通因通用，加生军以资釜底抽薪。

例四 林男 始而吐利交作，继之下痢赤白，腹痛里急，脘闷作恶，舌苔浮黄，脉小数。暑湿滞交结肠胃未化，宣导为先。

上川连五分 上川朴一钱 酒子芩一钱五分 焦山楂二钱 煨木香八分 大杏仁三钱 炒枳壳二钱 藿香一钱五分 大白芍二钱（吴茱萸三分拌炒） 赤苓四钱 荷叶一角

二诊：腹痛脘闷作恶俱减，下痢遍数亦少，而仍里急不爽，舌苔厚腻满布，脉小数。正虚邪实，久延非宜，亟为通化。

生军四钱（酒炒） 上川朴一钱 川黄柏一钱五分（酒炒） 大白芍二钱 炒枳实一钱五分 煨木香八分 酒子芩一钱五分 正滑石五钱 焦山楂四钱 赤苓三钱 藿香一钱五分 生姜两片

改方：去生军，加木香槟榔丸四钱。

三诊：进通因通用，痢之遍数大减，腹痛里急亦折，舌苔

痢
疾

35

满腻亦化，而昨今又增寒热，腑邪出经，须防转疟。

上川朴一钱　上川连五分　粉葛根二钱　酒子芩一钱五分　大白芍二钱　海南子二钱　正滑石五钱　煨木香八分　赤苓四钱　炒枳壳二钱　大杏仁三钱　生姜两片

四诊：日来痢之遍数大减，腹痛亦安，而里急未爽，逐日寒热，汗不畅，舌根白腻。腑邪出经，冀其转疟。

柴胡一钱　粉葛根二钱　酒子芩二钱　正滑石五钱　上川连五分（酒炒）　云苓三钱　大白芍二钱　煨木香八分　炒枳壳二钱　炙甘草五分　生姜两片　荷叶一角

五诊：逐日寒热已解，可见化疟未果，痢之遍数及腹痛里急虽减，而卧则自流，红白交杂，似有不禁之意。脉小数，舌苔仍腻。大有虚实夹杂之累。

上川连五分（酒炒）　煨木香八分　酒子芩二钱　大白芍二钱（吴茱萸三分拌炒）　炙甘草五分　炒枳壳一钱五分　北秦皮三钱　炒楂肉四钱　扁豆衣三钱（炒）　防风根八分　生姜两片　荷叶一角

六诊：痢转疟而未果，卧则自流，坐则里急坠胀不已，舌根黄腻渐薄，脉更小数无力。本元日伤，肠腑余浊未尽也。最难着手，延有休息痢之害。

上川连五分（酒炒）　大白芍二钱　煨木香八分　北秦皮二钱　炙甘草五分　黄柏炭一钱五分　正滑石五钱　酒子芩二钱　炒枳壳一钱五分　防风根八分　泽泻二钱　荷叶一角

七诊：痢转疟而未果，渐成燥粪，腹痛里急俱退，卧则自流亦已；惟宗筋又忽结硬，积湿积热下注肠腑，有外疡之害。仍当疏泄通化。

上川连五分（酒炒）　大白芍二钱　炒枳壳一钱五分　煨木香八分　川黄柏一钱五分　地榆炭四钱　炙甘草五分　槐角三钱　赤

苓四钱　泽泻一钱五分　荷叶一角

八诊：痢已大减，腹痛里急亦折，寒热亦清，惟宗筋结硬，渐形赤肿，势将化脓，溃后且防成漏，脉小数，舌根尚腻。脾肾之阴暗伤，下元湿热壅结所致。

上川连六分（酒炒）　赤白芍各二钱　生地榆四钱　泽泻二钱　川黄柏二钱　炙甘草五分　炒枳壳二钱　槐角三钱　怀牛膝一钱五分　赤苓四钱　荷叶一角

改方：去牛膝，加当归二钱（土炒）、白术二钱。

按：此例变端较多，共经八诊。采用治法，大体可分为四类：一是苦降辛通（连、朴）、宣中导滞，用以清化胃肠湿热；二是以通因通用（朴、实、黄）为主，推荡肠腑湿滞；三是从表里双解以至继用"引邪出经"（柴胡），使邪从表里分解；四是以清热燥湿（芩、连）、行气（木香、枳壳）、止痢（秦皮）为主，用以治实中夹虚之证。

综观上述治法，虽经几易，而其总的精神不外"因势利导"，本着初痢宜通（通气、通腑），久痢方可兼顾其虚（止痢），邪欲由腑传经，才能引邪外达的原则，随证制宜。

例五　杨男　痢转疟，疟又转痢，腹痛里急，少腹胀，兼发疝患，右睾丸坠胀，脉小数而滑，舌红无苔。肠胃湿浊未清，经邪入腑，延非所宜。

左金丸八分（包煎）　大白芍二钱　炙乌梅两个　川楝子一钱五分　炒枳壳一钱五分　炒白术一钱五分　广木香八分　云苓三钱　炒苡仁五钱　小青皮一钱　泽泻二钱　荷叶一角

例六　陈男　下痢月余，腹痛里急，刻增寒热，则痢即止，而寒热一去，下痢复来，脘闷作恶，脉沉细而滑，舌红根白。经邪入腑，湿浊阻中也，久延非宜。

痢
疾

37

上川朴一钱　焦白术二钱　煨葛根二钱　煨木香八分　大白芍二钱（吴茱萸三分拌炒）　云苓三钱　炒枳壳一钱五分　酒子芩一钱五分　泽泻二钱　炒苡仁五钱　生姜两片

另：姜桂丸，每次十四粒，开水送服。

二诊：非痢即疟，互相起伏，纠辕不清。昨从经邪入腑立法，下痢大减，脘闷亦渐舒，惟仍胃呆作恶，舌白初化，脉仍沉细而滑。湿邪就解，脾运未调，须防发肿。

上川朴一钱　炒白术二钱　煨木香八分　炒枳壳一钱五分　炙甘草五分　煨葛根二钱　大砂仁八分　云苓三钱　酒子芩一钱五分　炒谷芽四钱　大白芍二钱　生姜两片　荷叶一角

按：以上三例为疟痢同病。疟疾与痢疾并发，在发病次序上有"经邪入腑"与"腑邪出经"的不同，即先疟后痢者为"经邪入腑"，先痢后疟者为"腑邪出经"。如例四林男，本患痢疾未止，又增逐日寒热，是为腑邪出经，故立法由通因通用而改为表里双解，加柴胡以引邪出经。例五杨男，是疟后患痢，应属经邪入腑，故立法以清腑宣导为主（香、连、芩、芍），重在治腑。此为治经、治腑在先后次序上的区别。例六陈男，虽属经邪入腑，但疟痢交替发作，证候表现为湿浊内蕴，脾运失职之象，故用健脾化湿为主，更加姜桂丸，以温中祛寒，防其中阳不振。

例七　张男　血痢月余，血色鲜，或成块，腹痛里急，脘闷胃呆，曾经寒热，脉沉细，两关数，舌苔砂白无津。阴土已伤，肠腑湿浊逗留未尽，延防发肿。

茅术炭一钱五分　炒白术二钱　焦楂炭三钱　炙甘草五分　大白芍二钱（吴茱萸三分拌炒）　黄柏炭一钱　酒子芩一钱五分　煨木香八分　炒枳壳一钱五分　上川连五分（酒炒）　地榆炭三钱　荷叶

按：血痢月余，脉沉细，独舌苔砂白无津，阴土虽伤，肠腑湿浊尚重，故于苦寒分化法中用茅术炭，合白术以运中化湿，使脾健湿化，且可无伤津之弊。

例八 诸葛男 舌苔腐腻已渐化，下痢之浊垢未清，肛坠不爽，腹痛里急，脘闷，胃呆不甘，脉虚滑。脾阳初运，余湿未清耳。

炒茅术一钱五分 炒白术二钱 大砂仁八分 煨木香八分 炮姜炭五分 焦楂炭三钱 炙甘草七分 大白芍二钱（吴茱萸三分拌炒）炒枳壳一钱五分 云苓三钱 上川朴八分 干荷叶一角 红枣三个

二诊：下痢之浊垢未清，里急，腹痛作胀，两足肿，舌苔又复白腻，脉虚滑。中阳为湿浊所困，非温不化，姑以附子理中汤加味。

熟附片一钱五分 焦楂炭四钱 炒茅术一钱五分 炒白术二钱 炙甘草七分 炮姜炭五分 云苓三钱 大白芍二钱（吴茱萸三分拌炒） 怀牛膝一钱五分 煨木香八分 上川朴一钱 陈橘皮一钱五分 生姜两片 红枣三个

三诊：进附子理中汤加减，颇能安受，舌苔白腻已薄，惟胸腹右胁又复胀痛。盖感触动肝，以原方更增疏肝理气可也。

熟附片一钱五分 旋覆花一钱五分（包） 炒茅术一钱五分 炒白术二钱 大白芍二钱（桂枝四分拌炒） 炙甘草七分 云苓三钱 陈橘皮一钱五分 煨木香八分 当归二钱（土炒） 焦谷芽四钱 生姜两片 红枣三个

另：附子理中丸二两，每日一次，每次三钱，开水送服。

四诊：选进附子理中汤法，胸胁胀满及痛俱减，水道亦通调，惟便中余浊未清，肛坠作痛，舌苔白腻日宣，脉亦起。湿

痢疾

浊渐化，脾气渐运，佳征。

熟附片一钱五分　炒茅术一钱五分　炒白术二钱　怀牛膝一钱五分　上川朴一钱　连皮苓四钱　泽泻二钱　大白芍二钱（桂枝四分拌炒）　陈橘皮一钱五分　炒苡仁五钱　炒枳壳一钱五分　生姜两片　红枣两个

五诊：进附子理中汤加平胃散立法，颇合机宜，腑通已畅，胸胁胀满及腹痛亦减，舌苔灰腻亦化，惟少腹尚胀满不适，食后运行尚迟。当仿原意，略增疏肝。

熟附片一钱五分　淡干姜八分　炒茅术一钱五分　炒白术二钱　大白芍二钱（沉香二分拌炒）　炒枳壳一钱五分　川郁金二钱　旋覆花一钱五分（包）　云苓三钱　焦谷芽四钱　厚朴花八分　泽泻二钱　香橼皮一钱五分

六诊：迭进温里，颇能安受，惟食后尚胀，自利不爽，肛坠不收，脉弦数，舌苔灰腻日化。积湿就清，气运之升降未和也。守原意更增理气通肠可也。

熟附片一钱五分　炒茅术一钱五分　炒白术二钱　炒枳壳二钱　干薤白四钱（杵）　云苓三钱　油当归一钱五分　上川朴八分　旋覆花一钱五分（包）　大白芍二钱（沉香二分拌炒）　大砂仁八分　生姜两片　皂角子十粒

七诊：用附子理中汤加入理气通肠，下痢不爽，腹痛里急，且易脱肛，食后仍腹胀有形，得便则胀减，脉细滑，右手小数，舌苔灰腻已化其大半。据此见端，当从清气不升，浊阴不降立法。

炒茅术二钱　炒白术三钱　青升麻七分　炒枳壳一钱五分　大白芍二钱（吴茱萸三分拌炒）　上川朴一钱　炙甘草五分　泽泻二钱　云苓三钱　炮姜炭五分　陈橘皮一钱五分　干荷叶一角

改方：腹痛加广木香八分。

另：三物备急丸七粒，温开水送服。

八诊：改进温通泄化，下利较爽，腹痛里急亦减，而仍脱肛，食后则腹胀有形，左胁下痛，脉细滑小数，舌苔灰腻化为腐白，可见脾气不运，肠腑湿浊未清，当温中运中，分化湿浊。

上川朴一钱　川桂枝五分　炒茅术二钱　炒白术三钱　大白芍二钱（吴茱萸三分拌炒）　广木香八分　青陈皮各一钱五分　炒枳壳一钱五分　淡干姜一钱　炒建曲四钱　旋覆花一钱五分（包）　连皮苓四钱　生姜两片　香橼皮一钱五分

九诊：日来未经下利，胸腹胀满矢气亦退，左胁尚或痛，间或呛咳，渐作渴饮，脉亦渐数，舌苔腐黄。积湿渐化，气运未和，脾肾又亏所致。

炒茅术二钱　炒白术三钱　大白芍二钱（桂枝二分拌炒）　上川朴一钱　炒六曲四钱　连皮苓四钱　香橼皮一钱五分　炒苡仁五钱　广木香八分　旋覆花一钱五分（包）　大杏仁三钱　泽泻二钱　生姜两片

十诊：昨晚下利颇多，胸腹胀满大减，惟食入则胀，左胁下痛，肝脾之气不和，脉滑，舌白。未形虚象，姑为运中和中，再议复下。

炒茅术二钱　炒白术三钱　大砂仁八分　广木香八分　焦谷芽四钱　连皮苓四钱　姜半夏一钱五分　陈橘皮一钱五分　大杏仁三钱　旋覆花一钱五分（包）　冬瓜子四钱（炒）

十一诊：下夺两次，水沫污浊甚多，惟便时腹中绞痛不已，兼之痔血，胸腹胀满、木硬步退，胃纳未减，渐作渴饮，舌白转灰，兼有咳意，痰难出，溲少色黄，脉转数。一派湿从

痢疾

41

热化之象，姑为化湿运中。

南沙参三钱　大腹皮四钱　怀牛膝一钱五分　连皮苓四钱　桑白皮二钱　泽泻一钱五分　陈橘皮一钱五分　炒苡仁五钱　旋覆花一钱五分（包）　焦谷芽四钱　冬瓜子皮各三钱

十二诊：日来咳已减，腹日软，惟便时仍腹痛肛痛，两腿肿，舌上灰白苔亦脱，渐作渴饮，脉细数。据此见端，肠腑湿浊已去大半，而阴土未免暗伤，当为调中化浊。

南沙参四钱　怀牛膝一钱五分　大腹皮四钱　焦白术二钱　炒枳壳一钱五分　连皮苓四钱　泽泻二钱　焦谷芽四钱　大白芍二钱　炙内金一钱五分　冬瓜子皮各三钱

按：本例辨证重点，在于观察舌苔的变化。其八诊以前，舌苔多为由白腻转为灰腻，继则复由灰腻转为白腻，中间未有宣化之机，可见湿浊蕴积，中阳被困，难以开朗于廓然。所以本例治法，大半均以温化为主，五进附子理中汤加减，都是以舌苔表现为依据的。至于病程中有时表现为湿浊偏重，有时并发肝郁气滞等，就在温法中配合化湿健脾（平胃散），或疏肝理气（沉香、炒白芍）等法。当"积湿就清"，而仍有"自利不爽，肛坠不收"时，其用药仍以辛滑通阳（皂角子、薤白）为主，进则使用温下寒积宿垢（三物备急丸），而从未运用苦寒攻下之法。因此，本病获效的关键，在于辨证明确，立法坚持温化、温通，直至"阴霾四散，离照当空"之际，方才转用"升清降浊"以善其后。

以上两例为胃肠同病。例七张男，例八诸葛男，其病变虽同为胃肠湿浊不化，而不同点在于例七是血痢色鲜，舌苔砂白无津，证为热重于湿；例八是一般下痢，而舌苔以白腻为主，乃为湿困中阳。故治法上，例七是在苦寒清热中配以苦温燥湿，以使清热而不碍湿，燥湿而不伤津，例八则迭进温化为主，继则投以温通，使其中阳渐振，宿垢下趋。可见这两例在治法上，"温"与"清"迥然有别。

例九 史男 久痢已成休息，腹胀及痛虽退，而仍辘辘有声，里急后重，魄门坠痛，呕吐食物水液，或嗳腐，脉虚数细滑，舌红根端薄腻。脾伤及肾，胃阳又式微，饮食不化精微而化水湿也。拟叶氏温润通阳一法。

淡苁蓉三钱 大白芍二钱 潞党参二钱 焦白术二钱 炮姜炭五分 炙甘草五分 左金丸八分（包） 姜半夏一钱五分 煨木香六分 云苓三钱 干荷叶一角

二诊：进叶氏温润通阳，久痢之次数大减，魄门坠痛亦折，惟仍里急不爽，呕吐食物酸水，或嗳腐味，脉虚滑，沉分细数，舌光根腐白。脾肾固亏，胃阳又弱所致，延防发肿。

潞党参二钱（姜水炒） 焦白术二钱 大白芍二钱（吴茱萸三分拌炒） 淡苁蓉三钱 云苓三钱 泽泻一钱五分 煨木香六分 陈橘皮一钱 淡干姜五分（炒黑） 姜半夏一钱五分 伏龙肝八钱（煎代水）

另：四神丸二两、香砂六君丸二两，和匀，每服三钱，开水下。

按：本例久痢脾肾两伤，胃阳式微，降化失常。先祖以叶天士温润通阳立法，用苁蓉温润，炮姜通阳，参、术益气调中，是中下合治之法。在脾伤及肾之下痢病例中，运用苁蓉，既能补肾，又可温润，用之得宜，颇有良效。

例十 任男 休息痢半载有余，腹痛里急，胃呆足冷，脉沉细左迟，舌苔腐白腻。命火式微，余浊逗留肠腑，延防发肿。拟真人养脏汤出入。

痢疾

43

潞党参三钱　炒茅术一钱五分　炒白术二钱　煨诃子肉八分　上肉桂五分　煨肉果一钱五分　当归二钱（吴茱萸三分拌炒）　云苓三钱　炙甘草五分　炮姜五分（炒炭）　煨木香八分　粟壳五分（醋炙）

二诊：进真人养脏汤法，休息痢水质转厚，而次数仍多，腹痛，里急已折，舌苔腐黄，脉沉迟。脾阳式微，湿浊久羁肠腑所致。

潞党参三钱　炒茅术一钱五分　炒白术二钱　益智仁一钱五分（盐水炒）　大白芍二钱（吴茱萸三分拌炒）　炮姜炭五分　酒子芩一钱五分　上肉桂五分　云苓三钱　煨肉果一钱五分　煨木香八分　煨姜两片　大枣三个

三诊：从命火式微，湿浊未尽立法，休息痢之次数或多或少，少则腹胀作痛，舌苔腐黄而腻，脉沉滑小数。虚中夹湿，仍当温中化浊。

潞党参二钱　炒茅术一钱五分　炒白术二钱　淡苁蓉三钱　煨肉果一钱五分　煨木香八分　炙甘草七分　大白芍二钱（吴茱萸三分拌炒）　炒枳壳一钱　北秦皮二钱　炮姜八分　煨姜两片　大枣两个

按：本例为脾肾阳虚下痢，用真人养脏汤出入，以补益脾胃（参、术）、温阳祛寒（姜、桂）、和血行气（当归、木香）、涩肠止痢（诃子、粟壳）诸法合方。立法侧重温、涩，是因其虚寒之象显著，若误用清、通，必致虚者愈虚、寒者愈寒，终成滑脱失禁而不治。

以上两例为虚证下痢。同有脾肾之证，其不同之点在于：例九史男重在脾气虚弱，降化失常，故立法以益气降逆（参、术、夏、连）为主，兼以润通（苁蓉）益肾（四神丸）；例十任男重在脾肾阳虚，命火式微，故立法以温阳（姜、桂）涩肠（诃子、粟壳）为主，兼以补脾胃（参、术）和气血（木

44

香、当归）。

例十一 邹男 下痢渐爽，仍杂白垢，间或腹痛，脘闷胃呆，舌根仍黄腻，脉虚数。肠腑积蕴仍未清，不宜久延。

焦白术一钱五分 炒枳壳一钱五分 泽泻二钱 焦山楂三钱 炒苡仁五钱 焦六曲四钱 云苓三钱 海南子二钱 大白芍二钱（吴茱萸三分拌炒） 酒子芩一钱五分 大杏仁三钱 生姜一片

二诊：下痢白垢已少，里急亦折，而仍腹痛，舌苔浮黄初化，脉尚数。肠腑积蕴甫化，仍当宣通。

炒茅术一钱五分 炒白术二钱 炒枳实一钱五分 酒子芩一钱五分 海南子二钱 焦山楂四钱 北秦皮二钱 大白芍二钱（吴茱萸三分拌炒） 泽泻二钱 正滑石五钱 炙甘草五分 生姜一片 干荷叶一角

三诊：下痢延久，或爽或不爽，腹中频痛，舌根久腻，脉小数而细。肠腑积蕴未清，而本元日伤，延非所宜也。

上川连四分（酒炒） 炒茅术一钱五分 炒白术二钱 大白芍二钱（吴茱萸三分拌炒） 焦山楂四钱 炒枳实一钱五分 煨木香八分 泽泻二钱 云苓三钱 青陈皮各一钱 大杏仁三钱 生姜一片

另：木香槟榔丸一两，分四包，每日两次，每次一包，开水送服。

四诊：久痢日减，腹痛里急未楚，胃纳未复，舌苔黄腻已化，脉小数少力。肠腑余浊将清，当为调中化浊。

炒白术二钱 煨木香八分 大白芍二钱（吴茱萸三分拌炒） 炙甘草五分 北秦皮二钱 焦谷芽四钱 扁豆衣二钱 炙乌梅一钱 怀山药二钱（炒） 石莲肉二钱

另：香砂六君丸三两，每日三钱，开水送服。

五诊：久痢秽浊虽少，而仍腹痛里急，胃纳久疲，舌苔化

痢

疾

45

而复起，脉细无力。脾伤及肾，而余积未清，殊难着手。

淡苁蓉二钱　焦白术二钱　煨木香八分　正滑石五钱　泽泻二
钱　赤苓四钱　炒枳壳二钱　大砂仁八分　炒苡仁五钱　北秦皮二
钱　干荷叶一角

另：鸦胆子一百粒，如法用之。

六诊：久痢日来颇为通畅，肠腑积蕴已有下趋之机，腹痛
里急俱折，而舌苔黄腻未清。未宜止涩，仍当通化。

焦白术二钱　煨木香八分　当归二钱　大白芍二钱　炒枳壳二
钱　淡苁蓉二钱　北秦皮二钱　炙甘草五分　炒苡仁五钱　焦山楂
四钱　荷叶一角

七诊：久痢日减，腹痛里急亦折，舌苔久腻亦化，独舌根
尚黄厚，脉沉数右滑。肠腑积蕴就清，守原意出入可也。

淡苁蓉二钱　焦白术二钱　赤苓四钱　煨木香八分　焦山楂四
钱　炒苡仁五钱　酒子芩一钱五分　炙甘草五分　大白芍二钱（吴茱
萸三分拌炒）　炒枳壳二钱　荷叶一角

八诊：久痢大减，腹痛里急亦折，舌苔久腻日化，胃纳日
复，脉小数。肠腑余浊无多，守原意接进可也。

淡苁蓉二钱　北秦皮三钱　泽泻二钱　炒苡仁五钱　炙甘草五
分　赤苓四钱　大白芍二钱（吴茱萸三分拌炒）　酒子芩一钱五分　焦
山楂四钱　煨木香八分　荷叶一角

九诊：久痢将止，腹痛里急亦安，舌苔久腻亦化，胃纳亦
渐复，脉尚数。肠腑余积无多，当和中固下。

淡苁蓉二钱　焦白术二钱　泽泻二钱　炒苡仁五钱　酒子芩二
钱　炒枳壳二钱　大白芍二钱（吴茱萸三分拌炒）　煨木香八分　北
秦皮二钱　炙甘草五分　石莲肉二钱

十诊：久痢将止，舌苔久腻亦化，间或尚有腹痛里急状，

胃纳反减少，脉虚数。肠腑余浊将清，阴土亦伤之候，姑以和中化浊为事。

潞党参二钱　焦白术二钱　煨木香八分　大白芍二钱　炙甘草五分　北秦皮二钱　酒子芩二钱　泽泻二钱　焦谷芽四钱　煨肉果一钱五分　石莲肉二钱

十一诊：久痢已止，渐成条粪，舌苔久腻亦化，间或尚腹痛，胃纳未复，脉虚数细滑。肠腑余浊将清，脾肾之亏未复也，步以调中为事。

潞党参二钱　炒白术二钱　煨木香八分　益智仁一钱五分（盐水炒）　煨肉果一钱五分　大白芍二钱（吴茱萸三分拌炒）　炙甘草八分　焦谷芽四钱　云苓三钱　大砂仁八分　炒枳壳二钱　煨姜两片　大枣三个

另：香砂六君丸二两、四神丸一两，和匀，每日三钱，开水送服。

十二诊：久痢已止，舌苔久腻亦化，胃纳亦复，惟仍气坠，间或齿痛，腹痛，脉虚数。气虚下陷，清阳不升所致。

潞党参三钱　炙黄芪二钱　焦白术二钱　大白芍二钱　云苓三钱　大砂仁八分　广木香八分　青升麻七分　炒枳壳一钱五分　炙甘草八分　煨姜两片　大枣三个

按：本例虽为久痢，脾伤及肾，但证候表现，肠腑仍有湿浊逗留，是为虚实同巢。但治疗上不是虚实兼顾，却以宣中导化为先，再用木香槟榔丸通腑化浊，这是因舌苔久腻不化，故以祛邪为首务；进而则剿抚兼施，用温润下元（苁蓉）与趋化腑浊（鸦胆子）并投，直至实邪去而虚证显，乃用补中益气汤加减以善其后。

先祖用鸦胆子治疗休息痢，以趋化肠角久蕴之湿浊，颇见

痢
疾

47

成效。清代名医陈复正，曾用龙眼肉包裹鸦胆子吞服，名"至圣丹"，治疗冷积久痢。先祖运用此药，非常注意用量和服法；将鸦胆子去壳，用桂圆肉包裹，每枚包子七粒，捏紧，每于午饭前吞服（切勿嚼碎），随即吃饭。第一天吞服一枚，下痢之黏浊增多，第二天吞服两枚，下痢黏浊更多，第三天服三枚，一般下痢黏液即减少，第四天吞服两枚，第五天吞服一枚，此为一个疗程。总之，吞服此药后，黏浊多则加量，黏浊少则减量。

例十二 余男 休息痢延久，刻从受暑湿而致立法，里急已松，腹痛未已，痢下仍如豆汁，或如鱼肠，脉沉滑，右手数，舌苔满腻初化。肠胃余浊未清，而脾肾之气已伤，当通涩兼施为事。

茅术炭一钱五分 炒白术二钱 大白芍二钱 炒楂炭三钱 煨木香八分 炒枳壳一钱 地榆炭一钱五分 炙甘草五分 炒苡仁五钱 淡苁蓉二钱 炒红曲三钱 黄柏炭一钱五分 荷叶一角

另：归芍六君丸一两五钱，四神丸一两五钱，和匀，每日三钱，开水送服。

二诊：休息痢腹痛已减，里急亦松，而仍赤色如豆汁，或如鱼肠，或带鲜血，幸胃纳已复，舌苔满腻日化，脉沉滑细数。阴土两伤，肠腑湿浊未尽，当剿抚兼施。

茅术炭一钱五分 炒白术二钱 北秦皮二钱 白头翁一钱五分 大白芍二钱 地榆炭三钱 煨木香八分 焦楂炭三钱 阿胶珠二钱 当归一钱五分 炙甘草五分 炒红曲三钱 荷叶一角

药后如大便中血色不减，原方加赤石脂四钱，荷叶包刺孔。

按：本例为休息痢，加感暑湿而诱发。其痢下如豆汁，如鱼肠，或带鲜血，是为脾肾本虚，热伤阴络，肠腑余湿未清之证。立法重点：一是从血分治，用白头翁、黄柏炭、阿胶、地榆等，清热解毒，凉血止血，用当归、楂炭和血调荣；二是从脾肾治，用归芍六君丸与四神丸，以补脾温肾。

此外，先祖治赤痢，善用红曲。在患赤痢兼有胃纳不佳者，用之尤为适宜。红曲是用粳米饭与曲母同盒而成，性味甘温，能活血、消食、健脾、化湿，治赤白痢、产后恶露不尽等。

例十三 戴女 年届八旬上寿，阴土两衰，脾胃升降失常，生化之源日乏，胃纳减少，食之无味，又增吸受暑湿，乘虚凌土，腹痛下痢，傍晚已转粪色，而自觉二便俱热，脐左动气筑筑，舌质光剥，扪之少津，切脉濡滑细数，右手带弦。土虚而反侮之，两足久肿，气不化湿，津不上承也。前方清暑益气，先得我心，仿斯意更增辅土调木。

西洋参二钱　益元散四钱（包）　炙乌梅一钱　大白芍二钱云苓三钱　扁豆衣二钱　炒白术二钱　宣木瓜一钱五分　生熟谷芽各二钱　陈橘白八分　干荷叶一角

二诊：昨从清暑益气，辅土调木入手，下痢之次数虽少，而仍觉热辣异常，舌质绛色转淡，视之不荣，扪之少津，脐左动气筑筑，胃呆厌食者近年，破䐃脱肉，切脉濡滑细数，右寸关弦细，重取细软少力。脾虚其阳，肾虚其阴，阳陷于下，阴不上承，加以新受之暑湿，留于肠胃未清。拟东垣升阳益胃汤出入。

潞党参三钱　炙乌梅一钱　防风根八分　陈橘白一钱　炒於术一钱五分　生熟谷芽各二钱　大白芍二钱　云苓三钱　上川连二分炙甘草五分　干荷叶一角

49

又方：益气生阴，和中固下。

西洋参五分　东洋参七分　炙乌梅一钱　大白芍二钱　五味子五分　炙甘草五分　炒谷芽四钱（荷叶包扎刺孔）

三诊：昨从升阳益胃立法，下痢之次数日少，自觉热辣异常者亦减，舌质较润，舌心仍光剥如镜面然，脐左动气筑筑，啜鲜莲子羹似渐有味，右脉弦象就平，余部仍濡滑。可见留结肠胃之暑湿就清，阴土之伤未复，脾不为胃行其津液也。守原意更谋进步。

东洋参一钱五分（土炒）　西洋参一钱（米焙）　炒於术一钱五分　五味子五分　炙乌梅一钱　生熟谷芽各二钱　云苓三钱　大白芍二钱　炙甘草五分　扁豆衣二钱　陈橘白一钱　鲜莲子十粒（连心）

又方：西洋参二钱　东洋参二钱　稻根露　两参煎汁，将露冲入相得，温以代茶。

四诊：今日下痢之次数已少，二便热辣亦减，胃纳就增，且有思食意，舌质就润，绛色亦淡，惟脐左之动气仍筑筑不已，右脉弦象已平，反觉濡软细滑。脾胃渐有和洽之机，阴土之久伤，尚非旦夕可恢复者。昨方既受，更增四君培其土德。

潞党参二钱　炒於术一钱五分　云苓三钱　炙乌梅一钱　左金丸五分（包煎）　陈橘白一钱　大白芍二钱　炙甘草五分　五味子五分　炒谷芽四钱　扁豆衣二钱（炒）　鲜莲子十粒（连心）

五诊：经治来，久痢日少，二便热辣亦折，胃纳日增，偶尔多食，亦无胀满等患，舌之干槁渐有津润，其光泽亦淡，惟未起新苔，脐左动气仍筑筑跳跃，右脉弦象日平，余部濡软而滑，重取则细数。脾胃日有和意，阴土久伤已渐来复。昨啜参汤，颇能安受，当率旧章，更谋进步。

潞党参三钱　炒於术二钱　陈橘白一钱　炙黄芪二钱　炙甘草五分　扁豆衣二钱　大白芍二钱　五味子五分　炙乌梅一钱（砂仁三分同杵）　云苓三钱　粟壳一钱五分　石莲肉二钱

八月一日方服一二帖后，如有脘闷意，则将炙黄芪换为怀山药二钱，多服数剂再改。服二三帖后，如下痢已止，原方去粟壳，加干荷叶二钱、红枣三枚。

按：八十高龄患痢，见证为脾阳、肾阴两虚，以致阳陷于下，阴不上承，加之外感暑湿，虽为虚实同巢，实以正虚为主。故治疗首方以养阴益气（西洋参）、补脾调肝（术、芍、乌梅、木瓜）为主，兼以清暑升阳（益元散、荷叶），意在养阴而不滋腻，酸收而不固涩；次诊用升阳益胃加连、梅，以使脾胃复其升降功能；其后以恢复阴土之伤（於术）为主，兼以益气生阴（参、味）；终以酸甘化阴（梅、芍、草）、固涩（粟壳、石莲）善其后。

先祖对"於术"的使用，颇有体会，认为於术具有和中益气、开胃补脾之功，重用可以代参。对此阴伤、阳陷之痢疾，用之尤为适宜。

以上三例为虚实兼夹下痢。同为久痢正虚夹邪，其不同点在于：例十一邹男为肠腑湿浊逗留，与脾伤及肾并存，故治疗以宣中导化与通腑化浊为先，以补中益气善其后；例十二余男为脾肾本虚，与余湿未清、热伤血络并存，故治疗以清热解毒、凉血止血为先，继以补益脾肾为治；例十三戴女为脾阳、肾阴两虚，虽为暑湿所诱发，而重在阳陷于下，阴不上承，故立法以养阴益气、补脾调肝为主，兼以清暑升阳，终以酸甘化阴固涩善其后。

痢
疾

51

疟　疾

例一　鞠男　逐日疟三作，寒少热多，汗不畅，脘闷，呕吐白沫，口渴，舌黄；脉伏，乃寒时之脉，不足为凭。

上川朴一钱　川桂枝八分　淡子芩一钱五分　柴胡一钱　姜半夏一钱五分　大杏仁三钱　炒枳壳一钱五分　云苓三钱　陈橘皮一钱　青蒿二钱　姜竹茹一钱五分　生姜一片

另：辟瘟丹一块，分两次服。

二诊：逐日疟已止，脘闷来舒，内热，口渴，呕恶，舌苔黄，脉小数。伏邪初透，里热未清，当再和里。

上川朴八分　酒子芩一钱五分　正滑石五钱　法半夏一钱五分　炒枳壳一钱五分　大杏仁三钱　赤苓三钱　青蒿二钱　草果霜八分　肥知母一钱五分　炒竹茹一钱五分　荷叶一角

按：逐日疟寒轻热重，汗不畅，脘闷呕吐，为风邪夹痰湿交犯二阳，故首方用和解宣化之法而疟止；次方加草果以治太阴独胜之寒，知母以清阳明独胜之热。

例二　叶男　逐日疟作时不一，汗不易出，烦扰口渴，呛咳，痰带血色，热时闷逆，大腑迭通，舌苔灰薄；脉沉小，右手且不应指，是汗后之脉。寒暑渐有化热之机，当从肺经疟立法。

冬桑叶二钱　淡子芩一钱五分　法半夏一钱五分　瓜蒌皮四钱　大

杏仁三钱　肥知母二钱　川贝母一钱五分　青蒿二钱　正滑石五钱　云苓三钱　生姜一片　淡竹叶二十片

改方：加陈橘皮一钱。

按：此案属肺疟，由寒暑交犯手太阴，并有渐从热化之象，故立法以清肺化痰为主。

例三　贺男　间日疟三作，汗尚畅，痰极多，脉沉滑，舌心黄腻。拟达原饮出入主之。

上川朴一钱　草果霜一钱五分　姜半夏二钱　大杏仁三钱　陈橘皮一钱五分　正滑石四钱　云苓三钱　酒子芩一钱五分　威灵仙二钱　青蒿一钱五分　甜茶叶三钱　生姜两片

二诊：疟止，胸次渐舒，痰多作恶亦减，惟仍气逆善噫，舌苔腐白。当再温理中阳，以化痰湿。

上川朴一钱　淡干姜八分　陈橘皮一钱五分　炒茅术二钱　半夏曲三钱　大砂仁一钱　泽泻一钱五分　炒枳壳二钱　旋覆花一钱五分（包）　云苓三钱　焦谷芽四钱　生姜两片　佛手八分

按：此例属痰疟，故以达原饮出入。首方用厚朴、草果、半夏化痰浊；威灵仙通行十二经，与甜茶叶均有截疟之功。

例四　丁男　风暑转疟，间日而来，作时不一，寒少热多，汗出如洗，且热退则肢冷，热时则自利，脉沉细，舌苔糙黄。此风暑疟也，拟桂枝白虎法。

川桂枝五分　生石膏五钱（先煎）　炙甘草五分　肥知母二钱　大杏仁三钱　酒子芩一钱五分　云苓三钱　黑山栀三钱　青荷叶一角　炒竹茹一钱五分

二诊：进桂枝白虎汤，间日疟寒热俱减，汗亦渐少，热时自利，热退肢冷亦退；惟舌苔反腻，且满布不化。风暑之邪，引动积湿见象。姑守原意出入。

疟疾

53

川桂枝五分　生石膏五钱（先煎）　肥知母二钱　大杏仁三钱　青蒿一钱五分　正滑石五钱　法半夏一钱五分　云苓三钱　炙甘草八分　炒竹茹一钱五分　青荷叶一角

按：以上四例疟疾，均属邪实之证。例一、二为逐日疟：例一为风邪夹痰湿交犯二阳，故用和解宣化之法；例二由寒暑犯肺而化热，故用清肺化痰之法。例三、四为间日疟：例三属痰疟，方拟达原饮出入；例四属风暑转疟，方用桂枝白虎汤增减。

例五　欧阳男　久亏之质，感受寒暑不正之邪，致发疟患，间日而作，汗不畅，便结不通，脘腹不畅，脉沉细而滑，舌红中黄。从虚体夹邪例立法。

生首乌四钱　大杏仁三钱　法半夏一钱五分　川贝母一钱五分　云苓三钱　柴胡一钱　酒子芩一钱五分　炙甘草八分　炒枳壳二钱　生姜两片　红枣三个

二诊：从虚体夹邪例立法，间日寒热已止，便结亦通，胸腹亦畅，惟久亏之质，经此寒热之创，法当培理本元。

潞党参三钱　焦白术二钱　生首乌四钱　炙甘草八分　陈橘白一钱　当归二钱　远志肉一钱五分　法半夏一钱五分　云苓神各四钱　焦谷芽四钱　煨姜两片　红枣三个

另：补中益气丸三两，每服三钱，开水下。

按：素体亏虚，感受寒暑而发疟，故从虚体夹邪例立法；疟止转为培理本元，更以补中益气丸善其后。

例六　林男　间二日寒热一作，作时汗颇多，其为疟疾无疑；惟热甚则带血，呛咳痰黄，脉细数而滑，舌红苔浮黄。阴虚夹邪，肺络已伤。法当生阴肃肺，兼达余邪。

南沙参四钱　炙鳖甲八钱（先煎）　大杏仁三钱　川贝母一钱

五分　生首乌四钱　肥知母二钱　炙甘草五分　大白芍二钱　蜜橘皮一钱　茜草根四钱　柴胡一钱　十大功劳子三钱　荷叶一角　河井水各半煎

二诊：疟疾寒热较短，汗不甚畅，痰红已止，咳尚未安，左脉弦细小数，舌根浮黄。阴分之伏邪初透，荣卫不和，肺络又伤之候。当分而图之。

南沙参四钱　生首乌四钱　当归二钱　肥知母二钱　川贝母一钱五分　法半夏一钱五分（合杵）　茜草根四钱　炙鳖甲八钱（先煎）大杏仁三钱　云苓三钱　十大功劳子三钱　红枣三个

按：本例患者阴分素亏，肺失清肃，肺络又损，故疟邪乘虚潜伏，痎疟迭作。先祖治以养阴肃肺，兼以达邪之法，使正盛邪退，疟病向愈。

例七　睦男　脾气久衰，湿邪乘陷阴分，荣卫之周流不利，于是寒热为疟，三日一作，或五日一次，脉沉滑细数，舌苔白腻。拟补中益气合二陈出入。

潞党参三钱　焦白术二钱　川桂枝八分　柴胡一钱　云苓三钱陈橘皮一钱五分　当归二钱　大白芍二钱　炙甘草八分　姜半夏一钱五分　炙黄芪三钱　煨姜两片　红枣三个

二诊：进补中益气合二陈法，延久之寒热来去无已者已止，胃纳亦渐复，而日来又增呃逆三日，今幸已止，又复呛咳，脉小数，舌苔黄腻已化。湿邪日退，肺胃未和可知。

南沙参三钱　旋覆花一钱五分（包）　法半夏一钱五分　陈橘皮一钱五分　大白芍二钱　焦谷芽四钱　大杏仁三钱　川贝母一钱五分　云苓三钱　白蒺藜四钱　枇杷叶三钱（去毛，姜蜜炙）

按：患者脾气久衰，湿邪乘陷阴分，以致荣卫之周流失其常度，故疟来时日不一。首方用补中益气合二陈汤，以辅正达

疟疾

55

邪，调和荣卫，化其痰湿，收效显著；二诊转为润肃肺气，和胃化痰，预期病可渐愈。

例八 李男 疟病年余，刻下乱作，夜热无汗，呛咳气逆，肢面肿，下及囊部，口渴，舌白，脉虚细小数。屡经下夺，脾阳大衰，伏邪积湿内蕴，症属非轻。

上川朴一钱 桂枝木八分 旋覆花一钱五分（包） 大杏仁三钱 大豆卷四钱 桑白皮三钱 连皮苓四钱 焦白术二钱 姜半夏一钱五分 陈橘白一钱 炙内金一钱五分 川椒目五分（炒开口） 姜衣四分

二诊：今日咳喘俱减，肢面及囊肿如故，疟邪之寒热仍不按时而来，无汗，热退不楚，舌白转红，脉细滑。屡经下夺，脾阳已陷，伏邪积湿交结手足太阴，症属不轻。仿原意进步。

大豆卷四钱 桂枝木一钱 桑白皮三钱 大腹皮四钱 大杏仁三钱 陈橘皮一钱五分 旋覆花一钱五分（包） 炙内金一钱五分 炒白术二钱 连皮苓五钱 姜衣四分 川椒目五分（炒开口）

改方：去大豆卷、川椒目，加柴胡一钱、炙甘草五分、红枣三个。

按：久疟伤脾，脾阳失运，伏邪积湿交结肺脾二经，并因屡经下夺，导致脾虚及肾，荣卫失调，故疟来无规律，夜热无汗。先祖从和脾健肾利水、宣邪化痰肃肺立法。两方均用豆卷、桂枝，以开鬼门而使邪从汗解。方中用椒目的寓意甚深。按椒入肺能发汗散寒治咳嗽，入脾能暖中燥湿治水肿，入肾能补火纳气治喘逆。本案用之，取其暖中燥湿以利水消肿。

例九 邱男 疟而痢、痢而疟者数次，当脐疟母有形，按之痛，面黄形瘦，舌赤如朱，脉细数。阴土两亏，邪气留结也。再延非宜。

生首乌四钱　炒白术二钱　炙鳖甲八钱 (先煎)　　小青皮一钱　海
南子二钱　炙甘草八分　大白芍二钱　炙乌梅一钱五分　柴胡一钱　酒
子芩一钱五分　生姜两片　红枣三个

另：人参鳖甲煎丸三两，每服三钱，开水下。

按：本例因疟痢久延而致阴液亏耗，脾土大伤，邪气留结
不化，属于虚实同巢。故方用培运脾土，养阴达邪，并加用人
参鳖甲煎丸以消疟母。

以上五例均为正虚夹邪之疟疾。其治疗的共同点是均以扶
正祛邪为原则。但因正虚情况各有不同，故扶正之法也有区
别。例五为素体亏虚，气阴两伤，故以党参、首乌等补益气
阴；例六为阴分素亏，肺失清肃，故以养阴肃肺为主；例七为
脾气久衰，湿陷阴分，故以补中益气合二陈为法；例八为脾阳
失运，脾虚及肾，故用和脾健肾为主；例九为阴液亏耗，脾土
大伤，邪气留结而为疟母，故治以培土养阴以消疟母。

疟
疾

蛔虫 寸白虫

例一 王女 左少腹痞硬如碗大，拒按作痛，足屈不伸，经行其痛不减，呕吐蛔虫八条，大便闭结，表热，舌心黄，脉小数而细。气瘀搏结，暑热夹滞，互结阳明，症非轻候。

姜川连八分 淡吴萸八分 炙乌梅一钱五分 五灵脂三钱 大白芍二钱 川楝子二钱 炒枳实二钱 云苓三钱 山楂肉四钱（玄明粉一钱五分拌炒） 藿香一钱五分 姜竹茹一钱五分 姜汁五滴（冲）

二诊：呕吐蛔虫已止，大便闭结亦通，左少腹痞硬亦减，惟按之尚痛，脉小数。暑湿滞初化，气瘀未调，仍守原方出入。

姜川连八分 淡吴萸八分 细青皮一钱五分 南木香八分 大白芍二钱 炒枳实二钱 五灵脂三钱 川楝子二钱 炙乌梅一钱五分 云苓三钱 炙甘草五分 炒楂肉四钱

例二 赵童 蛔厥延长，不时腹痛，肢冷，痰多作恶，下利蛔虫，舌苔黄腻。拟乌梅丸出入。

姜川连五分 淡吴萸五分 炙乌梅一钱五分 细青皮一钱 川楝子一钱五分 大白芍一钱五分 法半夏一钱五分 炒枳实一钱五分 海南子二钱 生姜一片 川椒五分

例三 刘童 蛔厥数日，呕吐蛔虫，不时闭厥，肢冷，谵语，轧牙，腹痛，便闭，口渴，舌黄，脉小数。症属险要。

姜川连五分　淡干姜三分　淡吴萸五分　姜山栀二钱　细青皮一钱　酒子芩一钱五分　大白芍一钱五分　云苓三钱　炙乌梅一钱五分　藿香一钱五分　姜竹茹一钱五分　花椒五分

例四　何童　小儿久病，土伤，虫积不化，面浮肢肿，食入即吐，下利带蛔，脉小数，舌光。延有入疳之虑。

孩儿参二钱　大砂仁五分　炙乌梅一钱五分　淡吴萸三分（川连一分拌炒）　大白芍一钱五分　连皮苓四钱　桂枝木五分　青陈皮各一钱　焦白术二钱　炙甘草五分　生姜一片　灶土八钱（煎代水）

例五　贺童　小儿久病，饮食不为肌肤，面黄形瘦，午后烧热，夜半则解，脉细数，舌红。阴土交伤，虫积不化也。入疳可虑。

孩儿参二钱　炙乌梅一钱五分　川石斛四钱　青蒿子一钱五分　炒白术二钱　胡黄连八分　使君肉三钱　炒麦芽四钱　细青皮一钱　炙内金一钱五分　小儿万病回春丹一粒（化服）

例六　李男　下寸白虫已久，便时盘踞谷道，脉沉细，舌苔腐白。此积湿久羁肠腑也。

炒茅术一钱五分　炒白术二钱　川黄柏一钱五分　槐角三钱　当归二钱　炙乌梅一钱五分　雷丸三钱　胡黄连八分　臭芜荑三钱　乌梅丸一钱五分（开水另下）

例七　胡男　从景岳扫虫煎立法，寸白虫泻下甚多，夜热亦退，面色亦华，脉小数，舌质转红。阴土已伤，仿原意更进。

孩儿参二钱　川石斛三钱　川楝子一钱五分　使君肉三钱　炙乌梅一钱五分　炙甘草五分　炒白术二钱　云苓三钱　炙内金一钱五分　五谷虫二钱　胡黄连八分

蛔
虫

寸
白
虫

59

黄　疸

先祖对黄疸的辨证，主张以阳黄、阴黄两类作依据，具体抓住三种症状进行鉴别：一是肤色的黄而明亮与黄而晦滞；二是舌苔的黄腻与白腻；三是脉象的有力与无力。凡黄疸见有前三种症状的属阳黄；见有后三种症状的属阴黄。再则由于个体有差异，因此，阳黄中还有热重与湿重之分，阴黄中还有寒湿困中与中虚湿困之别。此外，对血虚成黄的"虚黄"证，多见肤色淡黄少泽，而两目与小便皆无黄色。

先祖有云："黄疸外透，犹之盦曲生黄，故疸黄多由湿积而生。"因此黄疸的治法，主要用化湿与利湿。用于阳黄证的是清热化湿，其中热重于湿者，常以清热化湿与通腑分利并用，以使湿热从前后分消；湿重于热者，则宣中化湿与淡渗利湿共投，以使湿从水道分利。用于阴黄证的是温化寒湿，其中寒湿较重者，温中化湿与淡渗利湿同用，以使寒湿渐消，脾阳日复；中虚湿困者，则侧重于扶脾调中，兼以渗湿。又先祖治疗经验，认为阳黄证用通利之法，凡能安受有效者，皆可延用至肤黄消退、苔化、溲清为止；阴黄证寒湿困中，虽兼中虚，但必须以扶脾调中为主，不宜单用补益；黄疸不论属阴属阳，若兼见神迷恍惚者，治疗纵能有效于一时，但终难获愈。

例一　赵男　向日好饮，胃中湿热必重，久则阻仄脾运之流行，谷不磨而为胀，湿酝酿而发黄，面目尤甚，腹胀有形，脐平筋露，二便不利，脉滑数，舌红苔黄。已成疸胀，症属非轻，用古人茵陈大黄汤法。

西茵陈五钱　黑山栀二钱　川厚朴八分　川黄柏二钱　熟军四钱　泽泻二钱　正滑石五钱　炒茅术一钱五分　生苡仁五钱　连皮苓四钱　炒建曲四钱

二诊：昨用茵陈大黄法，腑虽通而不爽，小水较利，脘腹胀势如故，脐平筋露，脉沉数而细，舌苔浮黄。湿从火化，瘀热在腑，与胃中浊气相并，酝酿熏蒸如盒曲然。仍守原方主治。

川厚朴八分　西茵陈五钱　炒茅术一钱五分　制军四钱　黄柏二钱　大腹皮四钱　生苡仁五钱　新会皮一钱　泽泻二钱　炒枳壳二钱　生栀子二钱

三诊：昨又接进茵陈大黄汤，脘胀虽减，腹胀如故，腹鸣辘辘，未能畅泄，舌苔浮黄，脉沉细小数。酒湿化热，与胃中浊气相并，蒸变为黄，仍防疸胀。

生熟军各二钱　西茵陈五钱　川厚朴八分　茅术一钱五分　黄柏皮三钱　新会皮一钱　大腹皮四钱　正滑石五钱　泽泻二钱　炒枳壳二钱　炒六曲四钱　保和丸五钱（先下）

四诊：迭进茵陈大黄汤，所下黑污不多，腹中攻痛胀势未减，面目仍黄，脉沉数而细，舌红边黄。肠胃积蕴尚重，仍以通泄为事。

制军五钱　川厚朴八分　茅术一钱五分　茵陈五钱　泽泻二钱　炒枳壳三钱　新会皮一钱　生苡仁五钱　大腹皮四钱　黄柏皮三钱　炒谷芽四钱　枳椇子三钱

另：菩提丸十四粒，开水下。

黄疸

五诊：迭进茵陈大黄汤，夜来甫畅泄二次，脘腹胀势大软，面目黄色亦减，舌苔仍黄，脉沉数。肠腑余蕴尚重，久延仍防疸胀。

川厚朴八分　炒茅术一钱五分　西茵陈五钱　大腹皮四钱　生熟苡仁各三钱　泽泻二钱　木防己四钱　制军五钱　连皮苓五钱　炒六曲四钱　枳椇子三钱　赤小豆四钱

按：患由嗜饮生湿，湿蕴化热，以致面目俱黄、二便不利，故用茵陈蒿汤为主，以清利通化；湿阻脾运，运机不展，于是腹胀脐平、青筋外露，故用平胃加苓、泽、建曲，以化湿运脾，使湿热从二便分消，疸胀步减。

本例治疗共经五诊，迭进通利化湿为主，更且步增通泄之力（加菩提丸），直至大便"畅泄二次"，方现黄减胀软。可见湿与热既成酝酿，若仅通利以清其热，则湿瘀难化；只化其湿而不加通利，则热去无由。必须两者兼顾，方能获效。

例二　何男　黄疸近月，面目黄，渐及遍体，脘闷，痰极多，呕恶，渴不喜饮，便结，溲浑赤，脉细弦鼓指，右关更数，舌苔黄腻。酒湿久困于中，如盦曲然，是为阳黄。拟仲景茵陈蒿汤主治。

上川朴八分　炒茅术一钱五分　西茵陈五钱　姜半夏一钱五分　陈皮一钱　川黄柏二钱　云苓三钱　泽泻三钱　黑山栀二钱　炒苡仁五钱　青宁丸五钱（包）

另：二妙丸二两、二陈丸二两，和匀，每服三钱，开水下。

二诊：从仲景茵陈蒿汤立法，大腑已通，小水亦渐多，黏痰渐少，而脘次仍痞闷，呕恶气逆，间或作呃，切脉弦数已止，右手仍滑大，舌苔黄腻初宣，面目黄色渐透，阳明酒湿积热甫有化机。守原意更增姜连之苦辛，宣畅中宫陈腐。

上川朴一钱　炒茅术二钱　西茵陈五钱　泽泻二钱　姜川连八分　淡干姜六分　姜半夏一钱五分　新会皮一钱　正滑石五钱　云苓三钱　白蔻八分　佛手八分　生姜两片

例三　张男　漫热多汗，又增脘闷痰多，渴不喜饮，舌苔黄腻，脉沉细而滑。湿浊久困于中，脾阳不运，延有黄疸之虑。

上川朴一钱　炒茅术一钱五分　姜川连五分　西茵陈五钱　泽泻二钱　正滑石五钱　生苡仁五钱　藿香一钱五分　姜半夏一钱五分　新会皮一钱　生姜两片

二诊：从未来之黄疸立法，表分漫热已退，脘闷未舒，痰多口腻，渴不喜饮，舌苔仍黄腻满布无隙，脉沉细不起，积湿未化可知。守原意接进。

炒茅术二钱　上川朴一钱　西茵陈五钱　泽泻二钱　姜半夏一钱五分　新会皮一钱　生军三钱（酒炒）　云苓三钱　炒枳实一钱五分　生苡仁六钱　生姜两片　佛手八分

三诊：日来漫热已退，脘痞亦舒，腑通黄沫不多，口腻如故，痰多，渐作渴饮，脉沉细无力，舌苔黄腻垢布。本元日伤，防再生枝节。

上川朴一钱　炒茅术一钱五分　西茵陈五钱　泽泻二钱　新会皮一钱　生军三钱　炒枳壳二钱　姜半夏一钱五分　云苓三钱　炒苡仁五钱

四诊：进大黄茵陈汤，从未来之黄疸立法，大腑通行之黄沫甚多，热退脘舒，渐作渴饮，舌苔前已化，边绛尖红，脉沉细。积湿日化，胃阴亦日伤，防虚波迭出。

上川朴八分　新会皮一钱　炒茅术一钱五分　泽泻二钱　正滑石

黄
疸

63

五钱　炒枳壳—钱五分　姜半夏—钱五分　西茵陈五钱　云苓三钱　焦谷芽四钱　炒苡仁五钱

五诊：迭进茵陈大黄汤加味，热退腑通，脘闷亦畅，渐作渴饮，舌苔前半已化，后半尚垢。余湿未清，不宜再生枝节。

姜川连六分　炒茅术—钱五分　姜半夏—钱五分　泽泻二钱　炒枳壳二钱　黑山栀二钱　炒苡仁五钱　炒谷芽四钱　云苓三钱　正滑石五钱　陈皮—钱　炒竹茹—钱五分

六诊：迭进茵陈大黄汤加味，热退腑通，脘闷亦畅，胃纳渐复，惟遍体痛，右畔头痛，脉细数，舌根尚腻。余湿未清，肝阳又适上扰也。尚宜慎重。

生石决五钱（先煎）　陈皮—钱　杭菊炭二钱　怀牛膝—钱五分　云苓三钱　白蒺藜四钱　左秦艽—钱五分　炒竹茹—钱五分　炒谷芽四钱　炒苡仁五钱　丝瓜络—钱五分　荷叶—角

按：患者久经漫热多汗，渐增脘闷痰多，渴不喜饮，舌苔黄腻。此皆积湿久瘀，酝酿熏蒸，将成黄疸之势，故诊断为"未来黄疸"。初诊立法，即从茵陈平胃，以化湿、利湿。二、三诊仍宗原法，复用大黄一味，以泻代清，故由"腑通黄沫不多"而至"甚多"，可见积湿瘀热渐有泄化之机，于是热退、脘舒，苔亦渐化。四、五诊宗原法去大黄，坚持化湿清热，以清余邪。六诊是在余湿尚未尽除，肝阳适又上扰之际，故转从平肝潜阳，祛风清络为法，治新病兼顾旧疾，用为善后之方。

本例诊为"未来黄疸"。前人徐忠可在《金匮要略》"属黄家"的注解中说："此发黄之渐也，故曰'属黄家'。当图治于将成，不得俟既成而后药之也。"本例治疗，亦本此意，前后共历六诊，而在前五诊中，均以化湿、利湿、清热立法，使积湿瘀热从前后分消，则黄疸可以化解于未然。其治愈的关键，在于辨证中有预见性，又坚持效不更方，这些都是可效法之处。

例四 赵男 黄疸甫经一旬，湿热尚在酝酿之候，如盦曲然。脘闷胃呆，夜分小有寒热，脉沉数右滑，舌心红剥，阴本不足。拟茵陈蒿汤加味。

绵茵陈五钱　黑山栀二钱　黄柏皮二钱　炒苡仁五钱　正滑石五钱　云苓三钱　泽泻二钱　炒枳壳一钱五分　炒茅术一钱五分　陈橘皮一钱五分　干荷叶一角

另：二妙丸，吞服。

二诊：用茵陈蒿汤加味，黄疸面部之黧黑较退，夜分之寒热亦止，胃纳未复，脘次未畅，脉沉数，舌红无苔。阴土本亏，余湿尚重也。守原意出入接进。

炒茅术一钱五分　新会皮一钱　泽泻二钱　黄柏皮二钱　云苓三钱　炒枳壳二钱　西茵陈五钱　炒苡仁五钱　炒建曲四钱　焦谷芽四钱　生栀子十四枚

三诊：迭进茵陈蒿汤加味，黄疸面部之黧黑既退，晦暗亦较有光，寒热亦止，惟脘次尚不畅，渴喜热饮，舌未起苔，脉沉数。积湿初化，中阳未运也。

炒茅术一钱五分　炒白术二钱　西茵陈五钱　陈橘皮一钱　泽泻二钱　赤苓四钱　川黄柏一钱五分　炒苡仁五钱　大砂仁八分　生栀子二钱　焦谷芽四钱　姜皮四分　赤小豆四钱

四诊：黄疸头额黄色渐退，而两颧仍黧黑，脘次已畅，胃纳渐复，左脉沉数，舌红边黄。阴土已亏，余湿未尽之候。当再化湿调中。

炒茅术一钱五分　炒白术二钱　西茵陈五钱　泽泻二钱　陈橘皮

黄
疸

65

一钱　黄柏皮二钱（酒炒）　料豆衣四钱　黑山栀二钱　赤苓四钱　当归一钱五分（酒炒）　炒苡仁五钱　赤小豆四钱

五诊：经治后，黄疸之黧黑转黄，且有光，两目尚黄，便溏，或腹痛，胃呆善噫，脉细数，舌红。积湿亦日化，脾阳日复之候。守原意略增培调。

潞党参二钱　焦白术二钱　黄柏皮二钱　陈橘皮一钱　炒苡仁五钱　赤苓四钱　茵陈五钱　当归二钱　怀牛膝一钱五分　煨姜两片　红枣三个

六诊：黄疸面部黧黑转黄，腹痛便溏亦退，独胃纳未复，食不甘味，脉小数，舌红边白。积湿初化，脾气未运也。当再化湿调中。

潞党参三钱　炒茅术一钱五分　炒白术二钱　炒苡仁五钱　茵陈五钱　焦谷芽四钱　怀牛膝一钱五分　大砂仁八分　扁豆皮三钱　陈橘皮一钱　赤苓四钱　泽泻二钱　干荷叶一角　煨姜两片

按：黄疸甫经一旬，虽有脘闷胃呆，面色黧黑等象，但见舌红无苔，故既未作《金匮要略》的"黑疸"论证，也未作阴黄施治，而是用茵陈蒿汤加减，以化湿清热，调中渗下为主。如是者共历四诊，乃见黧黑转黄有光，其非寒湿可知。五、六诊转用调中运脾，兼配化湿以善其后。

本例病证特点，主要是湿热酝酿与阴土中伤并存，因此在用药方面，着眼于茵陈与苍术的配伍，即苍术得茵陈则有化湿之功，而无伤阴之弊。

以上四例，均为湿热酝酿而成黄疸，属阳黄范围，因此清热化湿与淡渗利湿两法，都为其所共用。不同点在于：例一赵男，是疸胀并见，湿从火化，故更步增苦寒通利之品，以使湿热从二便分消。例二何男，是湿蕴痰结，腑踞陈腐，故又加入

66

化痰与通腑泄浊之品，更且由于湿重于热，而在初诊加入通腑泄浊之后，二诊便减去通利之品，加用姜、连之苦辛通降，以宣化中焦湿浊。例三张男，肤黄虽未透露，但湿浊久困之象已显然可见，故从"未来黄疸"处理，先后均以化湿清热为主，惟在治程中两加通利之品，使黄疸随湿热从前后分消。例四赵男，是黄疸而见面色黧黑，但舌红无苔，故未作阴黄或"黑疸"论治，仍以清热化湿、调中渗下为主，终以运脾调中善其后。

例五 吴男 黄疸延久，色暗无光，小水颇通调，惟浑浊不清，切脉沉细而滑，舌苔白腻。脾阳已衰，余湿未尽，通化失常，一派阴黄之象。温里为先。

炒茅术二钱 炒白术二钱 熟附片二钱 淡干姜一钱 西茵陈五钱 黄柏皮二钱 泽泻二钱 陈皮一钱 赤苓四钱 赤小豆四钱 生姜两片 红枣三个

二诊：从阴黄立法，颇能安受，而舌苔仍腐腻，腠理渐开，津津自汗，而黄疸之灰黄如故，脘腹或攻痛，或及溺管，间或吞酸，脉细滑少力。中阳为湿所困，仍以温化为事。

熟附片二钱 炒茅术一钱五分 炒白术二钱 淡干姜一钱 泽泻二钱 西茵陈五分 姜半夏一钱五分 新会皮一钱 炒苡仁五钱 怀牛膝一钱五分 赤小豆四钱

另：理中丸二两、三妙丸一两，和匀，每服三钱，开水下。

例六 贺男 湿热久结于胃，蒸变发黄，面目尤甚，溲浑不爽，胃呆厌食，舌苔白腻满布，脉小滑。势属未化，黄疸可虑。

炒茅术二钱 上川朴一钱 炒苡仁五钱 新会皮一钱 炒建

曲四钱　大砂仁八分　焦谷芽四钱　黑山栀二钱　西茵陈五钱　云苓三钱　赤小豆四钱　生姜两片

二诊：黄疸势虽渐退，而胃纳未增，舌苔白腻满布，脉细滑。脾阳为湿浊所困，当从阴黄立法。

熟附片一钱五分　西茵陈五钱　川朴一钱　炒苡仁五钱　大砂仁八分　焦谷芽四钱　云苓三钱　陈皮一钱　炒茅术二钱　淡干姜一钱　姜半夏一钱五分　生姜两片

另：附子理中丸一两、二妙丸五钱，和匀，每服三钱，开水下。

三诊：从阴黄例立法，进以姜附，颇能安受。舌苔腐白转黄，脉亦起，沉分渐数；惟又忽腹痛，头昏，自汗如洗，势将脱状，幸未几即退，亦黄疸中之仅见，但又不宜便补，仍守运中化浊。

熟附片二钱　炒茅术二钱　炒白术二钱　上川朴一钱　西茵陈五钱　陈皮一钱　大砂仁八分　泽泻二钱　云苓三钱　炒建曲四钱　姜半夏一钱五分　大白芍二钱（吴茱萸三分拌炒）　炒谷芽四钱　生姜两片

四诊：迭从阴黄立法，黄疸黄色虽减，而胸仄如故，不能进谷，动则头眩自汗，且呃逆时来，腹痛气陷，脉沉滑无力，舌苔滑白而腻。脾胃真阳为湿所困，肝郁不透，故有此虚实夹杂之症。

潞党参二钱　炒茅术一钱五分　炒白术二钱　姜半夏一钱五分　淡干姜一钱　云苓三钱　益智仁一钱五分　新会皮一钱　旋覆花一钱五分（包）　大砂仁八分　上川朴一钱　公丁香七粒（杵）

五诊：昨从化湿运中，略参扶土健脾之品，尚能安受，头眩自汗亦减，胃纳较复，左脉较起，舌苔尚腐白。可见脾阳固为湿困，肝胃又不和，症情夹杂，仍守昨意接进，以祈湿化胃复。

潞党参二钱　姜半夏一钱五分　茅白术各一钱五分　陈皮一钱　淡干姜一钱　云苓三钱　旋覆花一钱五分（包）　泽泻二钱　黄郁金二钱　大砂仁八分　上川朴一钱　佛手八分　生姜两片

按：面目俱黄，胃呆溲浑，舌苔白腻，是为寒湿困脾可知，故初诊即侧重于苦温燥湿（苍、朴、姜）。二诊乃宗原法更进一筹，用茵陈术附汤加味，以温化寒湿，健脾和胃。三诊时，虽突见"腹痛，头昏，自汗如洗"，但因进温化法颇能安受，加之突现所谓"脱状"，未几即退，其非正虚将脱可知，故仍守"运中化浊"为法，消息病机。四诊时，黄疸色虽减，惟原有寒湿困中之象不仅未退，且更增"呃逆时来，腹痛气陷"，良由湿困脾胃真阳，肝郁难以透达，故从原方去附加参以扶正，并配旋覆、丁香降气以止呃；加益智仁助姜、术以扶脾阳。五诊立法是"仍守昨意接进"，乃因部分症状有所改善之故。

综观本例病情演变过程，确是虚实夹杂之证。若纯用温中化浊，其脾胃之虚难复；只投补气健脾，则将阻滞踞中之寒湿。故后阶段立法，必须从温化寒湿与扶脾理气并进。本例五诊后未见续案，仅据现存病案分析，尚难断为治愈，但其辨证加减措施，可为后人效法。

以上两例，均为寒湿困中而致阴黄，俱用温中化湿为主。但贺男由于久经湿困，脾阳日伤，肝郁不伸，故在治疗后期，又从温化法中去附，加益气（党参）、行气降气（旋覆、丁香）之品，意在调中有化，行气而不伤正。

例七　李男　忍饥不食，以酒代谷，胃气既伤，肺部亦受

黄
疸

69

熏灼，干呛无痰，自觉咳逆发于右部，爪甲白，目眦黄，胃呆，脉弦滑，沉分数，舌根燥黄。肠胃酒湿渐从热化，肺失清肃，胃失降和之候，延有酒疸之虑。

南沙参三钱　西茵陈五钱　炒苡仁五钱　云苓三钱　大杏仁三钱　冬桑叶一钱五分　淡天冬三钱　川石斛四钱　陈橘白一钱　焦谷芽四钱　瓜蒌皮四钱　枇杷叶三钱　青荷叶一角

服二三剂后，如胃纳未见舒，原方去天冬，加大砂壳八分。

二诊：从酒湿化热，熏灼肺胃立法，干呛、目眦黄、口涩者俱减，惟胃纳未复，舌根仍糙黄，脉沉弦，两关滑。湿火初化，肺胃未和。守原意更进一步。

南沙参三钱　金石斛四钱　西茵陈五钱　炒苡仁五钱　云苓三钱　焦谷芽四钱　冬瓜子四钱　橘白一钱　瓜蒌皮四钱　大砂壳八分　淡天冬三钱　枇杷叶三钱　枳椇子二钱

例八　冯男　脾虚其阳，肾虚其阴，阳气郁遏，不能化湿，湿蕴于中，蒸变为黄，如盦曲然。肢面㿠黄，不时寒热，入夜热甚，不汗而解，脘次㽜闷，胃呆厌食，渴不多饮，舌苔滑白，腐腻满布。切脉弦滑而数，左手且疾，为阴黄得阳脉之候；日来痰腥，或见血迹，已将化热之机。管见先用苦温宣中，淡渗利下，化其久积之湿，透其初化之热，则寒热不治而治矣。是否？候樾漪二公酌夺。

上川朴一钱　茅术一钱五分　白术二钱　茵陈二钱　泽泻二钱　猪茯苓各四钱　黑山栀一钱五分　川黄柏一钱五分　炒苡仁五钱　正滑石五钱　橘皮一钱　生姜一片

顷啜糖汤，懊恼顿减，可见中虚湿困，气运不和。姑择调中化湿、和畅气枢之品，消息病机。

炒白术二钱　炙甘草六钱　旋覆花一钱五分（包）　　制半夏一钱五分　云神四钱　炒苡仁五钱　橘白一钱　炒谷芽四钱　冬瓜仁四钱　佛手八分

附记：推测病情，夜不成寐，爰下榻书此，以供明日之研究。黄疸有五种：黄汗、黄疸、女劳疸、酒疸、谷疸。黄疸并有阴阳之分。此症属阴黄见症，而脉大无伦，阴黄得阳脉，殊不多见，脉症不符，虚实同巢。

更有一疑点者，其心中筑筑跳跃无已时，又似虚黄及破胆黄见象。

此症之寒热，既不类疟，又非虚寒虚热可比，似由胆虚、表里不和而来，故不汗即解，来去不时，俱属疑点，必得询问，是否受过大惊，方能疑决。

舌苔滑白满布无隙，舌边及唇毫无血色，又不渴饮，与此脉之弦疾者，判若两症，单以脉论，当失血，因弦疾中似有芤意也。

二诊：昨今胸闷懊恢已解，夜寐亦尚安适，脉之弦大亦就平，惟初按尚鼓指，大腑七日不通，神迷喜睡，间忽似有恍惚意，舌苔腐腻较厚。精气日虚，肠胃之湿浊逗留不化。拟守原意，加入培中化浊。是否有当？仍候槐漪二公酌定。

潞党参三钱（姜汁炒松）　真於术二钱（米泔水炒）　炒谷芽四钱　姜半夏一钱　远志肉一钱五分　炒茅术一钱五分　朱茯神四钱　橘皮一钱　郁李仁四钱　炒苡仁五钱　上血珀五分　生姜两片　红枣三个

三诊：昨进培中运脾，佐以安神化浊，颇能安受，脉之鼓指大平，浮取渐和，沉取尚数，舌苔腐腻转黄，舌边透出，似有荣意。可见中阳略得一助，便有运动之机，所谓久困之脾阳，非补不振，久困之湿，非温不化。仍守原意，以谋进步。

黄疸

71

敬候樾漪二先生裁夺。

潞党参三钱（姜汁炒松）　真於术二钱（陈壁土炒）　焦谷芽四钱　新会皮一钱　云苓三钱　炒茅术一钱五分（米泔水炒）　广木香五分　大砂仁七分　姜半夏二钱　郁李仁四钱　煨姜两片　红枣三个

　　按：本病初诊时最大疑点是"阴黄得阳脉"，故在立法选方中，首用苦温宣中，淡渗利下；继因"啜糖汤，懊侬顿减"，故又改用"调中化湿，和畅气枢"为法，作"消息病机"。可见对本病观察是细致入微，故治法也较机动灵活。二、三诊，从原法中步增"培中化浊"之品，如姜汁炒党参、米泔水炒於术等。其参、术用不同制法者，是既用其"培中"，又防其碍湿，是为两全之法，故在治疗过程中，对症状改善具有一定作用。惜乎脉症不符，且时有神志恍惚，证属虚实同巢，败象已露，故于三诊后乃如实向病家转告，遂辞别返里。后悉患者经旬日后，终致不救而逝。

　　以上两例俱属黄疸范围，但前者为酒疸，因酒湿渐从热化，胃气既伤，肺气亦受熏灼，故以清化润肃为法，俾使酒湿之热能清，肺之熏灼无由；后者为脾虚其阳，肾虚其阴，而且阴黄得阳脉，是为虚实同巢，故立法以培中、化湿两顾。两例皆属黄疸的夹杂之证，其中由于累及的内脏不同，因此立法亦有区别。

咳 嗽

例一 薛男 呛咳多痰，胸次仄仄不畅，胃纳渐少，幸未寒热，脉细数而滑，舌红苔白。风邪犯肺见端，法当宣肃。

前胡二钱　大杏仁三钱　法半夏三钱　瓜蒌皮三钱　白桔梗一钱五分　苏梗二钱　象贝三钱　薄橘红二钱　炒苡仁五钱　枇杷叶三钱

二诊：呛咳虽减，胃纳未复，日来鼻仄不通，胸腹作胀，是加感新寒所致。

前胡一钱五分　白桔梗一钱五分　炒枳壳一钱五分　新会皮二钱　炙桑皮三钱　姜皮四分　白苏子二钱　象贝三钱　法半夏三钱　旋覆花二钱（包）　枇杷叶三钱

三诊：呛咳已止，胸次未舒，胃纳未复，脉小数，舌红。新邪已解，肺胃未和，当再和中肃肺。

南沙参三钱　炙甘草一钱　焦谷芽四钱　大砂壳一钱　瓜蒌皮三钱　枇杷叶三钱　大杏仁三钱　炒苡仁四钱　陈橘皮一钱五分　云苓四钱　法半夏三钱

按：本例咳由外感所致，故虽舌红而苔白，不能以虚实并存论治。初诊用轻宣肃肺之法以攘外；二诊咳虽减，但仍胃疲，胸腹作胀，且增鼻仄，故以原方增加理气之品（新会皮、枳壳、旋覆花）以消胀，轻散（姜衣）以透邪；三诊以和中肃肺善其后。本例病情虽不重，但立法选药均能随症加减，既无病轻药重之偏，亦无杂药乱投之弊。

例二 许男 向日好饮，湿热化为痰浊，假肺道而出，呛咳痰鸣，入夜不得平卧，动则喘促，脉虚数而滑，舌红无苔。业经半年，肺肾之气日伤，先当清养降化。

南沙参三钱　炒苡仁五钱　海浮石四钱　金沸草三钱　法半夏二钱　白果七粒　白苏子二钱　川贝母二钱　大麦冬三钱　薄橘红二钱　大杏仁三钱　白萝卜五钱（取汁冲）

按：咳呛痰鸣，甚则喘难平卧，并见舌红无苔，脉虚数而滑，且期经半年，向日好饮，其为肾阴日伤，痰湿化热可知。故从润养（沙参、麦冬）清化（川贝、浮石、莱菔汁），兼以降气平喘（苏子、金沸草）为主，但因好饮每多积湿，故配温化寒痰（半夏、橘红）与渗利（苡仁）合用，以使温化而不碍热耗阴，润养而不留痰滞气。

例三 施男 肺主出气，肾主纳气，寒痰久阻于中，出纳渐失其职，咳逆有年，遇寒尤甚，痰多质厚，气粗不平，脉濡细而滑，舌苔白。延有积饮及哮喘之害。

茅白术各二钱　淡干姜五分（五味子五分合杵）　大杏仁三钱　薄橘红二钱　大白芍二钱（桂枝三分拌炒）　云苓四钱　生诃子肉二钱　姜半夏三钱　黑苏子二钱　炙桑皮三钱　白果七粒（姜一片共研汁冲）

按：咳逆气粗，痰多质厚，舌苔白，是为寒痰久阻，应属肺实，但以咳逆有年，遇寒尤甚，脉濡细而滑，当是本虚之象。治用燥湿健脾（苍、白术）、温化水饮寒痰（姜、桂、苏、苓、橘、半），以使中运气调，痰饮分消。配用白芍、五味，一为制约燥湿、温化之品，一是敛肺以防耗散。至于虽有肾气之虚，其用药未予兼顾者，皆因寒痰中阻，早投益肾，势将滞气碍运，故采用先治实、后顾虚，意在次第分图。

例四 范女 病由一夏操劳，感风而起，呛咳失音未解，遽行凉降，风邪遂伏肺部，继又清养润肺，邪气更无出路，肺之治节无权，于是气多痰壅，痰为气薄，间咳无声，痰难出，面浮目窠肿，渐及遍体，两胁作胀，脉弦滑细数，舌红根黄。此下虚上实，肝木横中候也。有攻之则不及，补之则不化之弊。

甜葶苈三钱（炒） 川贝母二钱 金苏子二钱 法半夏三钱 贡沉香四分（人乳磨冲） 鲜姜衣四分 旋覆花二钱（包） 生桑皮二钱 橘红二钱 连皮苓四钱 大白芍三钱

二诊：昨为开肺达邪，降气化痰，面部目窠肿见退，两眼已能睁视，脉之数象亦减，转为细滑少力，舌苔转白就形腐腻，咳声略扬，痰仍难出，肢肿脘满，拒按作痛，两胁俱有胀意。种种见证，痰湿久留于脾，肺气壅仄，下元虽虚，不宜亟补，以原方更增温运之品为是。

甜葶苈三钱（炒） 川朴一钱 金苏子二钱 旋覆花二钱（包） 贡沉香四分（磨冲） 大杏仁三钱 桂枝木一钱 桑白皮二钱 连皮苓四钱 姜半夏三钱 新会皮二钱 鲜姜衣四分

同日午后又诊：午后以开化中更增温运，颇能安受，舌上白腐苔更多，几将满布，痰声较起，而仍难出，咳则火升面绯，右脉亦略数。中宫久积之痰，正在化而未化之间，再以三子养亲汤合二陈汤降气化痰，以补前药之不逮可也。

莱菔子三钱（炒） 白芥子一钱五分（炒） 金苏子二钱 大杏仁三钱 姜半夏二钱 陈皮二钱 云苓四钱 旋覆花二钱（包）

按：本例因误治留邪，以致"间咳无声"；气逆不降，以

咳
嗽

75

致脘满拒按，两胁作胀；伏风与水湿相搏，外溢乃有水肿。故立法以开泄肺气（葶苈、桑皮）、降气化痰（沉香、苏子、旋覆）、利水消肿（苓皮、姜衣）为主，皆为先治其实而设。配白芍是用其柔肝缓急，以平横逆；用人乳之润，以制沉香降气中的破耗之偏。二诊更增温运（桂木、厚朴），午后诊加用三子养亲与二陈合法，"以补前药之不逮"，是皆认定为痰湿久留，非温不化而设。辨证主要依据是舌上白腐之苔始终满布，故用温法而无燥烈反应，其能收效之由即在于此。

例五　郭女　春初呛咳痰多而黏，曾经带血，入夏咳减而胃呆，日来气从上逆，脘闷，呼吸引痛，不得平卧，便结口干，舌红中黄，切脉右手小数。胃之宿痰壅遏，左升太过，右降无权。亟为清肝润肺，降气化痰，毋令痰鸣气粗为要务。

大麦冬三钱　　大白芍三钱　　竹沥半夏三钱　　金苏子二钱（蜜炙）川贝母二钱　　黄郁金二钱　　煅龙齿八钱　　青蛤壳八钱　　旋覆花二钱（包）　沉香二分（梨汁磨冲）　　云苓神各四钱　　玉蝴蝶一钱五分

改方：去龙齿，加南沙参三钱。

二诊：进清肝润肺、降气化痰一法，尚合病机，气之上逆就平，渐能平卧，黏痰亦吐去不少，脉息止渐调，惟久按尚有息止状，余部较前略浮而滑，痰气之纠结初化，而又适感新邪，表分微热，两腿清冷不和，舌苔顿转滑白满布。一派新感见象，当先从标治。

蜜炙前胡一钱五分　　川郁金二钱　　薄橘红二钱　　旋覆花二钱（包）　云苓四钱　　炒竹茹一钱五分　　金苏子二钱　　竹沥半夏三钱大白芍三钱　　大杏仁三钱　　姜皮三分

三诊：经治来，烦扰、脘闷及诸多枝节俱退，夜分不得久卧，卧则气逆懊憹，必得呛咳吐去痰涎而后快，胃纳未复，大便燥结，舌心及根端板腻而黄，两足肿，越夜则退。胃失和降，加以肝家气火本旺所致。未宜滋补，当再降气化痰润肃肺胃。

南沙参三钱　竹沥半夏二钱　大杏仁三钱　全瓜蒌三钱（打）白苏子二钱　炙桑皮二钱　淡天冬三钱　旋覆花二钱（包）　川贝母一钱五分　连皮苓四钱　海浮石四钱　枇杷叶三钱

服二三剂后，如大便见调，原方加青蛤壳五钱。

润肠方：白芝麻二两（炒研）　松子肉二两　大杏仁二两　胡桃肉二两　白苏子一两（炒）

捣泥，瓷罐收贮，每晨白蜜调服五六钱。

拟方从下虚上实立法。

南沙参三钱　法半夏三钱　川贝母一钱五分　生牡蛎八钱（先煎）　大白芍三钱（沉香二分煎汁炒）　焦谷芽四钱　生诃子肉一钱五分　白苏子二钱（炒）　大麦冬三钱　云神四钱　薄橘红二钱　玉蝴蝶一钱五分

按：咳痰脘闷，气逆引痛，不得平卧，此乃胃有宿痰，肝气横逆而致肺失肃降，故称"左升太过，右降无权"。立法以清肝（龙齿、玉蝴蝶）、润肺（麦冬、川贝）、降逆气（沉香、苏子、旋覆）、化热痰（竹沥半夏、蛤壳）为主，以使肝调气顺，肺复肃化之职。二诊时因感新邪，乃转从"标治"（原法加疏表开肺）。三诊因病情减轻，再于一诊原法减其制。后附拟方云"从下虚上实立法"，但选药仍以治实为主，兼顾其虚，此因气虽虚而痰仍盛，故不重补气，而于投用降气化痰药的同时，配以制约之品，如沉香煎汁炒白芍、梨汁磨沉香等，是皆为"有制之师"，为治实顾虚而设。

咳嗽

本例是先祖当时出诊常州，几经诊治，吐出黏痰颇多，于是病乃大衰。

例六 符男 咳经一年，近三月尤甚，气逆不平，痰极难出，或呕吐食物，胃纳因之减少，脉浮弦滑，舌苔腐白，肺气已伤，胃复不和，酒湿化热生痰也。根株已深，殊难速效。

南沙参三钱　法半夏三钱　大杏仁三钱　川贝母一钱五分　淡天冬二钱　炒苡仁四钱　金苏子二钱　海浮石四钱　旋覆花二钱（包）　坚白前三钱　薄橘红二钱　枇杷叶三钱

另：止咳保肺片。

二诊：进清养肺气，兼化酒湿，久咳已减，呕吐食物酸水亦折，胃纳未复，多食则呛，可见肺气已伤，脉浮弦已减，舌苔腐白已化。当守原意，更增保肺益气可也。

南沙参三钱　白苏子二钱（炒）　法半夏三钱　炙冬花二钱　川百合三钱　枇杷叶三钱　生诃子肉二钱　旋覆花二钱（包）　炒苡仁四钱　云苓四钱　陈橘皮一钱五分

另：琼玉膏、百花膏。

三诊：经治以来，久咳已十去八，呕吐食物酸水亦止，惟咳甚则作恶，或带血色，劳则气粗如喘，脉转细数而滑，舌白已化。肺胃初和，肾气之亏未复耳！

生诃子肉一钱五分　云苓四钱　炙紫菀二钱　五味子八分　法半夏二钱　佛耳草三钱　白苏子二钱（炒）　川贝母一钱五分　大杏仁三钱　青蛤壳八钱　陈橘皮一钱五分

按：咳经一年，气逆不平，痰出不易，是为肺气已伤，酒湿化生痰热所致，故初用润养肺气（沙参、天冬）、清化痰热（浮石、川贝）、降气化痰（白前、旋覆、橘、半）为主，兼化湿热（苡仁）为辅。二诊见咳减、苔化，呕吐酸水亦折，可见其白腐之苔，由胃气不和而生，非肺踞寒饮所致。二诊立方，更增保肺益气之法（琼玉膏、百花膏），以使肺部气阴两复，痰化气平，肃降称职。三诊时故能"久咳已十去八"，但有"劳则气粗如喘"，是为肺伤及肾，故该方以原法加五味子者，即为敛肺益肾而用。

注：琼玉膏为朱丹溪方，由生地、茯苓、人参、白蜜组成。百花膏由百合、款冬、乌梅组成，见《济生方》。

例七 李男 始而呛咳，继患白浊，再则血淋，少腹筋掣，玉茎作痛，今幸已退，独咳未已，迄今三月，尾闾引痛，痰多难出，切脉细数而滑，两关带弦，舌红根黄。此暴怒伤肝，气化为火，上灼肺金，下震肾元，与风寒、风热犯肺者大相径庭。当清其上、固其下，佐以柔肝之品。

南沙参三钱　潼沙苑三钱　大麦冬三钱　川贝母一钱五分　大白芍三钱　黑苏子二钱　生牡蛎六钱　料豆衣二钱　炙紫菀二钱　大杏仁三钱　夜合花三钱　白石英四钱　枇杷叶三钱

二诊：昨为清肺固肾，兼以柔肝，久咳已减，痰亦较少，惟黎明咳甚则自汗颇多，合眼则口舌干槁，切脉两关弦象大减，余仍细而滑，舌红根黄。可见肝家气火就潜，肺肾久亏，阴气未复，阴不上承则口槁，气不外卫则自汗也。以原方更增滋水生阴之品。

北沙参三钱　生牡蛎五钱　五味子八分　大杏仁三钱　大麦冬三钱　黑苏子二钱　潼沙苑三钱（盐水炒）　川贝母一钱五分　梧桐花二钱　白石英四钱　炙紫菀二钱　胡桃肉三枚

昨方再服数剂，如久咳大减，惟口槁未润，方中北沙参改用西洋参一钱五分。服二三剂后，如津仍不复而口干，照方再加大熟地四钱（蛤粉炒松），五味子再加四粒。服数剂津液已

79

复，乃去西洋参，仍用北沙参。

按：咳经三月，气火灼肺，曾患白浊、血淋，肾元亏损可知，故不作外感咳嗽论治，而以清上润肺（沙参、麦冬、甜杏）、固下益肾（石英、牡蛎、沙苑、料豆）为主，配白芍以柔肝、平肝，配夜合花用代百合以补肺（防其寒润过早）。二次就诊时，已见咳减痰少，惟气阴两伤之象（自汗、口舌干槁）犹在，故以原方更进一筹。如以南沙参易北沙参，加五味子敛肺，胡桃肉益肾等。昔贤叶天士治肺热肾虚之久咳，常用"清上"、"实下"之法。先祖治疗本例，也是仿其法而化裁选药；尤其是后附加减之法，堪称药无虚设，进退有方，值得临床医家玩味。

以上咳嗽病案七例。例一薛男，咳由外感所致，舌虽红而苔却白，故先后治用轻宣肃肺、理气和中等法，以使表解里和。例二许男、例三施男，同为呛咳痰多，不同点为：许男是向日好饮，痰湿化热，但已肾阴日伤，故治以清化与温化、润肺养阴与降气平喘并用，是虚实兼顾之法。施男是寒痰水饮中阻，渍肺而成咳逆，是肺实为主，故治以燥湿健脾，温化水饮为法，从运中温化以消痰饮之本。例四范女、例五郭女，同为咳兼气逆胁痛，皆有肝气横逆夹杂其中。所不同者，范女是因误治留邪，间咳无声；肝木横中，胁胀气逆；风与水湿相搏，外溢而为水肿。故初用开泄肺气、降气化痰、利水消肿为法，继增温中化痰湿，降气顺逆，始终认定痰湿久留，非温不化立法。郭女乃胃有宿痰，肝气横逆，以致肝升太过，肺降无权，渐至肝逆生热，痰从热化，肺受熏灼，故治用清肝、润肺、降化痰热，以使肝调气顺，肺复润肃之职。例六符男、例七李男，俱为肺虚致咳，其不同点在于：符男为肺虚兼有酒湿化生之痰热，故初投润养肺气，兼以化痰热，降逆气，继则更增润肺益气，以使气阴两复；李男为气火灼肺，肾元亏损，故治以清上润肺，固下益肾，尤其是步增敛肺、固肾之品，以使上清下实，肺肾同调。

哮　喘

《医学正传》有谓："喘以气息言，哮以声响言。"先祖认为：前人对哮与喘，有的主张各是一病，有的主张二而一者也。验之临证，并见者多，分见者少。

哮喘的形成，先祖常谓：外因于邪，内因于痰饮。病标在肺，病本在脾、在肾。脾虚生痰，肾虚失纳，皆能涉肺以成哮喘。

临床辨证，因外邪诱发者须辨表里，由宿患屡发者，应分虚实、寒热。就常见证候而论，属实者多为肺寒、肺热；属虚者多为脾虚、肾虚。进言之，实喘常发，每易致虚，或虚实并见，虚喘起伏频繁，不仅肺脾皆虚，且能导致肾虚而根蒂不固，甚则有内闭外脱之虞。

先祖治疗哮喘，本着"急则治标，缓则治本"的原则，分为急治与缓治两类：急治者，肺实用宣肺散寒、宣肺清热等法；若虚喘欲脱，用纳肾摄肺、镇固下元等法。缓治者，肺实用降气化痰、温化寒痰、清化痰热等法；脾肾虚弱用温理中阳、健脾蠲饮、温纳肾气、填精固肾等法。哮喘虽分虚实，而临床往往虚实并见，因此治法又有开上纳下、降气化痰与温肾并用等虚实兼顾之法。此外，对上实下虚证，在药物配伍上亦独具一格，如沉香炒熟地、人乳磨沉香、糯米炒葶苈等，是为滋而不腻、泻不伤正而组合。

例一 蔡男 去冬呛咳起见，或轻或重，甚则痰鸣气粗，喘息有音，不能平卧，痰难出，舌苔腐白，脉沉细不起。伏风与痰浊久结肺络，随气机而升降，状如哮喘。拟小青龙汤出入，开肺化痰。

麻黄八分　淡干姜八分　姜半夏一钱五分　五味子八分　旋覆花一钱五分（包）　薄橘红一钱　金苏子三钱（炒）　云苓三钱　贡沉香五分　大杏仁三钱　川桂枝八分　姜汁三滴　白果七粒（取汁冲）

二诊：昨进小青龙汤，哮喘就平，痰出极多，惟仍未能平卧，痰鸣脘闷，右脉较起，舌苔仍腐白。伏风顽痰搏结未化，肺气不利。当守原意进步。

麻黄八分　川桂枝八分　淡干姜八分　大白芍二钱　五味子八分（炒）　北细辛五分　姜半夏二钱　炙甘草五分　大杏仁三钱金苏子三钱（炒）　薄橘红一钱五分　姜汁三滴　白果七粒（取汁冲）

按：本例喘息渐起于呛咳，状如哮喘。刻下见症为痰鸣气粗、喘息有声，痰不易出，苔腐白，脉沉细等，是由伏风、痰浊互阻气道，以致升降不利，此为当前之急。故用开肺化痰，从急则治标着手。方用小青龙汤为主，就是取其具有开肺气（麻黄）、化寒痰（干姜、半夏）之功。桂枝助麻黄疏散伏风，五味制干姜辛散之性。由于喘息不得卧，故于温化中加苏子、沉香、旋覆以降气平喘；配用姜汁、银杏汁，是为化痰定喘而设。治喘贵在辨虚实，属实者收效较快，故二诊时已是喘渐平，痰出且多。但寒痰为患，并非一化即消，故从原方加细辛五分，以增强温化之功；减沉香者，是因喘已渐平，过用则易耗伤正气。

例二 和尚 哮喘十余年，愈发愈勤，月必两发，发则寒

哮
喘

83

热，无汗，咳喘，痰出间或带血，不得平卧，脉浮数，舌红。寒邪包热，肺络日伤之候，铲根不易。

麻黄八分　生石膏八钱　法半夏一钱五分　川桂枝八分　射干二钱　大杏仁三钱　五味子五分　橘红一钱五分　炙甘草五分　金苏子二钱（包）　姜一片　白果七粒（取汁冲）

二诊：进大青龙汤，十余年之哮喘大减，寒热亦清，惟发后痰中仍带血，脉细数，舌红，寒邪包热可知。当润肺气，以安血络。

北沙参三钱　青蛤壳五钱　象贝三钱　橘红一钱五分　瓜蒌皮五钱　淡天冬三钱　大杏仁三钱　小蓟炭三钱　桑叶二钱　子芩二钱　白茅花四钱　枇杷叶三钱

膏方：

南沙参四两　蜜桑叶二两　海蛤粉四两　白苏子一两五钱　藕节炭四两　肥玉竹四两　淡天冬三两　枇杷叶三两　大生地五两　海浮石四两　大杏仁三两　瓜蒌皮四两　法半夏一两五钱　云苓三两　旋覆花一两五钱（包）　炒苡仁五两

煎浓汁，入清阿胶二两，再白蜜收膏。

按：本例哮喘，病历十余载，近来发作频繁，就诊时，证属"寒邪包热，肺络日伤"，故方用大青龙汤加减，一取其解表清里，一用为宣肺平喘。由于实喘多有痰阻，故配用降气化痰（苏子、半夏、橘红、银杏）之品。二诊时哮喘大减，寒热亦清，脉转细数，痰中血迹未清，可见表邪已罢，肺燥、络伤未平，故改投润肺安络为治，以使肺清血止。所处膏方，亦本润肺安络之意，以资缓图。

大青龙汤在《伤寒论》中适应证的重点是表寒里热，为解表清里之剂。先祖使用于本案，是投一方而两证（寒热、哮喘）俱治，为守方而不拘证的一格。

以上两例，同为肺实之证，而不同之处在于：例一是伏风与寒痰互阻气道，重点在于肺被痰阻，故治用小青龙汤加减，取其具有开肺气，化寒痰之功，从开宣温化，以治肺实之标，喘息缓解较快。例二是新感诱发宿患，哮喘已历十余年，就诊时为寒邪包热，肺络日伤，故用大青龙汤加减，一取其解表清里，一用为宣肺平喘，新邪一解，则寒热退而喘平。由此可见，同为肺实之喘，但有寒热之分，因此立法有温清之别。

例三 贺男 咳痰已久，日来增喘，痰鸣有声，不得平卧，脘胁窜痛，小水自遗，无收缩力，自汗，阳事缩，脉沉小不应指，舌苔粉白厚布。肺肾大亏，气为痰壅也，一派险象，内闭外脱堪虑。

南沙参四钱　姜半夏二钱　贡沉香五分　生诃子肉一钱五分　金苏子二钱（炒）　补骨脂三钱　五味子五分　淡干姜五分（合杵）陈橘皮一钱　云苓三钱　大白芍二钱（桂心二分拌炒）　胡桃肉三个

另：黑锡丹一钱，开水先下。

二诊：昨进黑锡丹，痰鸣、自汗已减，大腑畅行黑污，小水仍自遗，阳事仍缩，脉较起，两尺略能应指，舌苔白厚转黄。此痰浊初化，肾气大亏，摄纳失职。当守原意更进一步，祈其站定，为第一步要着。

南沙参四钱　姜半夏二钱　贡沉香五分　生诃子肉一钱五分陈橘皮一钱　云苓三钱　黑苏子二钱（炒）　怀牛膝一钱五分　淡干姜八分　五味子八分（合杵）　破故纸二钱　水泛金匮肾气丸五钱（杵，包入煎）

另：黑锡丹一钱五分，分两包，开水送服。

按：咳久增喘，其非暴发可知。阳缩、溲遗、自汗，脉不

哮

喘

85

应指，均为肺肾大亏之象；痰鸣，苔粉白，是由中阳已衰，气为痰壅使然。综合见症种种，皆缘肾不摄纳，冲气上逆，虚多实少，瞬将内闭外脱。首方用补骨脂、胡桃肉及黑锡丹，以纳气归肾；佐沉香、苏子降气化痰。如此则既可镇定下元以固外脱，又能平喘降气以通内闭，案载"祈其站定"，其立法处方的用意即在于此。至于方中配用五味、干姜合杵，白芍、桂心拌炒，实即取姜、桂温理中阳，以消冰结寒痰，挫其壅气阻力；五味、白芍是为散中寓收，非取其敛肺、敛阴之功。二诊时，痰鸣、自汗得减，阳缩、溲遗如故。此由闭、脱危机初定，肾气之虚却难以立复，故从原法更进一筹（去桂心加金匮肾气丸），是仿"阴中求阳"之意。

例四 余男 高年天真气衰，脾运不力，食入易化痰浊，气不胜痰，反仄于气道，阻其升降之常度，于是喘促或来或去，不能平卧，饮食猝减，脉虚弦兼滑，舌苔腻黄中剥。乃气虚夹痰之候，久延非宜。

金苏子三钱（包） 生牡蛎五钱（先煎） 贡沉香八分 新会皮二钱 云苓四钱 旋覆花二钱（包） 怀牛膝二钱 法半夏三钱 潼白蒺藜各三钱 冬瓜子四钱 白果七枚（取汁冲）

二诊：昨从气虚夹痰例立法，夜来颇能安枕，黎明后喘平前服黑锡丹三十粒，喘势甫折，但或来或去，甚则肢冷自汗，脉沉滑小数，右关尺息止不调，舌苔白腻。肾气渐乏摄纳之权，以脉论，最防暴脱。仿肾气汤立法。

大熟地四钱 破故纸三钱 炒白术二钱 新会皮一钱五分（盐水炒） 怀牛膝二钱（盐水炒） 五味子八分 女贞子三钱 贡沉香五分 潼沙苑三钱（盐水炒） 真坎炁一条（研末冲）

另：金匮肾气丸二两，每服一钱五分，日两次。

三诊：昨服黑锡丹，喘平复剧，继进肾气汤加坎炁纳真元，喘势亦暂减，但仍动则气粗有声，倚息不得卧，惟肢冷自汗已减，脉之息止渐调，舌苔白腻已腐，午后略能咯痰。据此种种，足见宿痰甫化，肾气尚乏摄纳之权，仍用前方出入。

潞党参三钱　五味子八分　大熟地三钱（附片八分煎汁炒）　补骨脂三钱　陈橘皮一钱五分　潼沙苑三钱（盐水炒）　贡沉香五分　怀牛膝二钱（盐水炒）　淡干姜八分　炒白术二钱　青铅一两（先煎代水）　真坎炁一条（研末冲）

四诊：迭进温摄下元之剂，喘已大减，汗亦收，四末反清冷不和，脘闷得咯黏痰则舒，舌苔白腻，脉左部复觉息止。此阳已大衰，不能敷布四末，根蒂欲拔，气不胜痰也。当守原方接服，冀其肢末先和为要。

大熟地三钱　新会皮一钱五分　附子片一钱　炒白术二钱　潼沙苑三钱（盐水炒）　潞党参三钱　补骨脂三钱　怀牛膝一钱五分　五味子八分　淡干姜八分　上沉香三分（人乳磨冲）　青铅一两（先煎代水）　蛤蚧尾一对（研冲）

五诊：午后两手清冷渐和，两足仍冷肿且木，大腑已通，舌苔转黄，脉息止复退，转浮滑带芤大，喘已平，动尚气喘，痰出渐多。脾肾真阳渐有敷布之势，惟根蒂未固，余痰未清，立法殊非易易。

大熟地三钱（盐水炒）　镑沉香五分　补骨脂二钱　新会皮一钱　炙黄芪三钱　炒白术二钱　熟附片一钱　怀牛膝一钱五分（盐水炒）　潞党参三钱　北五味八分　青铅一两（先煎代水）

六诊：迭投温摄下元之剂，喘已见平，颇能安受，肢冷已和，脉不息止，惟虚滑不受重按，偶尔劳动又复喘逆，两足冰冷木肿，舌苔更腻。是肾气甫能归窟，摄纳之力不充。当清心

哮

喘

87

调摄为要。

大熟地三钱　沉香四分（炒）　姜半夏三钱　北五味八分　补骨脂二钱　怀牛膝二钱　熟附片一钱（盐水炒）　炙黄芪三钱　潞党参三钱　新会皮一钱五分　炒白术二钱　胡桃肉三枚　青铅一两（先煎代水）

七诊：三日来舌之黄垢苔已净，舌之前畔且有津润，脉小数，不复息止，但仍不时喘促，有汗，且阳缩肢冷，足肿而木。一派脾肾真阳将涣之象，阳不敛阴，阴亦无以敛阳也。姑用景岳培补真元法，用天真丹出入，以尽心力。

熟附片一钱　北五味八分　潼沙苑三钱（盐水炒）　炒白术三钱　炙黄芪三钱　大熟地三钱　沉香四分（炒）　补骨脂二钱　怀牛膝一钱五分　紫河车五钱

八诊：迭进温摄下元法，肢冷亦和，脉之息止转形小数带滑，喘势略平，惟不时气逆喘促则不能安枕，心烦少寐，舌苔转黄少津，略有浊意。此肾气真阳已回，宿痰渐化，温补不宜过量，原方删去温热，略参清凉镇定。

南沙参三钱　北五味八分　杜苏子二钱（包）　镑沉香五分　大麦冬三钱　新会皮一钱五分　煅牡蛎六钱　云神四钱　怀牛膝一钱五分　补骨脂二钱　胡桃肉三枚

按：高年患此宿疾，喘促或来或去，倚息不得卧，动则气粗，甚则肢冷多汗，脉或息止，舌苔白腐等，是为脾阳不运，饮食不化精微而化为痰浊；肾气不纳，冲气上逆，夹痰浊阻肺而成喘。故本案治疗的重点不在肺，而在脾与肾。其中前后共历八诊，除首方用降气化痰为主外，其余七诊，均以温肾填精与温运中阳为主，以使肾气摄纳，脾阳敷布，而根蒂先固，后议缓图之计。

88

本案的处方配伍方面有以下特点：一是用纳气归肾以控摄肺气之虚（熟地、破故纸配沉香、五味、金匮肾气丸等）；二是温纳肾气（熟地、附子、五味、沉香）与温运中阳（参、术、干姜）并用；三是温中回阳（干姜、附子）与扶脾助运（参、术）并用；四是温肾与益气（参、芪）并用；五是填补下元（先后分别使用坎炁、紫河车、蛤蚧尾）与镇定固脱（青铅、黑锡丹）并用。上述配伍种种，总的原则皆为温补脾肾而设。此外，在大队补益药中，常配行气（新会皮、沉香）化痰（半夏）之品，是为防其滋补而有滞气、碍痰之弊。

　　例五　王男　先喘后肿，由两腿而上及少腹，囊大阳缩，不得平卧，小溲不利，大便燥结，切脉滑数鼓指，左手小数，舌红中剥。此肾虚其阴，脾衰其阳，气不化湿，湿化为水，肺气不能通调水道，下输膀胱也。当开上纳下，分利水道为先。

　　葶苈子三钱（糯米同炒，去米煎）　北沙参四钱　桑白皮三钱　青蛤壳五钱　金苏子二钱（炒）　怀牛膝二钱　大杏仁三钱　连皮苓五钱　泽泻二钱　旋覆花一钱五分（包）　贡沉香二分（人乳磨冲）

　　二诊：昨用开上纳下法，喘逆已减，颇能安枕两小时，脉之滑数鼓指亦折，舌心红剥亦较润，惟肢肿如故，阳事仍缩，小水不利，大便坚结，乃阴不上承，阳不下达之象。守原意更加润导之品。

　　北沙参四钱　黑苏子二钱（蜜炙）　甜葶苈三钱（糯米炒）　桑白皮三钱　青蛤壳五钱　连皮苓五钱　陈橘白一钱　陈橘络一钱五分　大杏仁三钱　泽泻二钱　怀牛膝二钱　木防己三钱　贡沉香二分（人乳磨冲）

　　三诊：从阴不上承、阳不下达立法，喘咳日平，渐能安枕，囊亦流脂，其肿亦较减，惟水道仍不利，阳事仍缩，肢肿

哮喘

89

如故，腰髀痛，转侧维艰，大腑未通，脉数已平，舌心尚绛。一派脾阳气馁，湿化为水之据。当先滋阴通阳，分利二便。

北沙参四钱　巴戟肉一钱五分　怀牛膝二钱　桑白皮三钱　冬葵子四钱　汉防己四钱　黑苏子二钱　泽泻二钱　猪茯苓各四钱　胡芦巴二钱　川椒目四分（炒开口）

四诊：昨易滋阴通阳、分利二便法，腑虽未通，夜分已能安枕，两腿肿势渐退，阳事仍缩，脉之弦滑日平，舌心仍红绛。可见阴虽略复，阳尚未通，气不化湿，湿化为水也。当守原意，更增通下。

淡苁蓉四钱　胡芦巴二钱　巴戟肉一钱五分　金苏子二钱（炒）北沙参四钱　怀牛膝二钱　泽泻二钱　大杏仁三钱　汉防己四钱　连皮苓五钱　冬葵子四钱　川椒目四分（炒开口）

五诊：今日大腑仍未通，矢气而已，痰多而鸣，囊腿肿，阳缩，舌质较绛，脉复滑数。水湿泛滥于外，痰浊又蕴于中，阳不下达，阴不上承。姑用降气化痰、通利二便法主之。

北沙参四钱　大杏仁三钱　连皮苓五钱　竹沥半夏一钱五分　瓜蒌子四钱（打）　净橘络八分　淡苁蓉四钱　怀牛膝二钱　金苏子二钱（炒）　泽泻二钱　冬葵子四钱

六诊：今日大腑畅行两次，先燥后溏，脉之滑数顿减，水道未利，阳事仍缩，卧则痰鸣，腿囊流脂水，肿势步折，舌心红剥、根白中黄。阴气两亏，气不化湿，湿化为水与痰也。尚防复喘。

北沙参四钱　金苏子二钱（炒）　旋覆花一钱五分（包）　法半夏一钱五分　泽泻二钱　净橘络八分　青蛤壳五钱　连皮苓五钱　海浮石四钱　怀牛膝二钱　大麦冬二钱　冬瓜子四钱

七诊：服润肺滋肾、化痰利水剂后，大腑已行，小水仍不利，阳缩腿肿，痰鸣夜甚，脉数象渐平，滑不减，舌红起纹。水不上承，气不化湿也。以清养气分，兼化湿痰为事。

西洋参一钱五分　生牡蛎八钱（先煎）　炙黄芪二钱　连皮苓五钱　金苏子二钱（炒）　泽泻二钱　怀牛膝二钱　法半夏一钱五分　大麦冬二钱　陈橘皮一钱　冬瓜子四钱

八诊：今日大腑又复通，胃纳反减少，痰尚或多或少，水道较利，阳事仍缩，腿肿流水而渐退，腰髀仍时时作痛，脉数就平，舌根黄苔已化，转觉绛光少津。肾虚其阴，脾衰其阳之候。

西洋参一钱五分　连皮苓五钱　法半夏一钱五分　青蛤壳五钱　陈橘皮一钱　怀牛膝二钱　黄柏皮二钱　泽泻二钱　金苏子二钱（炒）　大麦冬二钱　地肤子四钱

九诊：大腑通调之后，水道亦较利，舌质绛色亦减，而痰又复多，声嘶不响，胃纳亦不充，脉之数象虽平，惟按重则少力而有散意。高年阴气日耗，气不胜痰，须防痰随气壅也。

别直须二钱　怀牛膝二钱　生牡蛎八钱（先煎）　金苏子二钱（炒）　法半夏二钱　冬瓜子四钱　生诃子肉一钱五分　陈橘皮一钱　连皮苓五钱　泽泻二钱　炒谷芽四钱

十诊：今日痰鸣较平，夜分亦安枕，音嘶未亮，胃纳不增，腿腰流水之处红赤破溃，日夕作痛，转侧维艰，脉虽和滑，按之稍软而无力，舌红且有光。阴气益亏，既不化痰，又不化水也。

别直须二钱　怀牛膝二钱　炒於术二钱　云苓四钱　黑苏子二钱（炒）　泽泻二钱　姜半夏一钱五分　黄芪皮三钱　陈橘皮一钱

另：金匮肾气丸四钱，开水送吞。

按：本案先喘后肿，其喘是由肾虚不能摄纳肺气，脾虚水

哮
喘

91

湿不化而渍肺所成；肿由肺虚不能通调水道，脾虚水湿泛滥所致。故一、二诊均以"开上纳下"为法，"开上"不是开宣肺气，而是泻肺降气，"纳下"不是骤用温补肾气，而是先予扶脾达肾，辅以化痰、利水。意在水从下利、气从上降，以缓喘、肿之急。由于证属上实下虚，故用糯米炒葶苈、人乳磨沉香，皆为防其治实碍虚之弊。迨至肺实之喘已减，肾中阴阳犹虚，水道通调失职之际，故三、四诊改从温肾通阳（巴戟天、胡芦巴）、分利二便（苁蓉、椒目、冬葵子）为主。药后阴渐复，阳未通（大便欲通不果、痰多而鸣），此时若投峻猛攻逐之剂，纵能祛病之实，而难免复损已虚之正，故立法仍以润通（苁蓉、瓜蒌子）、降化（苏子、半夏）为主，力求祛病而不伤正。六诊至十诊，虽然喘肿步退，大腑迭通，惜乎肾阴、脾气之伤（舌光无苔、胃疲、痰多）未能明显改变，因此这一阶段的治疗，处处顾及气、阴，防其气不胜痰，痰反壅气的突变。其立法处方：一为益气护阴（西洋参、参须、黄芪），一是降气化痰，以使标除本固，容待继续调治。

以上三例，俱为虚喘，但贺男是肺肾两虚，中阳不振，势将内闭外脱；余男为脾肾不足，真阳将涣，以至阴阳有"离决"之危，王男是由肾虚肺实，而至肾阴肾阳皆虚，最后为气不胜痰，痰反壅气。因此，治法上亦有区别：贺男以纳气归肾为主，佐以降气化痰，以使下元镇定，痰降气平，防闭脱于未然。余男以温肾填精与温运中阳为主，以使真元根蒂先固，脾阳敷布复职。王男是以泻肺降气、扶脾达肾为先，以缓喘肿之急；继则一面补益肾中阴阳，一面降化痰浊与润通分利并用，以使肾中阴阳步复，痰浊、水湿从前后分消；最后是益气护阴为主，辅以降气化痰，力求标本兼顾。

肺痈

例一 江男　肺痈秽痰复退，鲜血复来，午后更衣，猝然汗出如雨，逾二时甫止，右脉沉伏，舌苔复形滑白无神。肺气大伤，胃又告败，殊防暴脱，姑用生脉散加味挽之。

西洋参二钱　生黄芪四钱　陈橘皮一钱　太子参四钱　川百合四钱（炒）　清阿胶二钱　生牡蛎八钱（先煎）　五味子八分　云神四钱　大麦冬三钱　炙甘草八分　太阴元精石四钱（先煎）

例二 孙男　肺痈用糯米姜枣汤，温养肺气，寒热止，大汗收，略红亦已，胃亦渐复，便溏亦实，舌白亦化，边紫兼蓝，右脉未起，痰难吐，呛咳气秒。可见肺气虽略固，而湿浊仍未清。其小水欠禁者，以肺虚及子也。犹在畏途。

南北沙参各四钱　太子参三钱　怀山药四钱（炒）　清阿胶二钱　陈橘皮一钱　炒苡仁五钱　肥玉竹五钱　生黄芪三钱　大麦冬二钱　青蛤壳五钱（先煎）　生诃子肉一钱五分　冬瓜子四钱

例三 汪女　肺痈将近两月，呛咳痰秒，两胁痛，不得平卧，内外灼热，自汗下利，咽痛舌碎，脉弦数。肺胃之阴已伤，里热尚重，有胃败及口糜之虑，症属不轻。

西洋参一钱　淡天冬三钱　川石斛四钱　黛蛤散五钱（包）　生苡仁五钱　瓜蒌皮四钱　酒子芩一钱五分　马兜铃四钱　大杏仁三钱　大白芍二钱　象贝母三钱　枇杷叶三钱　梨皮四钱

二诊：昨为清肺涤热，呛咳烦扰及痰腥俱减，渐能安枕，

93

惟口舌破碎更甚，不能进谷，灼热下利，自汗气怯，脉弦数。肺胃阴伤，积热化火，且在重身，着手殊难。

西洋参一钱　淡天冬三钱　乌玄参四钱　酒子芩一钱五分　瓜蒌皮四钱　大杏仁三钱　黛蛤散五钱（包）　川石斛四钱　象贝母四钱　云苓神各三钱　枇杷叶三钱（去毛，炙）　灯心十茎

三诊：今日口舌破碎俱减，舌底尚破烂，呛咳痰腥，烦扰自汗就退，而仍气怯自利，不能纳谷，脉数渐平，舌心尚黄。口舌之火势初退，肺胃之阴未复。属在重身，仍为险候。

西洋参一钱　淡天冬三钱　乌玄参四钱　川石斛四钱　酒子芩一钱五分　肥知母一钱五分　黑山栀二钱　瓜蒌皮四钱　黛蛤散五钱（包）　大杏仁三钱　象贝母四钱　白桔梗一钱五分　枇杷叶三钱（去毛，炙）　梨皮四钱

四诊：日来口舌破腐及咽底赤痛俱退，渐能饮咽，而呛咳更甚，痰腥自汗，气怯自利，脉虚数，舌心浮黄。燥火初退，肺胃之阴大伤。重身者仍为险候。

西洋参一钱　南北沙参各四钱　黛蛤散五钱（包）　天麦冬各三钱　旋覆花一钱五分（包）　川贝母一钱五分　瓜蒌皮四钱　冬桑叶一钱五分　大白芍二钱　酒子芩一钱五分　枇杷叶三钱（去毛，炙）　冬瓜子四钱

按：肺痈久延，必伤肺阴，积热未清，以致虚实夹杂，况在重身，属为险候；且口舌破碎如此之甚，确有胃败口糜之虑。立法以滋养肺胃之阴为主，清热败毒为次。

例四　李男　肺痈，呛咳痰红渐退，秽痰未去，左胁痛，脉沉滑，舌白左腻。属在痈后，湿热未消，与寻常火旺者不同。

南沙参四钱　黛蛤散五钱（包）　淡天冬三钱　大白芍二钱　大杏仁三钱　白扁豆三钱　云苓三钱　炙桑皮二钱　陈橘皮络各八分　生苡仁五钱　冬瓜子四钱　鱼腥草五钱

失 音

例一 薛男　饮酒冒风，兼食冷物，风热为冷抑遏，肺气仄塞，声带无以发音。声嘶三月，饮食如常，痰极多，亦不呛咳，脉沉细而滑，舌根黄腻。一派实象，与肺损音哑不同，最忌腻补。

南沙参四钱　白桔梗一钱五分　射干一钱五分　法半夏一钱五分　方通草八分　薄橘红八分　炒苡仁五钱　云苓三钱　金沸草一钱五分（包）　净蝉衣七分　生诃子肉一枚（磨冲）　生西瓜子壳二钱（咬开勿碎）

另：生诃子肉三枚　法半夏二钱　白桔梗一钱五分　射干一钱五分　败叫子五个　凤凰衣二钱

上味共研细末，用鸡子清加白蜜调化，为丸如桂圆核大，噙之。

按：本例属风热为冷抑遏的"金实不鸣"，故用清润肃化有效。败叫子即乐器唢呐上所用的叫子，因系用后不能再用者，名败叫子，取其有发声之用。凤凰衣即鸡蛋壳内膜，功能养阴润肺，治咽痛失音。

例二 王男　痰鸣气粗如哮喘，业经半年，入夏又增失音，脉弦滑右浮，舌苔腐腻。风痰伏邪互蕴已久，非开化不可。

95

麻黄七分　白桔梗一钱五分　法半夏一钱五分　薄橘红一钱
大杏仁三钱　瓜蒌皮四钱　射干一钱五分　金苏子一钱五分（炒）
淡天冬三钱　象贝母三钱　枇杷叶三钱（去毛，炙）

改方：加金沸草一钱五分（包）。

二诊：痰鸣气粗，状如哮喘者，又复萌发，且音嘶不响，痰多难出，舌苔腐腻，化为糙黄，脉沉数而滑。风邪久伏肺俞，业经半年，收效不易。

瓜蒌皮四钱　射干一钱五分　薄橘红一钱　炒苏子一钱五分
前胡一钱五分　青蛤壳五钱（先煎）　淡天冬三钱　大杏仁三钱　马兜铃四钱（炙）　金沸草一钱五分（包）　鹅管石二钱（煅）　枇杷叶三钱（去毛，炙）

例三　张童　乳子瘥后，肺阴已伤，痰热内蕴，肺气不清，音带闭塞，呛咳无声，脉细数，舌起碎点。当润养肺气。

南沙参三钱　白桔梗一钱　法半夏一钱　象贝母三钱　淡天冬二钱　大杏仁二钱　马兜铃三钱（炙）　川通草八分　蜜桑叶一钱五分　枇杷叶三钱（去毛，炙）　凤凰衣一钱五分

例四　林女　产后诸恙俱退，惟声嘶未复，强之则气不接续，脉细数，舌光。阴气两虚，守原意更增黄芪，以益其气。

北沙参四钱　炙黄芪三钱　大麦冬二钱　五味子八分　白蒺藜四钱　冬桑叶一钱五分　白桔梗一钱五分　炙甘草五分　肥玉竹四钱　大白芍二钱　凤凰衣一钱五分

例五　徐男　据述因恼怒气火上升，音哑无声，咽底红瘟粒粒，饮咽作痛，呛咳，痰多白沫，内热，脉虚数，舌红根黄。肺肾之阴更为气火所灼，入怯可虑。

北沙参四钱　大麦冬三钱　白桔梗一钱五分　五味子八分　生诃子皮一钱五分　肥玉竹四钱　叭杏仁三钱　乌玄参四钱　马勃八

分　旋覆花一钱五分（包）　　凤凰衣一钱五分　　猪肤一块约三寸长一寸宽（去浮油）

二诊：日来咽痛及红点瘰瘰已退，久咳未减，痰多白沫，音哑无声，脉虚数，舌红。虚阳气火初潜，肺肾之阴未复，入怯可虑。

北沙参四钱　大麦冬三钱　五味子八分　乌玄参四钱　白桔梗一钱五分　肥玉竹四钱　生诃子肉一钱五分　叭杏仁三钱　川百合四钱　马勃八分　凤凰衣一钱五分　猪肤一块五寸

另：吹药用西黄散、柳华散。

三诊：经治来，咽痛及红点日退，而仍音暗无声，久咳未减，痰多白沫，脉虚数，舌红无苔。虚阳气火初平，肺肾之阴未复，入怯日深，收效不易。

北沙参四钱　大麦冬三钱　肥玉竹四钱　五味子八分　冬桑叶一钱五分　生诃子肉一钱五分　白桔梗一钱五分　乌玄参四钱　大熟地五钱（蛤粉拌炒）　川百合四钱　凤凰衣一钱五分　猪肤五寸

四诊：日来咽痛及关上红点俱退，久咳多痰如故，入夜尤甚，音哑无声，内外或灼热，脉虚数，舌红。气火初平，肺肾之阴未复，入怯已深，收效不易。

大熟地五钱（蛤粉拌炒松）　黄芪皮二钱　北沙参四钱　肥玉竹四钱　大麦冬三钱　生诃子肉一钱五分　乌玄参四钱　当归二钱　五味子八分　白桔梗一钱五分　地骨皮四钱　凤凰衣一钱五分

五诊：经治来，咽痛及关上红点大减，渐能纳干物，惟仍音哑无声，久咳多痰，内热自汗，脉虚数，舌红，阴不敛阳。前方既受，仍率旧章进步。

大熟地五钱（蛤粉炒）　炙黄芪二钱　生诃子肉一钱五分　白桔梗一钱五分　北沙参四钱　五味子八分　叭杏仁三钱　地骨皮四

失音

97

钱　大麦冬三钱　肥玉竹四钱　冬桑叶一钱五分　凤凰衣一钱五分

六诊：咽痛及红点虽退，饮咽仍不利，或由鼻而出，音喑无声，脉虚数。水亏金燥，气火无制也。入怯已深。

大熟地五钱（蛤粉三钱拌炒）　大麦冬三钱　五味子八分　北沙参三钱　生诃子肉一钱五分　冬桑叶一钱五分　白桔梗一钱五分　肥玉竹四钱　生黄芪二钱　叭杏仁三钱　川百合四钱　凤凰衣一钱五分　榧子肉三钱（炒香，过口）

另：八仙长寿丸三两，每服三钱，开水下。

七诊：日来音喑较响，咳亦减，而右喉红肿复来，且作痛，饮咽不利，甚则由鼻而溢，脉虚数，舌光。水亏金燥，虚阳上升无制。入怯已深，图治不易。

大麦冬二钱　大熟地五钱（蛤粉二钱拌炒）　五味子八分　生诃子肉一钱五分　白桔梗一钱五分　炙黄芪三钱　肥玉竹四钱　乌玄参四钱　大杏仁三钱　凤凰衣一钱五分　榧子肉三钱（过口）

八诊：久咳肺管破裂，音哑无声，右喉红肿一条，饮咽则痛，或由鼻溢出，兼之水泄，脉虚数，舌白。水亏金燥，虚阳上升，为入怯已深之候，最难着手。

北沙参四钱　大麦冬三钱　五味子一钱　蜜桑叶一钱五分　生诃子肉一钱五分　肥玉竹四钱　大熟地五钱（蛤粉二钱拌炒）　炙黄芪二钱　川百合四钱（炒）　乌玄参四钱　白桔梗一钱五分　百药煎二钱　榧子肉三钱（炒香，过口）

按：此属金破不鸣，肺肾之阴为气火所灼，音带受损。滋养肺肾之阴，为其正治之法。先祖用猪肤，此物咸寒入肾，能调阴散热。仲景治少阴病下利咽痛，胸满心烦，有猪肤汤之法，故借以用之。

百药煎系五倍子末同桔梗、甘草、真茶和糖作饼罨成。

98

其性稍浮，味酸涩而带余甘。五倍子性主收敛，加甘、桔同制，则收中有发，缓中有散，凡上焦痰嗽热渴诸病，用之最宜。

先祖治疗失音，凡实证，由风邪痰热阻塞肺气，而妨碍音带发者，主以开化；虚证，由肺肾之阴气虚损，无以营养声带，兼之虚阳气火时时上灼而失音者，主以清降气火，滋养肺肾之阴气。

脘腹痛

例一 詹男 胃痛已久，今适举发，用玉枢丹、黑锡丹、半硫丸及辛温破耗之末药，阴气大伤，肝肾两经之精血又为下夺所损，阳失下达，大便反秘结，时时坠急，溲数不爽，会阴穴痛掣及囊，脉小数细滑，舌苔薄腻。虚多实少，徒恃升提，恐增暴喘，拟叶天士温润下元法。

淡苁蓉四钱 怀牛膝一钱五分（盐水炒） 云苓三钱 泽泻一钱五分 大白芍二钱（吴萸三分拌炒） 上肉桂五分 冬葵子四钱 郁李仁四钱 油当归二钱 广橘皮一钱 炒白术二钱 海参肠两条（剪开酒洗）

药后大便未行，拟方再服。

咸苁蓉四钱（略漂淡） 云苓四钱 冬葵子四钱 台乌药一钱 怀牛膝一钱五分 郁李仁四钱 牵牛子二钱 皂角子十粒

二诊：进叶天士温润下元法，大腑见通一次，仅得燥结粪块三枚，谷道及会阴穴胀痛略折，而坐则气陷，时欲溲状，溺管痛，掣及后阴，脉较有神，复形弦滑，舌苔反腻。肝肾精血固为下夺所伤，而湿浊随阴气下注，阳不化阴，气不下达，肾不分泌也。非寻常痛闭者可比，以原方更参升清泄浊之品。

淡苁蓉四钱 小茴香七分 怀牛膝一钱五分 泽泻一钱五分 大白芍二钱（吴萸三分拌炒） 川楝子一钱五分 上肉桂五分 云苓

三钱　牵牛子一钱五分　青升麻七分　通关丸三钱（开水另下）

三诊：两进温润下元，佐以升清泄浊，大腑续通溏污且畅，小水亦较多，会阴胀痛亦减，惟坐则如欲溲状，溲赤而秒，脉虚弦而滑，舌苔满腻。阴气大伤，湿浊随气下陷，阳不化阴，膀胱气化不及州都之候。当守原意再进，毋事更张。

淡苁蓉四钱　鹿角霜一钱五分　潼白蒺藜各二钱　怀牛膝一钱五分（盐水炒）　青升麻七分　小茴香七分　泽泻一钱五分　云苓四钱　大白芍二钱（吴萸三分拌炒）　川楝子一钱五分　通关丸三钱（开水另下）

四诊：大腑迭行后，会阴坠胀之痛遂释，小水亦渐通，惟溺出则马口痛，痛已则会阴穴痛，牵及前阴，头部亦时痛，口干，舌苔黄垢就腐，脉之弦象亦减，胃亦较复，俱属佳征。当培理肝肾，佐以化痰泄浊之品。

北沙参四钱　鹿角霜一钱五分　淡苁蓉四钱　潼白蒺藜各三钱　大白芍二钱　小茴香三分（炒）　台乌药一钱　怀牛膝一钱五分（盐水炒）　云苓四钱　青升麻七分　泽泻一钱五分　川楝子一钱五分　上血珀四分（研粉饭丸过下）

另：滋肾丸三钱、缩泉丸二钱，和匀，淡盐汤下。

五诊：经治后，大腑先通，小水继利，会阴之胀痛亦减，而昨今两日，大腑又复秘结，小水亦因之复涩，溲时马口痛，溲后似有沥浊意，脉转弦滑而缓，舌苔黄垢。肠腑血液不充，传送失职，加以余浊未尽之故也。

淡苁蓉四钱　郁李仁四钱　川草薢四钱　油当归二钱　泽泻一钱五分　生枳壳一钱五分　怀牛膝一钱五分（盐水炒）　冬葵子四钱　云苓四钱　瓜蒌皮四钱　白芝麻三钱（略炒，杵，包煎）

六诊：历治以来，大腑畅通，会阴胀痛遂退，小水亦利，

脘腹痛

101

马口之痛势亦十去其八，沥浊亦将净，胃亦渐复，舌心尚腻，脉之沉分尚滑数，头痛，口干。湿浊初清，肾阴未复，肝阳易于上升耳。

淡苁蓉四钱　潼白蒺藜各三钱　甘杞子二钱（盐水炒）　大白芍二钱　杭菊炭二钱　煅牡蛎五钱（先煎）　泽泻一钱五分　黑大豆四钱　云苓三钱　怀牛膝一钱五分　荷鼻五个

七诊：二便通调，会阴胀痛亦退，溲后沥浊亦清，惟头痛未已，入夜少寐，易于惊惕，且多恶梦，脉沉弦细滑，舌剥根腻。水不涵木，厥阳上升，心肾失交通之妙用也。

北沙参四钱　甘杞子二钱　潼白蒺藜各三钱　夜交藤四钱　云神四钱　大白芍二钱　远志肉一钱五分　法半夏一钱五分　煅龙齿五钱（先煎）　杭菊炭二钱　炒竹茹一钱五分　北秫米三钱

按：本例久患胃痛，就诊时既经辛温破耗其阴；又为下夺损其精血。当时所急者，已不在胃痛，而在二便不利，所以对本例的处理，治胃固属"诛伐无过"，若再下夺，则有"虚虚"之弊，故初诊即用叶天士温润下元一法，从温肾（苁蓉、肉桂、海参肠）润燥（当归、郁李仁），以通腑结为主，兼以渗利（苓、泽）通闭（冬葵子）。俟因大便通行不畅，小便次频、量少、溺管痛，故二诊立法，一是加牵牛子以通利前后；二是更增升清（升麻）泄浊（通关丸）之法，以使清升浊降，湿热分消。二诊获效后，从三诊至六诊，均随病情进退而步原法加减。例如去肉桂加鹿角霜、北沙参，重在培理肝肾。又滋肾丸与缩泉丸并用，前者用为滋肾清热以通小便；后者非取其收涩小便之功，而是用其具有温肾化气之效。至七诊时，二便已通调，仅留水不涵木之象未平，故转用滋肾平肝，以善其后。

例二　王男　气运为痰湿所阻，中阳不通，不通则痛，由大腹而达背俞，甚则不得平卧。痛则口舌干槁，此气阻津液之上升，非热渴也。脉弦滑左细，舌苔白腻满布。脉症合参，须防屡发，以温通为先。

炒茅术二钱　大白芍二钱（吴萸五分拌炒）　青陈皮各一钱　上川朴一钱　云苓三钱　姜半夏一钱五分　南木香八分　炒建曲四钱　淡干姜八分　炒枳壳一钱五分　生姜两片　川椒十四粒（炒开口）

二诊：进温通法，腹痛两日未萌，而今午复发，后达背部，痛甚则额汗涔涔，肢冷不和，口舌干槁，脉之弦滑已减，舌苔之白腻满布已化其半。肠胃间痰湿已具宣化之机，当仿胸痹例立法。

干薤白四钱（杵）　全瓜蒌五钱（姜汁炒）　大白芍二钱　旋覆花一钱五分（包）　姜半夏一钱五分　新会皮一钱　云苓三钱　炒白术二钱　川桂枝八分　刺蒺藜四钱

三诊：迭进辛滑通阳，腑气迭通，腰腹痛大减，舌苔白腻亦十去其九，惟神疲气怯，胃纳未香，脉细滑小数。肠腑之积蕴将清，而中阳胃气未和。当为运中化浊，以善其后。

炒白术二钱　上川朴八分　大砂仁八分　大白芍二钱（桂枝五分拌炒）　新会皮一钱　云苓三钱　当归二钱　南木香八分　炒谷芽四钱　炒枳壳一钱五分　生姜两片　佛手八分

改方：去川朴，加牛膝一钱五分。

四诊：经治来，腰腹痛俱退，大腑畅通，胃纳亦渐复，舌苔白腻亦化，脉转沉细小数。肠胃积蕴已清，气运渐和，惟脾肾之亏未复。以原方增入培补之品。

南沙参三钱　料豆衣四钱　大白芍二钱　归身二钱　川杜仲四钱　怀牛膝一钱五分　云苓三钱　炒苡仁五分　陈橘皮一钱　炒谷

芽四钱　炒白术二钱　桑寄生二钱　红枣三个

丸方：培补脾肾，分化痰湿。

潞党参二两　云苓神各二两　炒白术二两　川杜仲三两　白归身二两　陈橘皮一两　黑料豆三两　法半夏一两五钱　大熟地三两（砂仁五钱拌炒）　怀牛膝一两五钱　潼沙苑三两（盐水炒）　炒苡仁四两　首乌藤四两

上为末，桑寄生三两，红枣五两，煎汤法丸。每服三钱，开水下。

按：腹痛后达背俞，每痛虽口舌干槁，但舌苔白腻满布，故断其为"非热渴也"。治法以"温通为先"，此非温通大便，而是温中行气，以使气行、津布、湿化、寒消。及其痛止两日再发，白腻之苔"已化其半"，此为胸阳不振，浊阴上逆，津滞为痰，故改用瓜蒌薤白桂枝汤通阳散结、下气豁痰。待其腑气迭通，白腻苔"十去其九"，仅留"胃气未和"，肠腑积蕴将清，则用运中化浊，以善其后。

例三　王女　始而腹痛，继之少腹痞硬有形，手不可近，胀满作痛，心烦呕恶，表热少汗，舌苔后畔黄腻，脉沉滑，右部不畅。湿瘀滞浊互结肠腑，延今半月，急以宣通导化为先。

生军五钱　上川朴一钱　大白芍二钱　焦山楂四钱　小青皮一钱　桃仁泥三钱　全瓜蒌五钱　姜半夏一钱五分　江枳实二钱（炒）　正滑石五钱　玄明粉四钱（冲服）

另：三物备急丸七粒，温开水下。

二诊：昨用桃仁承气汤合三物备急丸，得下数次，少腹胀痛已减，痞硬未消，心烦呕恶，表热少汗，脉之右部已起，舌苔后畔黄腻。湿瘀滞浊甫有化机，当守原意出入。

上川朴一钱　生军四钱　炒茅术一钱五分　小青皮一钱　大白

芍二钱（吴萸五分拌炒）　江枳实二钱（炒）　　川楝子一钱五分　炒建曲四钱　正滑石五钱　焦山楂四钱　姜汁五滴（冲）　荸荠三个（打）

三诊：腑气通畅，杂以白垢，所下不爽，腹痛如故，少腹坚硬如石，小水为之不利，脉沉细，舌苔腻黄。种种实象，非下夺不为功，延久正虚，更难着手。

生军五钱　上肉桂八分　大白芍二钱　川楝子一钱五分　正滑石五钱　桃仁泥三钱　上川朴一钱　焦山楂四钱　云苓三钱　炒枳实二钱　玄明粉四钱（冲服）

另：三物备急丸七粒，温开水下。

四诊：迭进下夺法，大腑畅通数次，少腹痞满遂退，痛势亦安，舌苔腻黄亦十去其七。肠腑余蕴无多，当从《内经》"大毒治病，十去其六"之旨立法。

上川朴一钱　上川连八分　大白芍二钱　正滑石五钱　焦山楂四钱　炒枳实二钱　川楝子一钱五分　云苓三钱　青陈皮各一钱　冬瓜子四钱　姜汁五滴（冲）　荸荠汁半瓦匙（冲）

按：本例以桃仁承气汤加减与三物备急丸同进，是破血下瘀与攻逐寒积并用之法，是为寒湿瘀滞的里实证而设。其辨证是以少腹硬满有形且痛为特征，此时虽有"表热少汗"，但因"脉沉滑"、"延今半月"，且与里实证同见，其非表热可知，故投峻攻急下，以图救里之急。无奈病史业已期延半月，故虽一投峻下，仍难尽荡瘀浊。待至三诊，不仅仍见"少腹结硬如石"，且"小便反不利"，于是再用前法更增肉桂八分，以助温中，而使气化可及膀胱，因而大实之象乃能"十去其七"。由是可知，本例收效的关键，在于及时使用峻下法，并跟踪追击，免致邪恋正虚，而成攻补两难之局。

脘腹痛

105

例四 林男 脘右及肋胁又复胀痛，后达腰背，酸楚不得安卧，呕吐便结，不能进谷，盗汗，两足肿，舌苔灰白满布，脉弦细右滑。湿痰久阻于胃，肝气横逆，肠腑之通降失司。先当通阳泄浊。

干薤白四钱　白蒺藜四钱　大白芍二钱（桂枝三分拌炒）　苏梗一钱五分　陈橘皮一钱　台乌药一钱　油当归二钱（酒炒）　旋覆花一钱五分（包）　炒茅术一钱五分　炒白术二钱　江枳实一钱五分　海参肠三钱（酒洗）

二诊：进通阳泄浊，大腑未通，业已旬余，右胁及胸背仍攻窜作痛，不得平卧，或呕酸，无以纳谷，两足肿，脉弦细而滑，舌苔腐腻厚布。寒痰湿浊久结肠胃，阳气不通也。非先通腑气不可。

焦茅术一钱五分　淡干姜一钱　川桂枝八分　台乌药一钱　姜半夏一钱五分　旋覆花一钱五分（包）　新会皮一钱　大白芍二钱　炒枳壳一钱五分　干薤白四钱　海参肠三钱（破开酒洗）

另：半硫丸四钱，分两包，开水先下一包。

如大便已通，原方去干薤白，加广木香八分。

改方：加三物备急丸十粒。

三诊：进半硫丸四钱，大腑未通，继进三物备急丸十粒，大便始通，黏浊成条及积粪不少，胸腹腰背攻痛随减，傍晚又复痛，舌苔腐白厚布较薄，脉仍细滑。肠腑余浊未清，肝肾气逆不和也。

淡苁蓉三钱　上肉桂五分　焦茅术一钱五分　焦白术二钱　旋覆花一钱五分（包）　大白芍二钱（吴萸三分拌炒）　当归二钱　广木香八分　怀牛膝一钱五分　云苓三钱　新会皮一钱　海参肠三钱（破开酒洗）

四诊：进三物备急丸，大腑畅行污浊后，胸腹攻痛已安，腰俞及右背尚胀痛不已，入夜尤甚，莫能立直，舌苔腐腻已薄，脉尚沉细。肠腑湿浊日化，肝肾虚逆之气未调也。当益肾之虚、疏肝之逆。

淡苁蓉二钱　大白芍二钱（吴萸四分拌炒）　焦茅术一钱五分　焦白术二钱　川桂枝八钱　小茴香一钱　怀牛膝二钱　川杜仲三钱　油当归二钱（酒炒）　云苓三钱　泽泻二钱（盐水炒）　鹿角霜三钱　海参肠三钱（破开酒洗）

改方：加青木香七分。

五诊：从下夺后，胸腹攻痛移于腰背，改进益肾疏肝，其痛遂霍然而释。今晨满腹又复胀痛，手不可近，溲赤且痛，舌苔腐白尽脱，转见红干，脉亦弦细。肠腑久积之湿浊虽化，虚逆之气又肆横扰，阴也就伤，殊非正轨。

生牡蛎六钱（先煎）　旋覆花一钱五分（包）　大白芍三钱　台乌药一钱　炙乌梅两个　宣木瓜一钱五分　川楝子二钱　云苓三钱　左金丸七分（入煎）　青木香八分

六诊：今日舌根之灰砂苔复转白腐，且复有津润，惟口舌尚觉干槁，腰腹大痛虽减，而膨胀如故，以手抚之则矢气，矢气则痛止胀折。可见虚逆之气仍散布于皮腠，未能循经以行也。

当归二钱　贡沉香五分　云苓三钱　大白芍三钱　旋覆花一钱五分（包）　怀牛膝一钱五分　潼白蒺藜各三钱　台乌药一钱　淡苁蓉三钱　金铃子二钱（醋炒）　白檀香六分

七诊：昨为补肾泻肝，通降虚逆之气，腹痛及胀满手不可近者已减，腰部尚胀痛，喜以物抵撑，舌根复起灰砂苔，汗多溲少，大腑未复通行，脉弦细。虚逆之气郁勃化火，阴气日耗

107

之见证。当守昨法，增易接进。

淡苁蓉二钱　旋覆花一钱五分（包）　生牡蛎八钱（先煎）　台乌药一钱　川楝子二钱　怀牛膝一钱五分　潼白蒺藜各三钱　青木香八分　大白芍三钱　路路通七枚　云苓三钱

八诊：腰腿酸痛及腹痛膨胀俱退，水道亦通调，惟大腑仍未行，已旬余矣；昨今又增呕吐痰水，舌苔忽形黑腻满布，脉细数。气运初和，肠胃之湿浊未清，通降失职。先当苦辛通降。

姜川连四分　淡干姜五分　姜半夏一钱五分　大白芍二钱　贡沉香一钱五分　炒枳实一钱五分　云苓三钱　旋覆花一钱五分（包）　陈橘皮一钱　姜竹茹一钱五分　姜汁三滴　五香丸三钱（另下）

九诊：今日大腑迭行五次，溏结杂下甚多，腹痛及腰脊胀满俱退，呕吐亦止，舌之后端尚灰砂，脉弦细左数。积浊初下，肠胃未和，阴气未复之候，不宜再生枝节也。

南沙参三钱　左金丸八分　大白芍二钱　云苓三钱　炙乌梅一钱五分　旋覆花一钱五分（包）　广木香八分　炒枳壳一钱五分　法半夏一钱五分　姜竹茹一钱五分　佛手八分

改方：加焦谷芽四钱，左金丸六分，入煎。

十诊：经治来，腹之胀痛及腰脊酸胀俱退，大腑亦迭通，且带污浊不少，呕吐亦止，胃纳亦略复，脉之弦数亦安，转觉濡滑少力，惟舌苔尚灰腻未清。可见肠角余湿仍未尽，当再和里。

上川连五分（姜水炒）　炒枳壳一钱五分　大白芍二钱　泽泻一钱五分　焦谷芽四钱　淡吴萸五分　云苓三钱　法半夏一钱五分　川楝子一钱五分　冬瓜仁四钱　五香丸二钱（另下）

十一诊：日来大腑又复迭通数次，污浊已少，呕吐已止，舌苔灰腻复十去其七，脉濡缓细滑，重按尚有数意，右腹尚或窜痛。虚逆之气未和，阴土之伤未复也。步以清调和里为事。

南沙参三钱　陈橘白一钱　焦谷芽四钱　大白芍二钱　炙乌梅一钱五分　广木香八分　清炙草五分　云苓三钱　法半夏一钱五分　冬瓜仁四钱　佛手花八分

十二诊：呕吐止后，舌苔灰腻亦日脱，口槁亦有津润，大腑亦迭通，或带浊物，惟胃纳未复，腰腹尚有酸痛意，脉濡滑少力。种种合参，肠腑湿浊日清，阴亦就复，而虚逆之气尚未就范，胃气未和也。

淡苁蓉二钱　焦白术二钱　白归身二钱　炙甘草五分　大砂仁八分　炙乌梅一钱　怀牛膝一钱五分　云苓三钱　广木香八分　川杜仲三钱　佛手八分　红枣三枚

按：寒痰湿浊久结肠胃，中阳痹塞不通，故便结、呕吐、胸腹胀痛。本例治法，先从"通阳泄浊"着手，继则先用半硫丸消息病机，俟其便通不果，再投三物备急丸温通腑积，于是寒痰湿浊得以下趋，惜乎中阳不振，胃肠通降功能时难骤复，故六诊时症见舌苔白腐有津，痛减而气胀如故，手抚则矢气，其为气滞可知，故改用疏肝理气为主（乌药、沉香、檀香），润通（苁蓉）为辅。回顾久结之寒痰湿浊阻塞气机，决非一通而获全功，故自八诊开始，先后曾于苦降辛通、调和理气等法中两用五香丸（五灵脂、香附、黑丑、白丑）以加强通泄气闭之功。

反胃　呕吐

反胃与呕吐，先祖认为，乃异名同类。因为两者都有呕吐的症状，均由胃失和降，脾失健运所致。其不同者，反胃的呕吐，一般有朝食暮吐或暮食朝吐的特点。而单纯的呕吐，一般是食入随吐，并有新久之分。新病常由外受客邪，内蕴痰、湿、滞搏结为病；久病多是气郁痰阻，或与津、阴不足，或与中阳不振并见。总之，反胃属虚属寒者多，呕吐属实属热者多。

治疗方法，反胃一般以行气降逆为主。兼有津、阴不足者，配以养阴生津；兼有脾胃气虚或寒者，配以补益脾气，或温中散寒；兼有便结不通，属津、阴不足者，配以生津润导，属中阳不振者，配以辛滑通阳。新病呕吐，湿重者多以宣中化湿，或苦降辛通为主；兼有便结者，予以行气通导。久病呕吐，有气郁痰阻者，治以调肝和胃，化痰降逆为主，配用养胃阴或温中阳之品。

例一　汤男　反胃已久，气从上逆，脐下气突如瘕，或隐或现，便结溲少，口渴舌红，脉细滑左弦。胃之阴气已伤，肝气横梗，有升无降，气化不行。仿古人大半夏汤法。

东洋参三钱　法半夏二钱　陈橘皮一钱　贡沉香三分　云苓三钱　旋覆花一钱五分（包）　白蒺藜四钱　炒竹茹一钱五分　大白芍

110

二钱　郁李仁四钱　白蜜一两　甘澜水煎。

二诊：用古人大半夏汤法，久经反胃之呕吐大减，渐能纳谷，脐下气突如瘕亦较平；惟腑气未通，可见肠腑传送之功用不力也。仍守原方更进。

东洋参三钱　法半夏二钱　旋覆花一钱五分（包）　郁李仁四钱　贡沉香二分（人乳磨冲）　黑苏子一钱五分（炒）　大白芍二钱　云苓三钱　白蒺藜四钱　陈橘皮一钱　白蜜一两　姜汁三滴（冲）　甘澜水煎。

三诊：仿古人大半夏汤以和中润下，反胃之呕吐大减，气从上逆亦折；惟腑气未通，频有坠胀之意而已，脉沉细，舌光。胃汁未充，肠腑之传送不力，但肾亦恶燥，宜辛以润之。

东洋参三钱　淡苁蓉四钱　油当归三钱　黑苏子一钱五分（炒）　法半夏二钱　大白芍二钱　陈橘皮一钱　云苓三钱　姜汁三滴（冲）　白蜜一两　沉香二分　甘澜水煎。

四诊：迭进大半夏汤加姜蜜和中，归、郁润下，腑已畅通，燥屎长而且细，肠胃血液已伤，肠管收小可知；日来呕吐虽止，胃纳尚少，神疲，脉细，舌淡而光。虚象显然，亟为补中益气。

潞党参三钱（姜汁炒）　炒於术二钱　法半夏二钱　陈橘皮一钱　大白芍二钱　大砂仁八分　白蒺藜四钱　当归二钱　贡沉香二分　柏子仁四钱　云苓三钱　白蜜一两

五诊：迭进大半夏汤，大腑迭通两次，反胃之呕吐已安，而小水不利，点滴不爽，肢冷气怯，脉沉细。气化不及州都，姑为通阳，以利水道。

潞党参三钱（姜汁炒）　桂枝尖八分　云苓四钱　新会皮一钱　台乌药一钱　炒於术一钱五分　泽泻二钱　怀牛膝一钱五分　益智仁

一钱五分　补中益气丸五钱（杵碎，包）

另：豆豉三钱，食盐少许，葱一握，杵为饼，贴关元。

六诊：始进大半夏汤加味，反胃呕吐先止；继投温润通阳，大腑见通；复参苦温渗化，小水亦渐利。惟仍气坠，肛脱不收，宿疝反形收小，脉沉滑弦细，舌略起苔。腑阳初化，浊阴下趋，俱属佳兆也。

潞党参三钱　云苓四钱　当归二钱　淡苁蓉四钱　泽泻二钱台乌药一钱　怀牛膝一钱五分　大白芍二钱　小茴香三分（炒）川楝子一钱五分　广皮一钱　通关丸三钱，开水另服。

七诊：反胃呕吐先止，腑气继通，小水之点滴亦利；惟仍气坠，幸脱肛渐收，木肾反收小，食量虽增，而神疲气怯，寐中惊惕，脉沉细，舌白。宗气大伤，亟为温里。

潞党参三钱　炒白术二钱　淡苁蓉四钱　油当归二钱　云苓神各三钱　怀牛膝一钱五分　大白芍二钱　沉香二分（炒）　橘皮一钱　炙草八分　炒谷芽四钱　生姜两片　红枣三个

按：反胃、呕吐，本有虚实寒热之分。本例为胃阴久虚，气机失降所致。其症状特点是：呕吐伴见口渴、舌红、便结、溲少。故治疗着眼于行气降逆与生津润导并施，用大半夏汤加味，以半夏降逆，配沉香、苏子、旋覆降气；用参、蜜生津润导，配苁蓉、当归、郁李仁润肠通腑，以使便通气降，津复胃安，则呕吐自已。本例的小便不利，是因"气化不及州都"，故用益智、乌药温肾行气，以通关丸滋肾通关。

例二　陆女　痰浊阻中，降化失职，脘闷或作痛，呕吐不已，酸水痰涎杂出，烦扰不寐，便结不通，经居两月，脉沉细左伏，舌苔腐腻。以脉论，防闭逆。

左金丸八分　藿香一钱五分　旋覆花一钱五分（包）　　炒枳实一

钱　姜半夏一钱五分　云苓三钱　新会皮一钱　大白芍二钱　川郁
金二钱　姜山栀二钱　姜竹茹一钱五分　姜汁三滴（冲）

另：辟瘟丹一块，开水磨服。

二诊：今日呕吐已止，烦扰渐安，而脘闷及痛未已，便结
不通，经居两月，左脉渐起，舌苔仍腐腻满布。中宫积蕴未
透，守原意更进为宜。

姜川连四分　淡干姜七分　炒枳实一钱五分　姜半夏一钱五分
旋覆花一钱五分（包）　黑山栀二钱　大白芍二钱　陈橘皮一钱　藿
香一钱五分　白蔻八分（杵）　云苓三钱　姜竹茹一钱五分　姜汁三滴
（冲）

三诊：脘痛呕吐俱减，而仍不时烦扰，渴而不饮，便结不
通者旬余，经居两月，左脉已起，舌苔厚腻前畔已化。中宫暑
湿初化，肝胃之气不和，当再宣化。

姜川连四分　淡干姜七分　炒枳实一钱五分　上川朴一钱　全
瓜蒌四钱（姜汁炒）　姜半夏一钱五分　云苓三钱　陈橘皮一钱　旋
覆花一钱五分（包）　大白芍二钱　佩兰二钱　姜竹茹一钱五分　佛
手八分

按：呕吐不已，酸水痰涎杂出，脘闷作痛，舌苔腐腻，是
为痰浊中阻，降化失职所致。故用和胃降逆（左金丸、姜夏）、
理气化痰（旋覆、郁金、竹茹、枳实）为主，加用辟瘟丹以
增强宣中化浊之功。俟因呕吐虽止，而脘闷且痛未已，便结不
通，舌苔仍腐腻满布，此由胃气初具纳降之机，而中焦痰湿蕴
结未化，故从原意加重苦辛通降与化湿导痰之品；又因湿初化
而腑浊未通，故复用宣导之法，以使腑浊下趋，降化各称
其职。

例三　刘女　始而下痢腹痛，或杂白垢，既止后，便结不

113

通，胸痞烦扰，呕吐酸水痰涎，脉沉细右伏，舌苔腐白，口渴喜饮。肠胃余浊未净，肝气上逆也。通降为先。

上川连四分　淡干姜五分　姜半夏一钱五分　大白芍二钱（吴萸三分拌炒）　白蔻八分（杵）　枳实一钱　云苓三钱　旋覆花一钱五分（包）　藿香一钱五分　川郁金二钱　姜竹茹一钱五分　姜汁三滴（冲）

二诊：今日呕吐已止，烦扰亦安，胸痞亦减，腑通未爽，右脉已起，舌白转黄，口渴喜饮。肝胃初和，肠腑余浊未尽耳。守原意出入。

姜川连五分　淡干姜五分　姜半夏一钱五分　川郁金二钱　枳实一钱　大白芍二钱（吴萸三分拌炒）　旋覆花一钱五分（包）　佩兰二钱　藿香一钱五分　姜山栀二钱　姜竹茹一钱五分　姜汁三滴（冲）

三诊：日来呕吐烦扰俱退，腑通亦爽，左脉亦起，舌白转黄，口渴。肝胃初和，守原意进步。

姜川连三分　淡干姜五分　姜半夏一钱五分　白蒺藜四钱　旋覆花一钱五分（包）　枳实一钱　川郁金二钱　佩兰二钱　大白芍二钱（吴萸三分拌炒）　云苓三钱

按：本例呕吐，起病于下痢之后，胃肠余浊残留，加之肝气上逆所致。故三用苦辛通降（姜、连）、柔肝和胃（萸炒芍）与芳化（藿香、白蔻）理气（郁金、旋覆）。

例四　任女　朝食暮吐，责之无火；随食随吐，责之有火。食入随吐有年，食物杂黏涎而出，月事先期，腹痛，少腹胀，脘满心悬，脉弦细，舌苔腻黄。胃有宿痰，肝气横逆，荣卫失和而来。

左金丸八分　白蒺藜四钱　旋覆花二钱（包）　新会皮一钱　姜半夏二钱　云苓三钱　炒枳实一钱　大丹参二钱　大白芍二钱

金香附一钱五分　姜竹茹一钱五分　佛手八分

另：二陈丸二两、四物丸二两，和匀，每服三钱，开水下。

例五　高男　肝气逆于上，胃之降化失常，食入随吐，必倾囊而后快，痰多不渴，切脉弦滑而细，舌红无苔。肾水本亏，先当柔肝和胃，降气化痰。

姜川连三分　淡干姜五分　大白芍二钱　公丁香七粒（杵）
旋覆花一钱五分（包）　代赭石四钱（煅，先煎）　姜半夏一钱五分
白蔻八分（杵）　新会皮一钱　云苓三钱　姜竹茹一钱五分　生姜两片

另：理中丸二两、二陈丸一两，和匀，每服三钱，开水下。

二诊：食入随吐，倾囊而出者已止，痰出亦活；左臂尚酸楚，右脉尚弦滑，舌略起苔。胃中宿痰初化，气运未和，当再调畅。

别直须一钱　姜半夏一钱五分　新会皮一钱　旋覆花一钱五分（包）　当归二钱　大白芍二钱（桂枝三分拌炒）　大砂仁八分　云苓三钱　焦白术二钱（枳实一钱拌炒）　姜竹茹一钱五分　生姜两片

按：食入随吐，必倾囊而后快，痰多不渴，舌红无苔，是为肾水本亏于下，痰浊与肝胃不和交病于中。故先从柔肝和胃（白芍、姜、连）、降气化痰（代赭、旋覆）为主；兼用丁香、白蔻（古方名神香散）者，是为温胃、止呕、止痛而设。另服理中、二陈丸，前者是温补脾胃，以治生痰之源；后者是理气化痰，用治痰浊之标。初诊服药之后，即见呕吐止、痰易出、舌略起苔之效。可见肾水之本虽亏，但滋肾尚非其时；而痰浊之标势急，必须首予清除。若标不去，则其本难图。故

115

"治病求本"与"急则治标"的治疗原则，必须因证取舍，如偏于一面，则难以中病。

上列五例，在辨证上有虚实寒热之分，治法也因之而异。例一汤男，是为胃阴、津气皆虚，肝气横逆所致，治法着眼于行气降逆与生津润导两顾。例二陆女，是由痰浊中阻，以致胃失降化所致，治法侧重于理气化痰与宣中化浊，并结合和胃降逆为法。例三刘女，是呕吐起于下痢病后，胃肠余浊残留，加为肝气上逆而致，治以苦辛通降、柔肝和胃为主。例四任女，是以肝胃失和为主，兼有宿痰为患，故治主调和肝胃，兼以养血和营为法。例五高男，虽为肾水本亏，但以痰浊与肝胃不和交织为病，标急于本，故治法以急则治标为原则，采用柔肝、温胃、降气、化痰为主。其与例一的不同之点在于：汤男是以标本兼顾为原则，用行气降逆与生津润导并行；而本例是以急则治标为原则，标祛后再商治本之法。

痰 饮

痰饮病，在此是指狭义的痰饮，属于《金匮要略》"水走肠间，沥沥有声，谓之痰饮"的范围。本病多由中阳不振，脾气不能输布津液，积而成饮，内留胃肠，降化失职，于是产生呕吐痰涎、肠鸣辘辘等症状。本病的治疗，先祖是按《金匮要略》"病痰饮者，当以温药和之"为原则，并根据虚实兼夹情况，采用温中蠲饮、辛滑通阳、燥湿健脾、行气化痰等法。

从本病的症状来分析，可能包含西医学中的某些慢性胃炎、胃下垂、幽门不完全性梗阻、胃肠功能紊乱等病在内。

例一 王男 中阳不运，水饮停中，饮食不化精微，而化痰湿，每旬一发，呕吐酸水甚多，盈盆盈碗，气逆善噫，背俞掣痛，溲赤且少，脉弦滑，舌白。水泛高原之见症，势无速效。以温中蠲饮、分利水道为先。

炒茅术二钱 熟附片二钱 淡干姜一钱 泽泻二钱 桂枝尖八分 炙甘草五分 新会皮一钱 霞天曲三钱 姜半夏二钱 云苓三钱 涤饮散四钱（包）

二诊：进温中蠲饮、分利水道之剂，每旬一发之水饮，发时呕吐痰水虽少，而背俞仍掣痛，善噫气逆，脘中或痛，或洒淅恶寒，脉弦滑。中阳式微，水饮已成窠囊，非旦夕可收全功之候。

潞党参三钱　熟附片二钱　茅白术各二钱　桂枝尖八分　淡干姜一钱　炙甘草五分　大砂仁八分　茯苓三钱　泽泻二钱　法半夏二钱　生姜两片　大枣三枚

丸方：

潞党参二两（姜汁炒）　桂枝尖八钱　淡干姜一两　益智仁一两五钱（盐水炒）　大砂仁八钱　茅白术各二两　公丁香五十粒　新会皮一两　泽泻二两　法半夏二两　云苓四两　炙甘草五钱

为细末，煨姜、大枣煎汤法丸。

例二　李男　脾阳不运则生湿，胃阳不旺则生痰，痰湿久聚于中，积而成饮，偶阻气道之流行，则中下二焦痞塞，脘腹作痛，大便闭结，且即沥浊，脉沉细无力，两关带滑，面黄，舌黄。势将成饮，法当辛滑通阳，以化湿痰。

干薤白四钱（杵）　全瓜蒌五钱　桂枝尖八分　黄炒芍二钱　川楝子一钱五分　炒茅术二钱　姜半夏二钱　广木香八分　青陈皮各一钱五分　云苓三钱　皂荚子十四粒

例三　吉男　中阳不运，痰湿阻滞，化而成饮。饮者，囊也。胸胁间辘辘有声，呕吐酸水，腹胀及胯，而后及背俞，势若束缚，脉沉细带滑，舌左腻黄。俱积饮之见症，仿苓桂术甘用意。

炒茅术一钱五分　炒白术二钱　姜半夏二钱　川厚朴一钱　桂枝尖八分　新会皮一钱五分　冬瓜仁四钱　刺蒺藜四钱　云苓三钱　旋覆花一钱五分（包）　炙甘草五分　生姜两片

二诊：进苓桂术甘汤法，胸胁间辘辘有声已减，而少腹胀满如故，胸膺背俞仍如束缚，会厌仄梗，大便常结，脉沉细而滑。良由积饮阻于阳明，痰湿又结募原，有妨气道故也。

旋覆花一钱五分（包）　姜半夏二钱　冬瓜子四钱　川楝子二钱　贡沉香五分　川郁金二钱　刺蒺藜四钱　新会皮一钱五分　块苓四钱　霞天曲三钱　皂荚子十四粒

例四　孙男　中阳不足，胃有积饮，感受新凉，遂致触发。左胁痛，便闭，肠鸣辘辘，胸痞胃呆，食入易吐，间带酸水，黏痰上泛，切脉沉滑濡细，舌光少苔。脾虚其阳，肾虚其阴。暂以和畅中宫为事。

炒茅术一钱五分　炒白术二钱　姜半夏二钱　淡干姜八分　姜川连五分　大白芍二钱（沉香二分拌炒）　块苓四钱　新会皮一钱五分　白蒺藜四钱　旋覆花一钱五分（包）　大砂仁八分　生姜一片　佛手八分

二诊：昨为苦辛通降，和畅中宫。药入仍吐，所食之物，未几即化酸水，必倾囊吐出而后快，否则气逆肠鸣，左胁痛，黏痰白沫上泛不已。便闭，善噫，脉沉细濡滑，舌略起苔。脾阳大伤，运行不力，不能化精微而变为痰也。姑为温里。反胃可虑。

炒茅术一钱五分　炒白术二钱　淡干姜八分　姜半夏二钱　上肉桂五分　云苓三钱　新会皮一钱五分　萸炒芍二钱　旋覆花一钱五分（包）　代赭石四钱（煅）　公丁香七粒（杵）　姜汁三滴（冲）　灶土一两（先煎代水）

另服：半硫丸一钱五分。

三诊：昨为温里，呕吐已止，左胁痛亦折，白沫上泛亦少，惟仍气逆善噫，便结未通，脉沉细濡滑，舌略起苔。积饮初化，中阳未运，肠腑之传送无权。仍从温里为事。

炒茅术一钱五分　炒白术二钱　淡干姜一钱　姜半夏二钱　上肉桂五分　大砂仁八分　新会皮一钱五分　云苓三钱　郁李仁四钱　英

痰

饮

119

炒芍二钱　炒谷芽四钱　秫米三钱　生姜两片

按：例一王男，为中阳不振，故用温中（姜、附）以蠲饮，化湿并分利（苍术、苓、泽）；例二李男，系由脾胃运化迟钝，痰湿聚中而为饮，故以辛滑通阳（瓜蒌、薤白）为主，兼以燥湿健脾（苍术），行气化痰（木香、姜夏、青陈皮），以使中阳宣通，痰湿渐化；例三吉男，是为积湿化而为饮，故用温阳利水（苓桂术甘汤）为主，以蠲饮和中；例四孙男，是脾阳、肾阴皆虚，加为新寒诱发，故以苦辛通降（姜、连），健脾化湿（苍术、白术），降气化痰（沉香炒白芍、旋覆、姜夏）为先。

注一　霞天曲：半夏曲为末，以黄牛肉汁熬膏和入，再用制曲法制成。每用三钱，入煎剂。本品治疗痰饮，有较好的效果。常和涤饮散同用。

注二　涤饮散：鸡腿白术八两，分成四份。白芥子、枳实各一两，甘遂、大戟各三钱，四药分煎去渣取汁。每药汁与白术一份拌炒，研末备用。入煎剂用二至三钱，布包。吞服每次五分至一钱，开水下。本方是由《金匮要略》枳术汤与《三因方》控涎丹组合而成，具有健脾消积、化痰逐饮之功，并有祛邪而不伤正的优点。先祖常用治饮邪为患的一类疾病，颇有卓效。附志供读者参考。

噎膈

噎膈的病因病机，先祖尝谓：噎膈一证，变化虽多，但约而言之，不外虚实两端。实者多为痰、瘀与气搏结中焦，降化功能为之逆乱，于是成噎、成膈；虚者常由久病中虚，生化无由，津液不布，胃肠失于濡润，所以噎膈见有津枯液涸之象，莫不由之而成。

对本病治疗的难易，先祖有"实者为难中之易，虚者为难中之难"的说法（按：当时所治噎膈，不完全是上消化道癌症，其中还可能包含食道憩室、贲门痉挛，以及食道炎等疾病）。常用治法，实证有降气化痰、行气活血、和胃降逆、苦降辛通、化瘀消积等；虚证有滋阴养血、润燥生津、润肠通导等。但临床实证与虚证的发展演变过程，常不是截然分界，而每多虚实并现，因此治疗时，也就要虚实兼治。

例一 何男 高年营阴为思虑所伤，加以肝郁气滞，气化为火，灼液成痰，阻于肺胃两经，治节无权，降化失职，食入呕吐痰水，或朝食暮吐，甚则呃逆，据述服辛香则呃甚，脉细滑，右手细数，舌右腐黄。胃液日耗，噎膈可虑。

西洋参一钱五分　川石斛四钱　旋覆花一钱五分（包）　法半夏一钱五分　川郁金二钱　云苓三钱　白蒺藜四钱　大白芍二钱　陈橘皮一钱　姜竹茹一钱五分　芦根一两

121

二诊：高年阴土久为思虑所伤，加以肝郁气滞，津结为痰，阻于胃络，降化无权，气从上逆，食入则呕吐痰水，或朝食暮吐，甚则呃逆，脉沉细而滑，右手小数，舌右苔黄而腐。胃液日耗，恐成噎膈矣。

贡沉香二分（人乳磨冲）　姜半夏二钱　川郁金二钱　旋覆花一钱五分（包）　大白芍二钱　白蒺藜四钱　左金丸八分（人煎）陈橘皮一钱　公丁香七粒（杵）　云苓三钱　炒竹茹一钱五分　柿蒂三个

按：食入呕吐，或朝食暮吐，服辛香则呃甚，其为气郁化火，灼液成痰可知。故立法以行气降逆（沉香、旋覆、郁金）、调和肝胃（左金、姜夏）为主；兼用滋阴生津（洋参、石斛）、清胃热（芦根）为辅，以使气调阴复。

"十九畏"中曾有"丁香莫与郁金见"之说，而本例却是丁香与郁金并用。先祖对这一说法的体会是"相畏并投，其功用相得益彰"。验证临床，确信其言之不诬。

例二　胡男　食入作噎，痰涎上泛者已久。昨略动肝，噎遂更甚；食入则痰涎上壅，脘中隐痛，脉弦细而滑，舌尖赤，舌根薄腻。暂当降气化痰，和胃平肝。

南沙参三钱　白蒺藜四钱　云苓三钱　旋覆花一钱五分（包）　煅瓦楞五钱　广皮一钱　大白芍二钱　炒麦芽四钱　炒枳实一钱五分　姜汁三滴（冲）　荸荠汁一匙（冲）

二诊：今日食入仍噎，痰涎上壅，顷即吐出，愈吐愈干，口渴喜饮，舌绛，舌心砂黄且燥，脉滑数弦细。种种见症，乃由胃中汁液大耗，痰浊阻中，津液不布，因之气逆不降故也。非比寻常之寒痰湿滞可用温里，今易清润降逆一法。

西洋参一钱五分（米焙）　姜川连五分　法半夏一钱五分（荸荠汁

122

浸） 炒枳实一钱五分 旋覆花一钱五分（包） 云苓三钱 贡沉香二分（人乳磨冲） 枇杷叶三钱（去毛，炙） 新会皮一钱（蜜炙）柿蒂三个

三诊：昨用润胃降逆法，噎膈略开，较能进食，惟仍作吐，胸膺痞仄不舒，溲赤且痛，渴饮舌干，舌尖仍绛，舌苔转白，脉数略平。此胃中略润，而痰气未宣。从原方略为增损可也。

南沙参四钱（米焙） 姜川连五分 法半夏一钱五分 贡沉香二分（人乳磨冲） 炒枳实一钱五分 新会皮一钱 鲜薤白四钱（杵）旋覆花一钱五分（包） 云苓三钱 枇杷叶三钱（去毛，炙） 姜竹茹一钱五分 柿蒂三个

四诊：今日噎膈已开，渐能进食，胸膺痞仄亦畅，溲之赤痛亦减，舌尖干绛亦润。惟大腑未通已七八日矣，仍缘胃中汁液久亏，无以下润于肠腑故也。守原意进步为宜。

南沙参四钱（米焙） 云苓三钱 法半夏一钱五分 焦谷芽四钱枇杷叶三钱（去毛，炙） 全瓜蒌五钱 炒枳实二钱 鲜薤白四钱（杵）旋覆花一钱五分（包） 新会皮一钱 白蒺藜四钱 姜竹茹一钱五分 柿蒂三个

按：食入作噎，每因痰涌致吐，愈吐愈干，脘中隐痛，舌绛苔砂黄，是由痰浊中阻，气逆不降，津液输布失常所致。此证非寒痰湿滞可比，故治法不用温里，而用清润降逆为主。用药配伍的特点是行气而不耗气，如人乳磨沉香、蜜炙陈皮等；补气而不滞气，如米焙西洋参；化痰积而不伤津，如荸荠汁浸半夏等。可谓"有制之师"，无顾此失彼之弊。

例三 朱男 食入随出，痰水食物杂来，其味酸，气从上逆，胸次及两胁撑痛，便结不利，切脉沉细而滑，舌苔腐白。 **噎膈**

123

此痰浊阻中，肝胃不和，气运有升无降，一派反胃见象。属在高年，防增噎膈。

姜川连三分　淡干姜八分　代赭石四钱（煅，先煎）　公丁香七粒（杵）　旋覆花一钱五分（包）　姜半夏一钱五分　大白芍二钱（吴萸三分拌炒）　白蒺藜四钱　贡沉香五分　新会皮一钱　云苓三钱生姜一片　佛手八分

二诊：食入随出已减，便结亦通，胸膺及两胁撑痛亦折，而气仍从上逆，腹鸣辘辘，脉仍沉细而滑，舌根腐黄且厚。可见阳明痰浊甫化，肝胃未和。当守原意，更谋进步。

左金丸五分　淡干姜一钱　姜半夏一钱五分　旋覆花一钱五分（包）　云苓三钱　贡沉香五分　代赭石四钱（煅，先煎）　公丁香七分（杵）　新会皮一钱　大白芍二钱　白蒺藜四钱　姜汁三滴（冲）　佛手八分

另：烧酒四两、地栗一斤，和浸至酒干为度，每日徐徐嚼食地栗一只。

另：理中丸一两、二陈丸一两，和匀，每服三钱开水下。

按：食入随吐，舌苔腐白，见象虽称反胃，发展"防增噎膈"。治法以苦辛通降（姜、连、左金、姜夏）、行气（沉香、旋覆）、止呕（吴萸炒白芍）为主。另用烧酒浸荸荠，是为化痰消积而设，也是"防增噎膈"的措施。

例四　刘男　食入作噎已减，而干物仍难下咽，胸次或痛，呕吐痰水，脉弦细右数，舌红无苔。痰瘀阻中，肠胃之通降失职。久延仍防噎膈。

贡沉香五分　淡干姜七分　大白芍二钱　川郁金二钱　姜半夏一钱五分　香白蔻五分（杵）　旋覆花一钱五分（包）　炒枳实一钱五分　公丁香七粒（杵）　白蒺藜四钱　姜汁三滴（冲）　韭根汁

半匙（冲）

二诊：经治来，胸次梗痛已安，呕吐痰水亦减，惟干物仍难入，或作噎，脉弦细右滑，舌红无苔。痰气初化，肠胃之通降尚乏其权也。仍防噎膈。

当归须二钱　瓦楞子八钱　旋覆花一钱五分（包）　陈橘皮一钱　姜半夏一钱五分　炒枳实一钱五分　沉香曲一钱五分　川郁金二钱　南沙参四钱　大白芍二钱　姜竹茹一钱五分　佛手八分

例七　徐男　向日好饮冷酒，胃中蓄有痰瘀，脘闷食入梗痛，痰涎上泛，脉滑苔白，属在高年，病膈可虑。

当归须一钱五分　大白芍二钱　旋覆花一钱五分（包）　白蔻八分（杵）　川郁金二钱　新会皮一钱　淡干姜八分　煅瓦楞八钱　降香片八分　姜汁二滴（冲）　韭根汁半匙（冲）

按：上列噎膈病例，在病机与症状上的共同点是：气逆失降，而致食物难入，或吞咽梗阻等。但因病程有长短，正气有盛衰，以及有津、阴不足，痰、瘀阻滞等不同，因此立法选方亦各有区别。例一何男，是气郁化火，灼液成痰，故立法是益阴生津与行气降逆并用，意在一使气调痰化，一使阴复津生。例二胡男，是为痰浊中阻，由之而气逆失降，津液不布，非寒痰湿滞可比，故治法不用温里，而以清润为主，意在行气不耗气，补气不滞气，化痰不伤津。例三朱男，见象为反胃，可能发展为噎膈，故治疗上一面苦辛通降，温中行气；一面化痰消积，防患于未然。例四刘男，是痰瘀交阻，腑失通降，故以温中行气化瘀为法，使能气调、痰化、瘀消，胃肠复其通降之职。

噎

膈

便 秘

例一 林男 进下夺法所下无多，魄门仍坠，痛如火燎，间有脓血意，脉沉数，舌红苔黄。湿热久结肠腑，当再泄化。

生军五钱 槐角四钱 生枳壳二钱 酒子芩一钱五分 京赤芍二钱 丹皮二钱 胡黄连八分 泽泻二钱 肥玉竹一钱五分 赤苓四钱 椿根皮二钱

二诊：两为下夺，所下无多，仍不见爽，魄门刺痛如火燎，登厕或有脓血，脉沉数，舌红。肠之积蕴未清，当再疏泄。

细生地五钱 槐角四钱 胡黄连八分 生军五钱 粉丹皮二钱 泽泻二钱 黄柏一钱五分 黄芩一钱五分 生枳壳二钱 两头尖十四粒 椿根皮二钱 刺猬皮三钱

按：苦寒下夺、清化湿热，是阳结便秘的正治法。魄门坠痛如火燎，槐角、两头尖用之有效。刺猬皮能祛肠腑湿毒血瘀。

例二 岳女 便后魄门翻突作痛，会阴穴肿胀，或便血，口鼻喷火，舌苔黄腻，食后吞酸，善噫。肝胃不和，湿热下注所致。

上川连四分（酒炒） 炒枳壳二钱 生军四钱 川黄柏一钱五分 赤苓四钱 京赤芍二钱 槐角三钱 地榆炭四钱 泽泻一钱五分 白

蒺藜四钱　石耳一钱

改方：去川连，加川朴一钱，谷芽四钱。

二诊：便后肛痛及便血俱退，惟胸次未舒，吞酸善嗳，食入不畅，脉小数，舌心黄腻。湿热虽化，肝胃未和可知。

左金丸八分　大白芍二钱　旋覆花一钱五分（包）　大砂仁八分　陈橘皮一钱　炒谷芽四钱　云苓三钱　佩兰二钱　南木香八分　白蒺藜四钱

三诊：脘闷吞酸，胃呆善嗳虽退，而便后又肛痛便血，会阴肿，脉细数，舌红中黄。湿火下注，肝胃不和所致。

当归二钱　赤苓四钱　枳壳二钱　生军四钱（酒炒，后入）　泽泻一钱五分　炒茅术一钱五分　焦谷芽四钱　槐角三钱　生地榆四钱　麻仁丸三钱（开水过口）

按：石耳甘寒无毒，本治便血脱肛，用于魄门翻突尤效。

例三　李女　湿浊凝结，腑阳不通，便结，少腹痛，气从上逆，脉滑数，舌白。当化湿通幽。

油当归二钱　火麻仁四钱　云苓三钱　炒枳壳二钱　干薤白四钱（杵）　藏红花八分　冬瓜子四钱　青陈皮各一钱　郁李仁四钱　全瓜蒌五钱　皂角子一钱

例四　刘男　湿火随气运而下陷，二便坠急已久，既经洗肠，而坠如故，胸无阻滞，脉弦数而细，舌苔浮黄薄垢。当升举清阳，以化湿浊。

当归二钱　大白芍二钱　云苓三钱　泽泻二钱　炒枳壳二钱　台乌药一钱　陈橘皮一钱（盐水炒）　青升麻八分　炙甘草五分　怀牛膝一钱五分　滋肾丸二钱（开水过口）

二诊：升清泄浊，大腑渐通，小水亦利，坠急之势遂减，脉之数象渐平，舌苔浮黄初化。余浊未清，守原意出入。

便

秘

127

炒茅术一钱五分　青升麻八分　炙甘草五分　泽泻一钱五分　云苓三钱　大白芍二钱　川黄柏一钱五分　炒苡仁五钱　陈橘皮一钱　冬瓜子四钱　皂角子十粒

三诊：升清化浊，小水已利，而大腑又复不通，频频坠胀，脉复见数，舌根黄垢。肠腑余浊未清，当再通化。

全瓜蒌五钱　鲜薤白四钱（杵）　火麻仁四钱　炒枳壳二钱　泽泻二钱　大杏仁三钱　正滑石五钱　云苓三钱　方通草八分　脾约麻仁丸四钱（开水另服）

四诊：小水大腑俱通而仍坠胀不已，魄门紧闭，脉沉数，舌苔糙黄。肠腑湿浊未清，当再通导。

油当归二钱　火麻仁四钱　怀牛膝一钱五分　炒枳壳一钱五分　泽泻一钱五分　大杏仁三钱　台乌药一钱　瓜蒌皮四钱　赤苓四钱　独角蜣螂两对

另：三物备急丸十四粒，开水下。

五诊：日来二便已通，魄门紧闭已张，惟仍气坠，舌根燥黄。肠腑余浊尚多，当再宣利。

焦白术二钱　炒枳壳二钱　炙甘草五分　泽泻一钱五分　台乌药一钱　炒苡仁五钱　怀牛膝一钱五分　云苓三钱　青升麻八分　陈橘皮一钱　大杏仁三钱

按：湿火随气运而下陷，所谓清阳不升则浊阴不降，故立法以清化湿浊为主，配用升麻以升举清阳，使湿浊化而二便通利。

例五　徐女　气坠于下，尾闾作胀，便结不润，小溲艰涩不利，左少腹或胀满，越日必寒热一次，得汗则解，头眩气怯，脉沉细而滑，舌红中黄。荣卫不调，肝肾之气逆而不和也。业经已久，势无速效可图。

当归三钱　潼白蒺藜各三钱　怀牛膝一钱五分　炙黄芪三钱　淡苁蓉三钱　炙甘草五分　川楝子一钱五分　云苓三钱　大白芍二钱（桂枝三分拌炒）　柴胡五分　青升麻五分　海参肠二钱（酒洗）

另：补中益气丸三两，每服三钱，开水下。

例六　赵男　二便秘结者半月有奇，服硝黄而不效。少腹硬梗，腰似束带，胸痞不舒，食入易吐，切脉虚滑小数，二尺兼缓，舌心腻黄。此肾液久亏，不能开窍于二阴，痰浊久阻肠胃，肺气不能下降故也。与热秘者大相径庭。

咸苁蓉四钱　郁李仁四钱　火麻仁四钱　冬葵子四钱　淡天冬三钱　大杏仁三钱　金苏子一钱五分（炒）　新会皮一钱　油当归二钱　皂角子一钱　炒枳壳二钱　推车虫两对　麻仁丸四钱（入煎）

二诊：昨从叶氏温润肾阳立法，胸膺渐舒，少腹硬梗已减，而大便仍未见通，小溲亦短涩不利，食入仍吐，脉小数，舌苔转白。肠胃痰湿渐有化机，以原方再谋进步可也。

咸苁蓉四钱　川厚朴一钱　金苏子一钱五分（炒）　姜半夏一钱五分　干薤白四钱（杵）　云苓三钱　冬葵子四钱　炒枳壳二钱　郁李仁四钱　推车虫两对　白蜜五钱（冲）　姜汁五滴

另：半硫丸三钱，开水送服。

三诊：从叶氏温润肾阳，佐以化痰一法，大腑通而未畅，呕吐已止，胸膺渐舒，就能纳谷，脉之沉分转数，舌黄转白。痰滞已具下趋肠腑之兆，当再以温润通之。

淡苁蓉四钱　干薤白四钱（杵）　炒枳实二钱　冬葵子四钱　牵牛子二钱　川厚朴一钱　青陈皮各一钱　郁李仁四钱　火麻仁四钱　法半夏一钱五分　推车虫两对

四诊：迭进温润肾阳，以化痰湿之剂，大便闭结已通，小

便

秘

129

溲亦利，呕吐亦止，胸膺渐舒，就能纳谷，脉转沉滑，两寸且缓，舌根尚腻。此肾阳已司其职，能开窍于二阴，而脾家顽痰积湿，尚苦未尽也。

上川朴一钱　干薤白四钱　云苓三钱　法半夏一钱五分　炒谷芽四钱　淡苁蓉四钱　大麦冬二钱　泽泻二钱　冬瓜子四钱　炒枳壳二钱　新会皮一钱　生姜一片

五诊：迭进温润下元，以化痰湿之剂，大便闭结已润，少腹痞满亦退，胃纳亦增，脉亦步起，已具转机。再当润养，以善其后。

南沙参四钱　油当归三钱　淡苁蓉四钱　干薤白四钱（杵）　大白芍二钱　炒谷芽四钱　新会皮一钱　炒枳壳二钱　冬瓜子四钱　柏子仁四钱　皂角子一钱

按：肾开窍于二阴，司二便。本例肾液久亏，加以痰浊久阻肠胃，肺气不能下降，又曾服硝、黄而不效，知与热秘不同，故用温润肾阳，兼化痰浊一法，颇合机宜。苁蓉为温润肾阳之主要药物，故每方必用之。推车虫又名蜣螂，治二便秘结有显效。半硫丸治冷秘、虚秘有效。

例七　李男　腿痛已久，便闭不通，两腿麻痹，脉沉滑而细，舌苔滑白。此肝肾两亏，痰湿阻于气道所致。

淡苁蓉四钱　川厚朴一钱　川楝子一钱五分　油当归二钱　大白芍二钱（吴萸五分拌炒）　南木香八分　青陈皮各一钱　郁李仁四钱　炒茅术一钱五分　鲜薤白四钱（杵）　生姜一片　皂角子一钱

二诊：用温润立法，便闭已通，腹痛亦止，而两腿麻痹如故，前连少腹，后及尾闾，两部俱肝肾所司之地。其为肝肾久亏，脾家痰湿，先阻于气道，继流于经隧无疑。

淡苁蓉四钱　怀牛膝一钱五分　当归二钱（酒炒）　青木香八分

块苓四钱　大白芍二钱（吴萸五分拌炒）　鹿角霜一钱五分　川杜仲四钱　茅白术各一钱五分　青陈皮各一钱　九香虫一钱

例八　尹男　心肾之阴不足，阳气不能下达，分泌无权，便难气坠，魄门撑痛，小溲勤短，热数作痛，两足或肿，脉浮弦，舌红。当通阳化浊，分利肠腑。

淡苁蓉三钱　青升麻七分　泽泻一钱五分　怀牛膝一钱五分　川楝子一钱五分　台乌药一钱　川黄柏一钱五分（盐水炒）　云苓三钱　净车前四钱（盐水炒）　滋肾丸三钱（开水先下）

二诊：从叶香岩温润化浊一法化裁，阳气渐能下达，分泌尚乏其权，是以溲时则后重如欲登厕状，溺管痛，会阴穴如火燎，脉弦滑，舌红，面绯。心肾之阴暗亏，守原意更增育阴摄下之品。

淡苁蓉三钱　青升麻七分　鹿角霜三钱　川黄柏一钱五分（盐水炒）　大生地五钱　川楝子二钱　云苓三钱　怀牛膝二钱（盐水炒）　川杜仲三钱　小茴香七分（盐水炒）　青盐五分

三诊：两进叶香岩温润化浊法，溺管痛、会阴如火燎者俱退，惟便结未利，腰俞尚或痛，脉弦细，舌红。肝肾之阴气未复，守原意步增固下。

大生地五钱　川杜仲二钱　怀牛膝一钱五分　云苓三钱　川黄柏一钱五分（盐水炒）　女贞子三钱　旱莲草三钱　潼沙苑三钱（盐水炒）　鹿角霜三钱　泽泻一钱五分　桑寄生三钱

例九　孙男　脾肾两亏，气又不固，阴津不能滋润，肠腑为之缩小，大便艰难，粪如羊屎，小溲勤短。高年患此，非可轻视。拟益气养阴，滋润肾燥。

淡苁蓉四钱　菟丝子四钱　覆盆子四钱　云苓三钱　黑料豆四钱　当归二钱　潞党参三钱　破故纸四钱　炒白术二钱　怀山药三钱

便秘

131

钱（炒）

　　按：先祖治疗便秘，常以苁蓉滋肾润燥为主药，并根据不同证候，配合其他方法。如瓜蒌薤白之辛滑通阳；升麻之升清降浊；麻仁丸之润燥通幽；半硫丸之温肾逐寒、通阳泄浊；三物备急丸之攻逐冷积、急以通下；滋肾丸之清下焦湿热，助膀胱气化而利尿；五香丸以理气。并善用独角蜣螂、海参肠、皂角子等润肠通秘。

头痛　眩晕

　　头痛与眩晕，在肝阳上扰一类疾病中常合并出现，故以之共列为一门。本门病案，从病机分类，主要有肝火上炎、阴虚肝旺、风阳夹痰热上扰等。至于血虚、瘀血、风寒、风热等因而致的头痛，以及水饮等因而致的眩晕，则各见于有关门类，不在本门范围收载。

　　本门病例的治法，主要有泻火平肝、育阴平肝、息风化痰三种。但由于风、火、痰之为病，每多兼夹；阳亢与阴虚之证，每多相互影响（或由阳亢而致阴虚，或由阴虚而致阳亢），故立法往往虚实并图，标本两顾。

　　例一　马男　头巅痛，按之炙手，额际如覆物，耳轰鼻衄，腹痛、呛咳亦退，惟动则眩晕，脉弦细，右手数，舌根仍黄。木火初潜，虚阳未敛耳。守原意更谋进步。

　　大生地六钱（炙）　　生牡蛎一两（先煎）　　杭菊炭一钱五分　　明天麻五分　　大白芍二钱　　乌梅炭五分　　清阿胶二钱（鸡子黄拌炒）　　乌玄参四钱　　白蒺藜三钱（盐水炒）　　云苓三钱　　川黄柏一钱（酒炒）　　灵磁石四钱（煅，先煎）

　　二诊：经治来，头巅久痛，按之炙手如燎者大平，呛咳、鼻衄及腹痛亦退；惟仍眩晕，右太阳跳动，额际如覆物，脉弦细，舌根尚黄。木火虚阳甫有就范之机，守原意更进一步。

大生地五钱（炙）　生牡蛎一两（先煎）　杭菊炭二钱　大白芍二钱　清阿胶二钱（鸡子黄拌炒）　乌玄参四钱　白蒺藜四钱（盐水炒）　苦丁茶二钱　生石决一两（先煎）　明天麻八分　灵磁石四钱（煅，先煎）　荷叶一角

另：生军末二钱　川黄柏一钱　黄丹一钱　生明矾五分

共研细末，用鸡子清调做成饼，贴于太阳穴。

三诊：右太阳穴跳动、头巅久痛，按之灸手者俱退；惟仍不时眩晕，日来又增呛咳，痰难出，曾经鼻衄，脉弦细，舌心尚黄。木火虚阳甫有就范之机，肺胃之痰热未清。守原意更多肃化。

北沙参四钱　大杏仁三钱　生石决一两（先煎）　白蒺藜四钱　杭菊炭二钱　大白芍二钱　冬桑叶一钱五分　川贝母一钱五分　青蛤壳五钱（先煎）　旋覆花一钱五分（包）　苦丁茶二钱　枇杷叶三钱（去毛，炙）

膏方：滋水为抑木之本，育阴为潜阳之源。

北沙参四两　大生地五两　黑料豆四两　粉丹皮二两　甘杞子二两（盐水炒）　淡天冬三两　生牡蛎八两　陈橘白一两　女贞子四两　肥玉竹五两　乌玄参四两　白蒺藜三两（盐水炒）　杭菊花二两　大白芍二两　云苓三两　旱莲草四两　灵磁石四两

上味煎取浓汁，文火熬糊，入清阿胶二两烊化，再入白蜜十两收膏。

按：头痛连巅，按之灸手如燎，耳鸣眩晕，脉来细弦，良由阳亢阴伤，木火虚阳并从上扰。故立法一则平肝息风（天麻、杭菊、牡蛎），一则育阴潜阳（阿胶、鸡子黄、玄参、生地）。意在使水火既济，阴阳可以恢复平衡。又因木火亢盛，宜乎苦降、酸收，故用苦丁茶、乌梅以降火柔肝；相火偏旺，

宜乎苦泄，故专用黄柏以泻龙雷之火。外用药贴太阳穴，其作用亦在于泻火、沉降。

本例收效的关键，在于虚实并治，补泻兼施。若只泻不补，则虚阳难潜；只补不泻，木火又难平。

例二 朱男 右眉棱骨久痛，来去如电光之迅速，右牙关开合则牵引，不能饮咽，脉弦细，舌红苔白。水亏木旺，风阳上扰，窜入脉络而来，业经已久。先以滋水潜阳，息风解痉。

大生地五钱　生石决一两（先煎）　杭菊炭二钱　白蒺藜四钱甘杞子二钱　炒僵蚕二钱　粉丹皮二钱　明天麻一钱五分　大白芍二钱　生牡蛎一两（先煎）　灵磁石四钱（煅，先煎）

另：杞菊地黄丸三两，每服三钱，开水下。

二诊：右眉棱骨久痛，来去如电之迅速者已退，牙关开合及饮咽亦利，多言亦无妨，脉之弦象亦折，舌白转黄。风阳初潜，当再滋水抑木，更谋进步。

大生地六钱　生牡蛎一两（先煎）　甘杞子二钱（盐水炒）　杭菊炭二钱　明天麻一钱五分　大白芍二钱　清阿胶二钱　料豆衣四钱　白蒺藜四钱（盐水炒）　肥玉竹五钱　云苓三钱　灵磁石四钱（煅，先煎）

三诊：右眉棱骨痛，来去如电，及牙关开合牵引，不得饮咽者俱退；惟右额及发际尚有余痛，久而不清，脉弦细而滑，舌苔腐白。风阳日潜，痰浊未清也。

大生地六钱　竹沥半夏一钱五分　甘杞子二钱（盐水炒）　杭菊炭二钱　白蒺藜四钱（盐水炒）　生牡蛎八钱（先煎）　明天麻一钱五分　炒僵蚕二钱　净橘络八分　云苓三钱　灵磁石四钱（煅，先煎）荷蒂四个

按：右眉棱骨痛如电击，右牙关开合及饮咽均被牵引而受

头痛　眩晕

135

限，舌红苔白，此由水亏木旺，风阳上窜络脉所致。故先以滋水（生地、阿胶）潜阳（石决、牡蛎）、息风解痉（天麻、僵蚕、杭菊）为法。继因牵引退而余痛未已，舌苔腐白，故从原方去阿胶，加竹沥、橘络，以化入络之痰热。本例若治用疏风升散，势必导致阳升风动，掉眩不已。

例三 林男 始而左耳流脓，继之右畔头痛如刺，寒热迭作，得汗则解；今右手足掣痛，按之灼手，无以屈伸，兼之阳缩，溲时马口痛，不时呃逆，脉弦滑细数，舌红苔黄。肝家气火夹湿热壅遏脉络，经气无以流行。此为仅见之候。

龙胆草一钱五分 旋覆花一钱五分（包） 黑山栀二钱 海桐皮三钱 云苓神各二钱 怀牛膝二钱 忍冬藤四钱 双钩藤三钱 大白芍二钱（桂枝三分拌炒） 粉丹皮一钱五分 丝瓜络二钱（炙） 地龙一钱五分

另：以生地龙敷腿部。

二诊：昨为泻肝火、清络热，热退呃止，阳缩亦减，右足之掣痛亦折其半，惟尚未能移动，脉之弦象化为小滑，舌黄亦脱，舌根尚黄腻。可见肝家之气火就平，络中之湿热尚留结未去也。

细生地六钱 汉防己三钱（酒炒） 怀牛膝二钱 宣木瓜一钱五分 忍冬藤四钱 海桐皮三钱 赤白芍各二钱 双钩藤三钱 西秦艽二钱 炙地龙一钱五分

三诊：进泻肝火清络热一法，寒热、呃逆及阳缩虽退，而右腿痛势复甚于昨，筋脉无以移动，脉复弦数，舌红根黄。肝火及湿热窜入血分而乘脉络，不通则痛也。守原意加进。

细生地八钱 汉防己三钱 川黄柏二钱 忍冬藤四钱 宣木瓜二钱 海桐皮三钱 怀牛膝二钱 西秦艽一钱五分 白茄根一钱五

分　京赤芍二钱　丝瓜络二钱（炙）　炙地龙一钱五分

另：小金丹一粒，陈酒化开，开水过口。

四诊：今日大腑畅行两次，纯属黑污，阳缩及呃逆俱退，惟右腿仍肿痛，不得移动，时若火燎，筋掣而搐，左脉仍弦数。风阳湿火交乘脉络见端，势难一击即溃也。

龙胆草一钱五分（酒炒）　京赤芍二钱　怀牛膝二钱　海桐皮三钱　粉丹皮一钱五分　甘草节一钱　忍冬藤四钱　宣木瓜一钱五分　汉防己三钱（酒炒）　丝瓜络二钱（炙）　川黄柏一钱五分　桑枝五钱　炙地龙一钱五分

五诊：今日大腑又畅行两次，仍属黑污，阳缩、呃逆先退，右腿肿痛亦日减，筋掣亦平，而又忽热忽退，多汗，咳不爽，音嘶不亮，气逆如喘，脉虚数而滑，舌苔砂白。络中湿火初解，中宫痰热又来阻仄肺气之宣行，枝枝节节，殊难着手也。

旋覆花一钱五分（包）　丝瓜络三钱（炙）　法半夏一钱五分　白苏子二钱（炒）　海桐皮三钱　象贝母三钱　净橘络一钱　忍冬藤四钱　瓜蒌皮四钱　炒竹茹一钱五分　枇杷叶三钱（去毛，炙）

按：本例病机由于肝家气火夹湿热横扰络脉，经气无以流行，故见左畔头痛如刺，右手足掣痛灼手，屈伸不利等症。其阳缩、溲痛，亦为湿火下注足厥阴之络所致。初诊立法以泻肝火（龙胆草、黑山栀）、清络热（忍冬藤、丝瓜络、地龙）为主，皆为此病机而设。用生地龙外敷腿部，亦取其具有清热通络之功。二诊时阳缩得减，掣痛亦折其半。无奈其络中湿火留结，未能一击即退，因在三诊时，右腿痛势复甚，正如原案所称"肝火及湿热窜入血分"，敢于原方加重生地用量以凉血，加黄柏以清湿热，更用小金丹以化痰湿、祛瘀通络。药后阳缩、呃逆俱退，惟右腿肿痛未消，故于原法复加龙胆草着重泻肝家湿火，于是肿痛减，筋挛平，络中湿火初解。本例治程中右腿肿痛虽曾几经起伏，但泻肝火、清络热之治法，始终未变。至五诊时，顿增中宫痰热阻乀肺气之象，治法亦转以宣降肺气、清化痰热为主。本例结果如何，惜无续案，难加臆测。

例四 黄男　水不涵木，肝家气火化为风阳，盘旋于上已久，左半头痛，波及颊车牙关，舌底腐肿，脉弦细，舌黄。当滋水抑木，以潜风阳。

大生地六钱　大麦冬二钱　云苓三钱　清阿胶二钱　杭菊炭二钱　乌玄参四钱　黑山栀二钱　双钩藤四钱　生石决一两（先煎）　料豆衣四钱　生竹茹一钱五分　灯心十茎

二诊：舌下腐肿已退，而左半头仍痛，清晨尤甚，颊车或强紧，舌红苔黄，脉弦细。风阳初潜，水源未充。原法出入。

大生地六钱　乌玄参四钱　大麦冬二钱　炒僵蚕二钱　白桔梗一钱五分　大白芍二钱　杭菊炭二钱　生牡蛎一两（先煎）　清阿胶二钱　怀牛膝一钱五分（盐水炒）　灵磁石四钱（先煎）

例五 周男　虚阳木火上升，扰动阳明痰浊，头目昏胀，耳鸣目眩，入夜少寐，间或便红，切脉虚弦而滑，舌红无苔。虚象显然，非实火可比，柔降为先。

大生地五钱（盐水炒）　生牡蛎一两（先煎）　甘杞子二钱（盐水炒）　大白芍二钱　骨碎补三钱　潼白蒺藜各二钱　竹沥半夏一钱五分　明天麻一钱五分　杭菊炭二钱　云神四钱　灵磁石三钱（先煎）

另：杞菊地黄丸二两、磁朱丸一两，和匀，每服三钱，开水下。

按：虚阳上升，扰动痰浊，以致耳鸣、目眩、寐少、便红、舌红无苔，故立法以滋阴柔降为主，兼以清化痰热。不用苦降泻火者，以其非实火可比。

例六 黄男 平昔多用脑力，脑髓暗耗，水不涵木，虚阳不藏，暴升无制，头目眩昏，重视尤甚，间或耳鸣、少寐，切脉左部沉细而滑，舌红中黄。阳明间有宿痰之象，当从上病下取立法，以潜虚阳为先。

大熟地四钱　甘杞子二钱　生牡蛎一两（先煎）　明天麻一钱五分　大白芍二钱　料豆衣四钱　云神四钱　潼白蒺藜各三钱　杭菊炭一钱五分　霞天曲一钱五分　灵磁石四钱（煅，先煎）

另：杞菊地黄丸二两、磁朱丸一两，和匀，每服三钱，开水下。

二诊：从王太仆上病下取立法，木火虚阳就潜，头昏、耳鸣、少寐俱减，右脉弦象亦平，惟舌心尚黄，水泽未充。刻值初春，肝木用事。当守原意，更增益肾清肝，仿乙癸同调法。

大熟地五钱　甘杞子二钱（盐水炒）　女贞子三钱　云神四钱　杭菊炭二钱　黑料豆四钱（盐水炒）　潼白蒺藜各二钱　生牡蛎一两（先煎）　大白芍二钱　净萸肉二钱（盐水炒）　肥玉竹四钱　灵磁石四钱（先煎）

例七 韩女 头眩，心慌，气升则烦扰，神无主者已减；惟越日仍须发一次，如间疟然，脉弦滑，舌根久腻。气火化为风阳，与宿痰相乘，气有偏胜也。

当归二钱　明天麻一钱五分　远志肉一钱五分　川郁金二钱（矾水炒）　白蒺藜四钱　大白芍二钱　天仙藤三钱　旋覆花一钱五分（包）　川贝母一钱五分　双钩藤四钱（后入）　竹沥半夏一钱五分　怀牛膝一钱五分　炒竹茹一钱五分

二诊：气火上升则呕恶烦扰，神无所主，头眩，心慌，抽

139

掣多汗，如是者间日一发，脉弦滑，舌根黄腻。风阳鼓动痰湿所致。

大生地六钱　清阿胶二钱　生牡蛎一两（先煎）　煅龙齿五钱（先煎）　远志肉一钱五分　明天麻一钱五分　大麦冬二钱　大白芍二钱　杭菊炭二钱　双钩藤四钱（后入）　灵磁石四钱（先煎）

另：珍珠五分　川贝母一钱　生明矾五分　煅龙齿三钱

共研细末，每服二分，开水送下。

三诊：气火升扰之势就减，发则仍心烦意乱，肢冷，咽梗多汗，痰咯不爽，如是者间日一发。症情蹊跷，速效难求。

生石决一两（先煎）　生牡蛎一两（先煎）　杭菊炭二钱　清阿胶二钱　远志肉一钱五分　大白芍二钱　双钩藤四钱（后入）　煅龙齿五钱（先煎）　大麦冬二钱　云神四钱　灵磁石四钱（先煎）　炒竹茹一钱五分

四诊：间日则心烦意乱，烦虑懊恼，莫知所从者已减；而痰仍难出，脉沉滑数，舌根黄腻。一派痰之为患，速效难求。

大麦冬二钱　竹沥半夏二钱　川贝母一钱五分　明天麻一钱五分　大白芍二钱　陈胆星一钱五分　白蒺藜四钱　远志肉一钱五分　炒枳实一钱五分　青龙齿五钱（先煎）　云神四钱　灵磁石四钱（先煎）

按：本例立法从治痰为主者，是根据脉来弦滑，舌苔久布黄腻的苔、脉而定。其病机为气火化为风阳，与宿痰相乘。《丹溪心法》有谓："无痰不作眩，痰因火动。"故用药侧重于清化痰热，如竹沥半夏、生明矾、川贝母等。因其是火化风阳，所以息风潜阳（龙齿、牡蛎、珍珠、磁石）之品亦配用其中。特别是研末吞服的药物，是先祖常用于本类证候而且屡有效果的治法。风火相煽，久必阴伤液耗，是方中配以生地、麦冬的用意所在。用阿胶者，不仅意在滋阴，而且有"育神"之效（昔贤杨士瀛有"阿胶育神"之说）。

本例与癔症相近似。先祖当时称之为"症情蹊跷"，并且是"速效难求"，此诚实事求是的判断。经治后症状有所改善，颇有可玩味之处。

例八 李女 肝为刚脏，郁怒则气火上升，眩昏多汗，心烦脘仄，或呕吐吞酸，脉弦数而细，舌红苔白。荣阴暗亏，先当清镇柔肝。

生牡蛎八钱（先煎） 大麦冬二钱 大白芍二钱 云神四钱
炙乌梅一钱五分 黄郁金二钱 白蒺藜四钱 煅龙齿五钱（先煎）
左金丸八分 合欢皮四钱 金橘皮四钱

另：珍珠三分 川贝母一钱 龙齿二钱 伽楠香一分五厘
研取细末，每服三分，开水下。

例九 张女 头痛连及目珠，项向后吊，痛甚如鸡啄，业经两旬有余，时轻时重，月事适行即止，干咳咽痛，日来神志不清，舌苔燥黑，脉沉细小数，久按则不清了。风阳暴升，触动阳明积热，症绪非止一端，的属仅见之候，殊非正轨也。

生石膏一两（先煎） 香白薇三钱 连翘二钱（朱拌） 双钩
藤四钱（后入） 黑山栀二钱 炒僵蚕二钱 云神四钱 川贝母一钱
五分 淡竹叶三十片 灯心十茎（朱染）

改方：加礞石滚痰丸一两（杵，包煎）。

按：从本例证候特点分析，似非外感时病，而属于内伤杂病范围。因为病经两旬，初起无寒热，其非外邪可知，见头痛甚则如鸡啄，时轻时重，项向后吊，日来神志不清，舌苔燥黑，可见不是由邪热传变以致内陷风动，而是风阳暴升，触动阳明积热所致。当时限于现代医学检查条件，无从确诊是否为

141

脑部病变，但已认识到"症绪非止一端，的属仅见之候"。其立法：一用清阳明气分之热（石膏）和血分之热（竹叶、白薇），一用息风化痰（钩藤、僵蚕、川贝母）。改方用礞石滚痰丸，意在泻顽痰实热。本例惜无续诊病案，故难以做进一步分析。

例十 丁男 肝阳夹湿热上升，右半头痛，左鼻凡，左耳或掣痛，脉弦数，舌苔糙黄满布。清降疏泄并施。

生石决一两（先煎） 白桔梗一钱五分 瓜蒌皮四钱 刺蒺藜四钱 蔓荆子三钱 云苓三钱 京赤芍二钱 粉丹皮二钱 冬桑叶二钱 川方通八分 通天草一钱五分

二诊：左半头痛已减，左耳流脂无多，耳内刺痛，脉小数，舌苔糙黄已化。湿热渐清，肝阳未潜也。

冬桑叶一钱五分 细木通一钱五分 刺蒺藜四钱 蔓荆子四钱 白桔梗一钱五分 川黄柏一钱五分（酒炒） 粉丹皮一钱五分 赤苓四钱 大力子四钱（炒） 苦丁茶二钱 通天草一钱五分

另：龙胆泻肝丸三两，每服三钱，开水下。

按：本例所以诊断为"肝阳夹湿热上升"者，是因为脉弦数，舌苔糙黄满布。故治从清降（龙胆泻肝丸、苦丁茶）、疏泄（蔓荆、桑叶、刺蒺藜）并施。用通天草（即荸荠苗）能达巅顶以通鼻凡。

上列病案，虽有头痛、眩晕之分，但其病因病机，多为风阳与痰热上扰清空所致。其中由于在辨证上有虚实之分，在病情传变上有化火或入络之别，因此治法则同中有异。例一马男，是阳亢阴伤，木火虚阳上扰，故治法以平肝息风与育阴潜阳为主；但因木火过亢，仅用滋潜，则此火难平，因又配用苦降泻肝，攻补并进。例二朱男，其本虽属水亏木旺，但与例一不同之处在于本例兼夹风阳与痰热窜扰络脉，故立法一以滋潜，一以息风解痉、化痰通络。例三林男，为肝家气火夹湿热横扰络脉，故治以泻肝火、清络热为主。例四黄男、例五周男、例六黄男，在病机上均为水不涵木，虚阳上扰，但表现症状上却各有不同：例四为偏头痛牵及颊车，且舌下腐肿，例五、例六是以头目眩晕为主，而三者的立法用方，却均以滋阴潜阳，方选杞菊地黄丸加减，此属"异病同治"之类。例七韩女、例八李女，在症状表现上均有头眩、心烦、呕吐等，是其共同之点。其不同点是：韩女为间日定期发作，发时则神无所主；李女为持续发作，吐而吞酸，且有胸闷不舒。病机上两例同是风阳为患，但韩女是风阳与痰热交病，李女是气郁化火为患。故治疗上前者则侧重息风化痰为主，兼以育阴；后者则潜镇与柔肝（左金丸）、解郁（伽楠香）并进。例九张女，头痛症状与上列各例有相同之处，而其不同点在于伴有"项向后吊，日来神志不清，舌苔燥黑"，故立法一用清阳明之热，一用息风化痰。例十丁男，为肝火夹湿上升，是以清泻肝火为主，兼以疏散风热。其与例八之清阳明与息风化痰者有别。

附：头风

头风，在《千金要方》是指头部感受风邪之症的总称，包括头痛、眩晕、头痒多屑、口眼歪斜等症。本门头风，是以头痛为主的一类病证，主要由于风邪上受，郁遏经络所致，它和主要由于肝阳上扰的头痛、眩晕不同。又《医林绳墨》认为："浅而近者名曰头痛；深而远者名曰头风。"临床头风病发作时，多有头痛、眩晕的症状。故将本病附于此，以示其区

143

别与联系之处。

本门头风病，包括水头风与雷头风两种。前者每发头痛，常合并呕吐酸水痰涎，必得倾囊而后快；后者在头痛时，头部高突磊砢（砢，音裸。磊砢，众多貌）不平，自觉耳如雷鸣等。

头风治法，风邪为患者，治以散风为原则。《医方集解》有谓："头痛必用风药者，以巅顶之上，惟风药可到也。"其中偏寒者用川芎茶调散，偏热者用菊花茶调散加减。水头风之呕吐，常以调和肝胃（左金丸）、清化痰热（白金丸）为主。雷头风之头痛及头部高突磊砢者，常以清肝降火与疏散风邪合用。此外，兼有风痰上扰者，常配用息风化痰法（如半夏白术天麻汤）；见有水不涵木之象者，宜与滋水涵木法并用。

例一 严女　水头风三年，不时头痛如破，呕吐食物酸水，倾囊而出，其痛甫减，胸膺自觉火燎，月事如常，脉弦滑右细，舌苔浮黄。痰浊久羁于胃，肝家气火内迫，而升腾所致。速效难求。

左金丸八分（入煎）　大白芍二钱　生石决一两（先煎）　旋覆花一钱五分（包）　白蒺藜四钱　杭菊炭二钱　炙乌梅一钱　云苓三钱　法半夏一钱五分　川楝子一钱五分（醋炒）　姜竹茹一钱五分　荷蒂四个

例二 陶男　水头风屡发，发时仍或呕吐黄水，劳则尤甚，脉弦细，舌红。水亏木旺，肝阳上升，克脾犯胃，加有宿痰而来。

生石决六钱（先煎）　法半夏一钱五分　川郁金二钱（矾水炒）　大白芍二钱　明天麻一钱五分　云苓三钱　刺蒺藜四钱　炒僵蚕二钱　蔓荆子三钱　料豆衣三钱　姜竹茹一钱五分　荷蒂四个

另：清气化痰丸二两、二陈丸一两，和匀，每服三钱开水下。

例三 洪女　水头风十余年，每月必发一两次，呕吐酸苦黄水痰涎，印堂空痛尤甚，便结不通，饮食不化精微，而化痰水，脉弦滑，舌苔黄腻。水亏木旺是其本，铲根最难。

左金丸八分　姜半夏一钱五分　刺蒺藜四钱　旋覆花一钱五分（包）　炒枳实一钱五分　炒僵蚕一钱五分　陈橘皮一钱　大川芎一钱五分　杭菊炭二钱　云苓三钱　黄郁金二钱　姜竹茹一钱五分　苦丁茶二钱

二诊：从水头风立法，以丸代煎，为治本计。

南沙参二两　炒僵蚕一两五钱　苦丁茶二两　姜半夏一两五钱　新会皮一两　白蒺藜二两　大白芍二两（吴萸二钱拌炒）　甘杞子二两（盐水炒）　杭菊炭二两　云苓二两　大川芎一两　料豆衣二两　灵磁石二两　黄郁金二两

共为末，姜竹茹二两、旋覆花一两五钱，煎汤，加蜜水法丸。

另：吴萸二钱　黄柏一钱　生明矾一钱　东丹三钱　白芷二钱
共为末，鸡子清调成饼，贴于印堂处。

例四 姜女　雷头风已久，头痛左半尤甚，发际额上高突磊磊，两目赤肿，口碎舌红，脉细弦。外风引动内风，法当清降疏泄。

生石决三钱（先煎）　冬桑叶一钱五分　乌玄参四钱　蔓荆子三钱　白蒺藜四钱　羌活一钱　杭菊花二钱　香白芷一钱　大白芍二钱　薄荷炭一钱　苦丁茶二钱　荷蒂四个

二诊：雷头风减而复剧，发际及额上高突磊磊，两目赤肿，口碎舌红，月事后期，脉弦细。血虚肝旺，风阳上升所

145

致。速效难求。

生石决一两（先煎）　冬桑叶一钱五分　杭菊炭一钱五分　白蒺
藜四钱　大川芎一钱　京赤芍二钱　香白芷一钱　薄荷炭一钱　粉
丹皮一钱五分　大生地五钱　乌玄参四钱　荷蒂四个　苦丁茶二钱

另：八味逍遥丸一两、四物丸一两，和匀，每服三钱，开
水下。

三诊：雷头风举发已止，月事未调，白带多，腰痛，口
碎。冲带已亏，拟膏方图之。

大生地五两　白归身三两　大白芍二两　大川芎一两　潼白蒺
藜各三两　女贞子四两　肥玉竹四两　大丹参二两　川断肉三两　杭
菊炭二两　甘杞子二两（盐水炒）　煅牡蛎五两　云神四两　乌贼骨
三两（炙）　金香附二两

上味煎汁熬糊，入清阿胶一两五钱（烊化），再入白蜜十
两收膏。

例五　王女　雷头风一月，头痛如故，发际作痒，疙瘩磊
磊，呕恶胸痞，曾经寒热，脉沉迟不起，舌红边黄。贼风夹
湿，久羁清窍所致。

冬桑叶一钱五分　藁本一钱五分　蔓荆子三钱　刺蒺藜四钱
大川芎一钱　西羌活一钱　炙甘草五分　白桔梗一钱五分　当归二
钱　青防风一钱五分　苦丁茶二钱　荷蒂四个

二诊：雷头风，痛势大减，发际疙瘩亦就平，蒂丁尚坠
胀，脘痞呕恶，脉沉迟。风湿初退，气火未平耳。

当归二钱　大川芎一钱五分　刺蒺藜四钱　西羌活一钱　杭菊花
二钱　白桔梗一钱五分　炙甘草五分　藁本一钱五分　乌玄参四钱　冬
桑叶一钱五分　荷蒂四个　苦丁茶二钱

中　风

中风病古人虽有内外之分，但临床上是以内风居多。先祖对于《内经》及后世如张景岳、叶天士等有关"内风"的理论领会颇深，以此立论和指导临床。

对于中风病的分类，先祖认为《金匮》虽有中经、中络、中脏、中腑之分，但临床所见，很难截然分开；可是从发病时间与治疗的难易而论，却又有可分之处。一般是以中经、中络的新病（包括中脏腑后遗的偏中）为易治；久病则较难治。中腑也是如此。而中脏却不论新久，总是难治的危证。

对于中风病的治法，先祖是依据证候的虚实而拟定。虚证分为阴阳虚与气血虚；实证分为风、火、痰证等。故治疗虚证有：滋阴潜阳、滋阴生津、阴阳平补、益气生阴、益气和络、补脾和胃等法；治疗实证有：平肝息风、通腑泄热、清化痰热、开窍通络、活血化瘀等法。在治疗步骤上，一般是先治实，后治虚；但也有虚实同治，或急救其虚的。

例一　卢男　偏中已久，水亏木旺，风阳暴升，鼓动痰浊，猝然神迷，指节蠕动，目瞀言謇，切脉浮弦而滑，两关数，舌苔黄腻带灰。一派痰火见证，当清肝息风、化痰利窍。

羚羊角一钱五分　远志肉二钱　双钩藤四钱（后入）　明天麻二钱　竹沥半夏三钱　旋覆花一钱五分（包）　杭菊炭三钱　川贝

中
风

母二钱　炒枳实二钱　云茯神四钱　竹沥一两（冲）　九节菖蒲一钱五分

二诊：昨为清肝息风、化痰利窍，今晨神志就清，指节蠕动亦止，阳缩亦伸，渐能开口言语，脉之浮弦转为细滑而数，舌苔灰腻已腐，惟胸宇尚觉痰仄，会厌亦觉痰腻，咯之不得出。种种合参，暴升之风阳虽见潜降，而上部肺胃两经之宿痰尚盘踞未化。姑守原意减制，尚候酌夺。

羚羊角一钱　竹沥半夏三钱　大麦冬三钱　瓜蒌皮四钱　云茯神四钱　煅龙齿五钱（先煎）　远志肉三钱　净橘络一钱五分　川贝母二钱　旋覆花一钱五分（包）　炒竹茹一钱五分　九节菖蒲一钱五分

三诊：两进羚羊饮子出入，清肝息风，化痰通窍，神志大清，语言亦利，今晨大腑畅通，舌苔灰腻满布随脱，脉之浮弦亦平，惟两部尚滑，会厌及胸部尚觉痰阻，咯之难出，眼鼻干燥。暴升之风阳已潜，肠胃积蕴亦清，独上焦肺部之痰热未化，当清肝肃肺，开豁痰热。

羚羊片一钱　大麦冬三钱　瓜蒌皮四钱　川贝母三钱　竹沥半夏三钱　旋覆花一钱五分（包）　远志肉三钱　云茯神四钱　净橘络一钱五分　炒竹茹一钱五分　九节菖蒲八分

按：偏中已久，由肾阴亏虚而致风阳暴升（指节蠕动，脉弦而滑），痰浊内蒙（神迷言謇，苔黄腻带灰），故用清肝息风（羚羊角、天麻、钩藤）、化痰利窍（竹沥半夏、九节菖蒲、贝母）为主，兼以导痰下行（枳实），一剂即能风平（蠕动停止，阳缩得伸）窍利（口开能言），二剂后则痰浊下趋（腑通，苔化），基本已解决了标实之象。可见治疗本病，是采取了"急则治标"的原则，虽有本虚，但不能兼顾者，是因补虚则碍邪，必得邪去而后缓治其本，方能互不牵制。

例二　胡老太　赴宴归来，甫经更衣，即行跌仆，神志不清，口角流涎，左肢不用，舌强言謇，呕吐食物痰涎，脉弦滑。病名夹食中，势属未定，急以开口为先。

莱菔子三钱（炒）　煨天麻一钱五分　白蒺藜四钱　法半夏二钱　炒枳实三钱　大白芍二钱　橘皮络各一钱五分　大杏仁三钱　云苓神各四钱　炒竹茹一钱五分　九节菖蒲一钱五分

另：苏合香丸一粒，菖蒲汤先下。

二诊：偏中神识就清，略能言语，而右手足舞动不已，且甚有力，两目不能睁视，面戴阳光，脉弦数而滑，舌心灰黄，边苔浮白。胃中痰滞初化，肝家气火郁遏化风之象。亟为柔肝息风，以化痰滞。

羚羊尖六分　刺蒺藜四钱　云神四钱　炒枳实三钱　大白芍二钱　双钩藤四钱（后入）　煨天麻一钱五分　陈橘皮二钱　杭菊花三钱　川郁金三钱　炒竹茹一钱五分　青果七粒（打）

服药后夜间手足舞动及面戴阳光更甚，且烦扰不已，面部多汗，齐颈而止。改方用羚羊尖八分磨汁，上川连一钱冲服，至天明时手足舞动及烦扰稍安，至上午得腑行两次。

三诊：昨进羚羊饮子法，神志就清，渐能开口，大腑亦迭行两次，脉仍弦数而滑，舌苔灰黄根腻，右手足仍舞动有力，左肢不能自用。种种见症，是胃中痰滞已下趋肠腑，木火风阳尚未潜降也。

羚羊尖一钱　刺蒺藜四钱　明天麻二钱　大麦冬三钱　远志肉三钱　双钩藤四钱（后入）　云神四钱　生牡蛎八钱（先煎）　大白芍二钱　杭菊炭三钱　炒竹茹一钱五分　青果七粒（打）

四诊：两进羚羊饮子出入，风阳渐潜，神志日清，渐能开

149

口，脉之弦数渐平，而舌苔尚灰黄，言謇，遗溺，腰腿痛。心脾络中之痰尚重，以原意更增化痰通络之品。

生石决一两（先煎）　上川连八分（水炒）　云神四钱　大麦冬三钱　川贝母三钱　大白芍二钱　白蒺藜四钱　杭菊炭三钱　远志肉二钱　净橘络一钱五分　炒竹茹一钱五分　朱染灯心十茎

五诊：偏中神志日清，语言已利，惟小水仍自遗无知，右肢酸痛，舌苔更形灰黄满布。胃中痰滞初化，尚未下趋肠腑，以原方增入和络通腑之属。

上川连八分（酒炒）　炒枳实三钱　旋覆花一钱五分（包）　炒六曲四钱　云神四钱　白蒺藜四钱　远志肉三钱　大白芍二钱　大杏仁三钱　川贝母二钱　炒竹茹一钱五分　大荸荠五个

六诊：偏中风阳平后，神志步清，而昨夜复烦躁不寐，右畔头痛，舌苔黑垢且干裂无津，牙根及喉关俱发白块成片，脉复弦数。可见风阳虽潜，阳明痰滞蕴结化热熏灼，而津液为之销烁也。亟为润阴涤热，以泄腑浊。

鲜生地一两（切）　鲜石斛五钱　炒枳实三钱　乌玄参四钱　全瓜蒌六钱（杵）　大杏仁三钱　上川连一钱　云神四钱　大麦冬三钱　炒竹茹二钱　更衣丸四钱（包煎）

服药后夜间舌黑及干裂更甚，喉关及满口腐白尤多，烦扰不安者达旦，拟方与服。

鲜生地一两（切）　乌犀尖八分　乌玄参四钱　鲜石斛五钱　云茯神四钱　炒枳实三钱　炒竹茹二钱

七诊：今日大腑已通，纯属黑垢，舌苔仍干灰满布，舌边且欲腐，喉关两旁且破腐成片，饮咽辄痛，脉之弦硬虽折，而至数转觉不清，右手复搐搦。此肠腑浊热熏蒸，心火肝阳复为热所鼓动，直冲于上也。既经腑通，仍守凉泄一法。

乌犀尖八分　羚羊尖八分　云苓神各四钱　玄参心四钱　大麦冬三钱　鲜生地一两（切）　鲜石斛五钱　射干三钱　连翘三钱　炒竹茹二钱　灯心十茎

服上方后，病状如故，神识且模糊，两脉不清，夜间复诊，拟方如下：

西洋参三钱　肥知母三钱　大生地五钱　云神四钱　大麦冬三钱　枇杷叶三钱（去毛，蜜炙）　玄参心四钱　炒竹茹二钱　鸡子清一枚（冲）

另以金汁或鲜芦水，以笔蘸涂唇边及口内破碎处。

八诊：今日舌上干黑之垢苔大退，舌本之红绛且略有津润，真水似有上承之机，当仍守甘润滋养一法。

西洋参三钱　川石斛四钱　玄参心四钱　大麦冬三钱　云苓神各四钱　青蛤壳五钱（先煎）　大生地五钱　川贝母三钱　生竹茹二钱　莲子七粒（连心）

九诊：夹食中，胃中食滞迭由肠腑而行，津液且能上承，病势大有转机，右脉尚嫌弦数，胃中余浊仍未肃清，以和胃生津为事。

西洋参三钱　大白芍二钱　炙甘草八分　青蛤壳五钱（先煎）　大麦冬三钱　川贝母三钱　炒竹茹二钱　云神四钱　生谷芽四钱（荷叶包）　莲子七粒（连心）

十诊：舌上黑垢苔退后，津液已能上潮，舌红有津润，大腑迭行，下去黑垢甚多，惟右手足尚自动有力，痰多难出，间或呃逆，胃纳反不如前，夜来烦扰少寐，右脉尚嫌滑数。肝家气火未能尽潜，胃中尚有痰热未化，肺气不清，阴阳乏交通之用所致。

西洋参三钱　南沙参四钱　白蒺藜四钱　云神四钱　天麦冬各三

151

钱　远志肉三钱　川贝母三钱　炒竹茹二钱　陈橘皮二钱（蜜炙）
北秫米三钱

十一至十三诊：病情为腑通邪泄，风息神清，津、阴渐能
上承。立法以生阴、养胃、扶脾为主。

十四诊：今日猝增虚痰上壅，喉际汩汩有声，咯之不得
出，神志又将昏迷，两脉俱有息止状，舌绛而干。阴涸气馁，
宿痰上泛，非寻常之痰热壅仄者比，姑为降化。

西洋参三钱　法半夏三钱　远志肉三钱　海浮石四钱　生牡
蛎一两（先煎）　金沸草一钱五分（包）　金苏子二钱（炒）　川贝
母三钱　炒竹茹二钱　太阴元精石四钱（先煎）

按：本例为"夹食中"，初起是风阳暴升，痰滞内阻；继
则是痰滞蕴结化火，以致风火相煽，升腾不已；再次则为真阴
被风火灼耗，于是形成先实后虚之象。其立法，治实以通腑、
泄热治其本，息风、开窍治其标，以使痰火下行，从而挫其煽
风之力，泄热而保真阴；迨至实邪既去，虚象（阴虚）毕陈，
则侧重于顾护真阴，以使阴能上承，虚火潜降。

对本案在治实和治虚过程中，立法虽几经变换，但病情却
能应药而减，步离险境，惜乎患者年事既高，又因复中突变，
终成不治而逝。

例三　洪女　猝然痰厥，状如中风，不省人事，牙关紧，
口眼歪斜，左半面紧掣不已，舌强言謇，舌苔灰腻满布，右手
足不能自用，右脉滑数怒指，左手弦滑小数。肝风暴升，触动
宿痰，交乘机络而来，势尚未定，当息风化痰、利窍通络。

羚羊片五分（先煎）　陈胆星一钱五分　煨天麻一钱五分　炒枳
实一钱五分　竹沥半夏一钱五分　杭菊炭二钱　云神三钱　白蒺藜三
钱　双钩藤三钱（后入）　大白芍二钱　生石决一两（先煎）　竹沥

一两（冲）　九节菖蒲五分

另：苏合香丸一粒，去壳化开，煎药送下。

二诊：今日神志较清，语言尚未全利，左畔头痛，紧掣而搐，目斜上视，口歪舌强，舌苔灰黄满腻，便结不通，少腹拒按，右手足无以自用，右脉滑大较平，沉分尚数。风阳痰浊交乘机络，势仍未定，守原意更参通腑泄浊之品。

生石决一两（先煎）　煨天麻一钱五分　陈胆星一钱五分　江枳实一钱五分　竹沥半夏一钱五分　双钩藤四钱（后入）　云神三钱　大麦冬二钱　杭菊炭二钱　九节菖蒲七分　大白芍二钱　礞石滚痰丸一两（杵，包入煎）

三诊：今日大腑又畅通两次，神识亦清，左半面筋搐及头痛亦减，而语言未楚，口歪舌强，舌苔灰腻，右手足不能自用，脉之数象就平，滑仍如故。风阳初潜，痰浊尚未清，速效非易。

生石决一两（先煎）　陈胆星二钱　煨天麻二钱　白蒺藜三钱　杭菊炭二钱　大麦冬二钱　云神四钱　远志肉二钱　竹沥半夏二钱　煅龙齿五钱（先煎）　大白芍二钱　九节菖蒲七分　炒竹茹一钱五分

四诊：经治来神志亦清，语言就明了，头痛及筋掣亦退，渐能纳谷，右手足未能自用，腿背痛，舌苔灰白厚腻，脉尚弦细而滑。风阳初潜，顽痰尚多，络脉失养，经气不利，图复不易。

当归三钱　白蒺藜三钱　怀牛膝二钱　大麦冬二钱　大白芍二钱（桂枝五分拌炒）　杭菊炭二钱　陈橘络八分　远志肉二钱　西秦艽二钱　竹沥半夏二钱　制豨莶三钱　炒竹茹一钱五分　九节菖蒲七分

五诊：偏中经治来，神志先清，头痛筋掣亦减，语言亦

中风

153

利，舌苔灰白厚腻亦化，右肢未能自用，脉之沉分尚弦硬，大腑旬余未行，前日两次便血甚多。可见风阳初潜，痰火及肠垢尚重，延非所宜。

细生地四钱　大麦冬二钱　怀牛膝二钱　瓜蒌皮四钱　炒枳实二钱　阿胶二钱　火麻仁四钱　油当归三钱　西秦艽二钱　大杏仁三钱　白蜜一两（冲）

六诊：偏中延久，神志已清，语言已利，头痛如劈者亦止，大腑亦通调，右肢痛亦止，而右臂又作痛，肩髃骨脱落，幸鱼际肉不陷，血气尚有流通之机。以培养荣卫、通络化痰为事。

潞党参三钱　炙黄芪三钱　大白芍二钱（桂枝五分拌炒）　大生地五钱　制狶莶四钱　宣木瓜二钱　炒白术二钱　白蒺藜四钱　川断肉四钱　威灵仙三钱　当归三钱　桑枝四钱　红枣三个

改方：去威灵仙，加千年健三钱。

按：中风发病猝然，是为风阳暴升，痰阻机窍络脉，故首方以息风化痰、利窍通络为法。次诊虽有神志、语言渐清之象，但增少腹拒按，便结不通，且苔犹灰黄满腻，故从原方增加礞石滚痰丸，以通腑泄浊。三、四两诊，因腑气两经畅通，可见机络痰浊初有趋化之势，但因络脉失养，顽痰尚多，故立法从原方加和荣通络为治。五、六两诊，前者因痰火与肠道宿垢未除，以致便血两起，故立法转以养阴润通为主；后者则以益气养荣、化痰通络善其后。综观本病危重期是在痰厥阶段，故治法重点是从化痰以至逐痰，并结合息风、开窍，一则可使痰浊从腑通而降化，一则可使阳潜而风息窍开。风涛既定之后，其后遗症难以速效，这在预料之中，容当缓图渐复。

以上三例，同是中风病中以中腑为主的一类病证，都有痰热内蒙、肝风内动之象，治法均曾用过化痰开窍、平肝息风等类方药。其不同点在于：卢男虽为偏中已久，而其现证则为风阳与痰热互搏的实证，故采用"急则治标"的原则，以清肝息风、化痰利窍，兼以导痰为法。胡女则为"夹食中"，初起是痰滞内蕴化火，风火相煽，在用通腑泄热、息风开窍之后，其痰火、风阳初具化、潜之机时，相继出现了真阴耗伤之象，故转投益阴增液为主，以使阴承阳潜，水火既济。洪女是初为中腑与偏中并现，但在风平窍利之后，而偏中未复，故后方是从化痰通络而至益气养血并用，以使大气流注经脉，促其气血和调。可见洪女与以上两例的治法，是始同终异；而胡、洪两例后期虽同为虚证，不同点在于前者为阴虚，后者以气虚为主，故在治法上亦各有侧重。

例四 林男　风阳暴升，引动宿痰，左手足不能自用，左半面痹木不仁，切脉弦滑而数，右手且鼓指，舌红苔砂，火象显然。当柔肝息风，化痰通络。

生石决一两（先煎）　明天麻二钱　制豨莶三钱　怀牛膝一钱五分　左秦艽二钱　杭菊炭二钱　丝瓜络二钱　双钩藤四钱（后入）料豆衣四钱　大白芍二钱　净橘络一钱五分　桑枝四钱　荷叶筋一团

二诊：投柔肝息风、化痰通络为法，脉滑大鼓指已减，舌黄口槁，余如故。

原方去料豆衣、白芍。加大麦冬二钱、云苓神各四钱、首乌藤四钱。

三诊：两进柔肝息风、化痰通络法，左手指节初知痛痒，而仍未能转动自如，舌红中剥。

原方去首乌、荷叶筋，加怀牛膝一钱五分、川石斛四钱。

四诊：两脉弦大鼓指者日平，左足渐能步履，左手指节尚

中
风

155

未能转动自如，惟入夜又增多汗，衣为之湿，间或气怯不平，舌红中黄。内风初潜，阴气尚亏，阳失藏守也。当益气生阴，潜阳固表。

大生地五钱　炙黄芪二钱　煅牡蛎五钱（先煎）　大麦冬二钱
别直须一钱五分　云苓三钱　料豆衣四钱　五味子八分　炙甘草八分
怀牛膝二钱　桂圆壳七个

五诊：日来自汗已收，左足亦能步履，左手指节尚未能转动自如，心中筑筑，易于跳荡，右脉尚数，舌黄已退。可见阴气初固，络脉未荣，以原方更增利节和络可也。

别直须一钱五分　怀牛膝二钱　制豨莶四钱　炙黄芪三钱　大生地五钱　青防风八分　千年健四钱　左秦艽二钱　大麦冬二钱
云茯神四钱　净橘络一钱五分　桑枝四钱　红枣三个

六诊：偏中经治以来，左手足已能自用，自汗亦收，左畔面麻痹亦退；惟日来遍体作痛，盖交春节使然，左脉弦数，舌红口干。水不涵木，经气不行也。当滋水抑木以和络脉。

大生地五钱　左秦艽二钱　怀牛膝二钱　千年健四钱　海风藤四钱　大白芍二钱　白蒺藜四钱　大麦冬二钱　双钩藤四钱（后入）　川石斛四钱　净橘络一钱五分　丝瓜络二钱（炙）　荷叶筋一团

七诊：左侧面麻痹已减，自汗亦少，指节间或掣痛，颊车或觉酸涩，舌起黄苔两条。

原方去荷叶筋、丝瓜络，加炒僵蚕二钱、生竹茹一钱五分、青果三个（打）。

八诊：偏中日渐康复，肾阴未充，口干，舌黄，颊车或酸涩。当再滋水涵木，育阴潜阳。

北沙参四钱　大麦冬二钱　生牡蛎八钱（先煎）　料豆衣四钱

川石斛四钱　五味子八分　净橘络一钱五分　乌玄参四钱　大生地五钱　杭菊炭二钱　云苓神各四钱　灵磁石四钱（先煎）

九诊：偏中经治以来，日见康复，惟口舌尚干槁，舌苔尚黄，左手发出湿痹，红肿而热且起脓窠，脉复数。络中湿热外达之机，姑为清通络脉，泄化痰火。

大生地五钱　忍冬藤四钱　青防风八分　川黄柏二钱（盐水炒）京赤芍二钱　泽泻二钱　净橘络一钱五分　左秦艽二钱　制豨莶四钱粉丹皮一钱五分　桑枝四钱　丝瓜络二钱（炙）

按：偏中于左，左肢不用，风阳暴升，鼓动痰浊窜扰于络。先祖始从柔肝息风、化痰通络立法；继因自汗如洗，衣为之湿，阴不敛阳，阳失藏守，改进益气生阴、潜阳固表；终以滋水涵木、育阴潜阳法续治。

例五　刘男　年登大耄，形体丰腴，且饮啖过人，得天独厚可知矣。近由跌仆后，右畔头痛起见，渐致胸宇痹仄，食少神疲，风疹浓发，日来又增右手足不能自用，舌强言謇，右脉弦细而滑，左手关尺两部模糊不清，舌红无苔。心肾之阴气已衰，暑热乘虚而入，引动酒湿积热侵注脉络，胃中清气失和所致。症情夹杂，立法殊难，姑为调畅中宫，鼓舞胃气，更参通络化浊。

南沙参四钱　大麦冬三钱（米焙）　旋覆花一钱五分（包）　川贝母二钱　云苓神各四钱　净橘络一钱　益元散五钱（包）　远志肉二钱　丝瓜络二钱（炙）　刺蒺藜四钱　炒竹茹一钱五分　荷叶筋一团

二诊：药后酣卧一宵，今晨神志颇清爽，胸宇之痹仄亦减，右肢亦较活动，左脉之模糊尚未清，大腑数日未通，胃纳呆滞，舌心略起新苔，风疹未复出。种种合参，机络之痰浊渐

中

风

化，暑热尚留结阳明，清者不升，浊者不降。守昨意更增调中润下为事。

南沙参四钱　瓜蒌子四钱（打）　大麦冬二钱　远志肉二钱
川贝母二钱　益元散五钱（包）　净橘络一钱　焦谷芽四钱　云苓神各四钱　炒竹茹一钱五分　冬瓜子四钱　荷叶露代水

三诊（夜诊）：入晡大腑畅通且多，胸腹畅适，风疹浓发，右手足微肿，舌心黄苔腐薄。

原方去瓜蒌子、麦冬、冬瓜子，加炙桑皮二钱、川石斛四钱。

四诊：昨晚大腑畅通，胸次随畅，入夜亦能安卧，胃纳渐香，左脉关尺两部之至数逐次见清，一派转机之兆，惟右肢未能运动，指节仍肿，小溲短赤不利，舌心黄苔已化。种种合参，下焦余热未清，胃气尚在初和之候。当再清养和中，佐以化余热而和络。

西洋参二钱　南沙参四钱　方通草八分　益元散五钱（包）
生熟谷芽各三钱　陈橘白一钱　陈橘络一钱　大麦冬三钱　丝瓜络一钱五分（炙）　川石斛四钱　云苓三钱　炒竹茹一钱五分　荷叶露代水

五诊：诸恙逐次见退，风疹日清，右手足渐能运动，惟指节尚浮肿，舌心黄苔已化。

原方去通草，加秦艽二钱、桑枝尖四钱。

六诊：午后大腑又复见行，且不燥结，小水渐通，风疹之磊磊亦步少，夜寐亦颇安适，两脉渐平匀，右手指节肿势亦减，舌心薄黄苔未脱化，右肢尚痿软乏力，未能自用。可见暑湿已逐步见清，而胃中之降化未力，阴气尚未能流贯脉络。立法当从养阴益气、化痰和络着手。

158

台参须二钱　西洋参二钱　西秦艽二钱　云苓神各四钱　净橘络一钱　焦谷芽四钱　丝瓜络二钱（炙）　怀牛膝二钱　大麦冬三钱　川石斛四钱　桑枝尖四钱　荷叶露代水

风疹将清，右足渐能举步，右手尚木肿，拟仿古人玉屏风煎汤熏之，益气和络，以助气血之流行。

洗药方：

生黄芪一两　宣木瓜一两　青防风八钱　桑枝一两　当归一两
荷叶筋一两　陈酒一两

上味用水煎汁，乘热浴之。分两次用亦可。

七诊：益气和络，尚能安受，语言笑貌，渐复原状，右足渐能举步，右手尚木肿、少力。

原方去秦艽，加首乌藤四钱、泽泻二钱。

按：本例内因心肾之阴本亏，酒湿痰热素重；外因感受暑湿，加由跌仆，而致偏中。其一、二、三诊均以调中、化浊、润下、通络为主，以使浊降清升，胃气鼓舞。由于胃气初和，余热未清，故四、五两诊，一则逐步增加清养之品（西洋参、麦冬、石斛），一则和中通络，以使津生、热减、阴复、络和。六、七两诊着重益气、养阴、和络，使其大气渐能贯注脉络，于是气血流行畅利，故偏中的右侧手足能逐步自用。综观本案治法，通络是贯于全程的始终，而其配伍则前后各有侧重，前期重在调中润下，后期重在益气养阴。此为治愈本病的关键。

例六　张男　偏中已久，右手足木肿，不能自用，舌强言謇，舌根左右高突，无故自笑，两太阳穴筋胀作痛，颧面抚之则觉烘热，须际蠕痒，搔之起瘰，痰质黏厚，咯之不易出，切脉弦细而滑，两尺濡软小数，舌苔腐白。心肾久亏，水不涵木，风阳暴升，扰动阳明痰浊，目下风阳就平，痰浊尚留于清窍。辛温固非所宜，苦寒亦非其时，先当清心柔肝、化痰利窍，仿古人轻可去实用意。

冬桑叶一钱五分　竹沥半夏二钱　橘皮络各八分　炒僵蚕二钱　川贝母二钱　生石决一两（先煎）　刺蒺藜四钱　杭菊炭二钱　明天麻一钱　远志肉一钱五分　炒竹茹一钱五分　灯心十茎（朱染）

二诊：头昏及两太阳穴胀痛已减，舌强言謇，便结三日未通。

大麦冬二钱　白蒺藜四钱　竹沥半夏二钱　橘皮络各一钱　远志肉二钱　川贝母二钱　炒僵蚕二钱　炒枳实五分　云苓三钱　九节菖蒲八分　大荸荠三个（打）　陈海蜇五钱

三诊：大腑通于未药之前，语言渐清，舌根高突亦就平，间或尚无故自笑。

原方去海蜇、荸荠、川贝母、枳实，加石决、天麻、杭菊炭、竹茹。

四诊：症如上述。

原方竹沥半夏改为法半夏，加白芍、钩藤、灵磁石、防风。

噙化丸：润阴生津，以化痰热。

西洋参二钱　大麦冬四钱　炒僵蚕二钱　炙乌梅一钱五分　川贝母二钱　煅月石一钱五分　九节菖蒲一钱　远志肉一钱五分　海蛤壳三钱　猴枣二分

上味如法研取极细末，用鸡子清调糊为丸，若不成丸，略增炼蜜，丸如桂圆核大，卧时噙化一丸。

五诊：昨晚腑通，燥结不爽，其色焦黄，肾燥肠结可知，舌根强木，发言咬字久不清了，吃吃自笑，甚则头部筋梗，痰出黏厚如饴，四末清冷。内风初平，痰热未尽，脾阳不布于外，肾阴久亏于下也。姑易地黄饮子出入。

台参须一钱五分　川石斛四钱　甘杞子二钱（盐水炒）　淡苁蓉三钱　云苓三钱　杭菊炭二钱　大麦冬二钱　当归三钱　大生地五钱（蛤粉炒松）　大白芍二钱（桂枝五分拌炒）　九节菖蒲五分　薄荷叶五分（后入）

六诊：昨日改进地黄饮子，颇能安受，发音咬字较清，四末清冷较和，舌上布出薄白之新苔，胃气似有来复之机，脉仍濡细而滑。进温动阳，可见气阴并亏，当守原者，接进毋懈。

台参须一钱五分　当归二钱　远志肉一钱五分　淡苁蓉三钱　五味子五分　大白芍二钱（桂枝五分拌炒）　大麦冬三钱　甘杞子二钱　大生地五钱（蛤粉炒）　云苓三钱　杭菊炭二钱　九节菖蒲五分　薄荷叶五分

按：偏中经久，就诊时风阳初平，痰浊尚留于心脾之络（舌强言謇，舌根左右高突，舌苔腐白，无故自笑）。初诊用化痰利窍一法，是仿"轻可去实"之意，以观进退，药后尚能安受，故二、三、四诊仍从原方出入，二诊曾加用海蜇、荸荠（雪羹汤）缓通，四诊另拟噙化丸，以资润阴生津，清化痰热。几经治疗，症状虽有好转，但因偏中已久，导致脾阳不布（四末清冷），肾燥肠结（便通燥结不爽），因而五、六两诊改从阴阳两顾（地黄饮子），以治本为主，结合化痰利窍治其标，于是阴阳初具相维之机，浮越之阳甫告潜归其窟，病情基本好转。综观本案治疗，初诊既不因其病久而先进滋补，后诊也不因其痰实而不顾其虚，关键在于攻补用得其宜，才不致有"虚虚"、"实实"之弊。

以上三例，均属中风病的偏中一类，都有一侧上下肢不能自用的症状，在治法上也均用通络一法作为配伍。其不同点在

中
风

161

于：林男初起是风阳鼓动痰浊窜扰于络，故用柔肝息风、化痰通络为法；继由阴不敛阳所致的"自汗如洗"，故改用益气生阴、潜阳固表为主；终以育阴潜阳善其后。刘男是心肾之阴本亏，酒湿痰热素重，加之新感暑湿，由跌仆而致偏中，故初以调中化浊、润下通络为主；俟因胃气初和，余热未清，则于和中通络法中加清养之品；终以益气阴，和络脉善其后。张男就诊时突出的病机是痰浊留于心脾之络，故第一阶段治法是化痰利窍为主，兼以缓通、润阴为辅；因偏中已久，脾阳不布，肾燥肠结，故第二阶段改从阴阳两顾治其本，化痰利窍治其标。

例七 蒋男　高年阴气日衰，水不涵木，内风夹痰窜扰于络，心脾受病，左肢麻痹，步履乏力，舌本强木，脉弦滑右数，舌红无苔。非外风也，延有偏枯之害。

别直须一钱五分　炙黄芪三钱　怀牛膝二钱　当归三钱　云苓三钱　法半夏二钱　净橘络一钱　川桂枝八分　制豨莶四钱　明天麻二钱　夜交藤四钱　桑枝四钱　红枣三个

二诊：左肢麻痹已减，舌本强木亦展，而两腿尚乏力，傍晚则肿，舌起白苔，脉弦滑。此内风夹痰湿为患也。

当归三钱　炙黄芪三钱　川桂枝八分　威灵仙四钱　制豨莶四钱　明天麻二钱　川草乌各一钱五分　怀牛膝二钱　香独活一钱　连皮苓四钱　净橘络一钱　桑枝四钱　红枣三个

按：高年见有左侧肢体麻痹乏力，舌红无苔，是为气阴日衰，内风窜扰络脉所致，有偏枯之先兆，故立法首从补益气血、化痰和络为治，次诊因舌起白苔，故从原方又增祛风湿、通经络之品。可见本例是处于偏枯先兆之际，其与已中经络者有轻重之分，所以两诊立法，主要着眼于补益气血、化痰和络，以防偏枯之发生。

癫 狂 痫

癫、狂、痫三种病证，症状虽异，但均以"痰"为患。临床常见者，癫证以痰气郁结为主，狂证以痰火炽盛为主，痫证以痰聚风动为主。一般初病属实，病久夹虚。癫证与狂证也可以相互转化。

先祖治疗癫狂痫证，多重用化痰药，如胆星、竹沥半夏、天竺黄之属，或用礞石滚痰丸、清气化痰丸、白金丸等以加强化痰之功。凡气郁者，理气解郁，如青皮、枳壳、白蒺藜等。火盛者，苦以折之，如龙胆草、黄连之属；狂悖甚者，加重镇之品，如龙齿、灵磁、铁落之属。动风者，潜息风阳，如石决、天麻、钩藤、全蝎之属。昏迷者，加菖蒲、远志、郁金，或抱龙丸开窍豁痰。

例一 丁男 始而神志狂乱，骂詈掷物，继则不言不语，或明或昧，饮食不知饥饱，或呛咳多痰，脉不应指，舌苔腐白。此火为痰盖，由狂入癫之象。收效殊难，先当化痰清窍。

大麦冬二钱　竹沥半夏一钱五分　云神四钱　煅龙齿五钱　天竺黄一钱五分　远志肉一钱五分　川郁金二钱（矾水炒）　川贝母一钱五分　净橘络一钱　九节菖蒲八分　铁落一两（先煎）

改方：加陈胆星一钱。

二诊：冠年猝然狂癫两月不退，善笑善哭，多食不知饥饱，掷物不分贵贱，入夜二便无知，呛咳痰鸣，脉来乍大乍小，舌红中白。痰火久羁肺胃，神明为之蒙蔽也。仍难速效。

上川连四分（水炒焦）　大麦冬二钱（朱染）　煅龙齿五钱（先煎）　云神四钱　瓜蒌皮四钱　陈胆星一钱五分　竹沥半夏一钱五分　远志肉一钱五分　大丹参二钱　川贝母一钱五分　九节菖蒲八分　灯心十茎

另：菩提丸十四粒，分两次服。

三诊：二便甫有知觉，而神志又复狂乱，叫嚣唱骂，不避亲疏，呛咳多痰，脉来乍大乍小。痰将化而火更上升见象。速效难图，姑从苦以折之立法。

龙胆草二钱　上川连五分　陈胆星一钱五分　大麦冬二钱　天竺黄一钱五分　远志肉一钱五分　煅龙齿五钱（先煎）　云神四钱　竹沥半夏一钱五分　黑山栀二钱　石菖蒲一钱　灯心十茎

另：痰迷心窍丸方　白砒二分　辰砂二分　巴豆二分　犀黄三分

如法蜜丸二十粒，每服一粒，开水下。

四诊：从《内经》苦以折之立法，大便迭通数次，色黑兼带黏浊，吐出厚痰一口，其质且坚，神志于是清了，狂叫化为柔和，咳亦折，舌之后半渐起黄苔，脉转小滑细数。此火象初平，顽痰未尽之候。当再降化。

上川连五分　陈胆星二钱　大麦冬二钱　远志肉一钱五分　煅龙齿五钱（先煎）　天竺黄一钱五分　云神四钱　竹沥半夏一钱五分　炒枳实一钱五分　瓜蒌皮四钱　九节菖蒲八分　青果三枚

五诊：迭为苦折，始而大便畅通，继之呕吐黏痰，成条成块，狂乱之势日平，渐能安枕，而茎管红赤，溲时作痛，脉弦数，舌质红绛。其火虽从下泄，其痰尚留机络之象。

大麦冬二钱　陈胆星一钱五分　净连翘二钱（朱染）　云苓神各二钱　益元散四钱（包）　炒枳实一钱五分　煅龙齿四钱（先煎）　远志肉一钱五分　黑山栀二钱　木通一钱五分　石菖蒲八分　灯心十茎（朱染）

六诊：迭进苦折一法，大腑迭通，痰火得由下泄，神志遂清，狂叫随退，溲痛及茎肿亦减，胃纳亦复，惟右脉尚数，舌红苔黄。可见顽痰积热未尽。当守原意减其制，搜剔余气。

大麦冬二钱　远志肉一钱五分　川贝母一钱五分　青龙齿五钱（先煎）　炒枳实一钱五分　云神四钱　天竺黄一钱五分　九节菖蒲八分　炒竹茹一钱五分　清气化痰丸五钱（杵，包入煎）

七诊：日来神志已清，溲痛茎肿亦退，胃纳亦复，惟入夜尚少寐，右脉尚数，舌根浮黄。余痰未清，心肾尚乏交通之妙用也。当再化痰安神。

大麦冬二钱　竹沥半夏一钱五分　炒枳实一钱五分　瓜蒌皮四钱　云神四钱　天竺黄一钱五分　橘络八分　川贝母一钱五分　煅龙齿五钱（先煎）　远志肉一钱五分　九节菖蒲八分　灯心十茎（朱染）

八诊：昨晚神志又复不清，骂詈掷物，狂悖无伦，入夜不寐，舌苔复形黄腻，脉滑数。可见宿痰未尽，邪火暴升也。当再泄降，以启神明。

上川连八分（水炒焦）　大麦冬二钱　生石膏一两（先煎）　陈胆星二钱　远志肉一钱五分　云神四钱（朱染）　炒枳实二钱　川郁金三钱（矾水炒）　天竺黄一钱五分　煅龙齿五钱（先煎）　菖蒲一钱　青果三个（打）

改方：加连翘心二钱（朱染）。

又改方：去麦冬，加竹沥半夏一钱五分。

九诊：迭为下夺，此次得下痰浊甚多，吐出者亦不少，其

癫狂痫

165

狂悖无伦之势虽减，而神志仍欠清明，两目斜视，不得安寐，脉数已减，舌苔腐白。可见邪火暂平，宿痰仍重，机窍为蒙也。

生石决一两五钱（先煎）　陈胆星二钱　炒枳实二钱　细木通八分　川郁金二钱（矾水炒）　竹沥半夏一钱五分　天竺黄一钱五分　青龙齿五钱　云神四钱　九节菖蒲一钱　炒竹茹一钱五分　牛黄七宝丸一粒（化于药内服）

改方：木通加为一钱五分，牛黄七宝丸再服半粒。

十诊：日来神志复清，狂悖化为柔和，夜分亦复安寐，脉之数象亦减，独舌苔仍形厚腻满布，黏涎上泛。足征宿痰尚重，非再泄化不可。

生石决一两五钱（先煎）　大麦冬二钱　陈胆星二钱　竹沥半夏二钱　云神四钱　川郁金二钱（矾水炒）　天竺黄一钱五分　炒枳实一钱五分　薄橘红一钱　煅龙齿五钱（先煎）　细木通一钱五分　菖蒲八分

十一诊：日来神志已清，狂悖之势尽退，夜分亦能安枕，舌苔满布亦化，惟口舌破碎作痛，清涎上泛。胃中痰火未清，当再化痰清神，以涤余热。

上川连四分（酒炒）　大麦冬二钱　陈胆星二钱　细木通一钱五分　川郁金二钱（矾水炒）　云苓神各二钱　竹沥半夏一钱五分　炒竹茹一钱五分　煅龙齿五钱（先煎）　天竺黄一钱五分　菖蒲八分　灯心十茎

十二诊：经治来，癫狂已退，神志了然，口舌破碎亦退；惟睾丸又忽坠痛，上焦邪火下移可知。当再分泄，以清余焰。

小生地五钱　大麦冬二钱　云苓神各三钱　川楝子一钱五分　泽泻一钱五分　大白芍二钱（吴萸二分拌炒）　青木香五分　竹沥半

夏二钱　细木通一钱五分　天竺黄二钱　丝瓜络二钱（连子炙）　枸橘梨一个

按：本例经治疗后，康复如常，未曾复发。

例二　王男　癫狂数年，刻受惊骇复发。骂詈掷物，不避亲疏贵贱，脉弦数，舌苔腻黄。此痰火内蕴窍络，神无所依故也。速效难求。

上川连八分（酒炒）　陈胆星二钱　炒枳实二钱　天竺黄二钱　煅龙齿五钱（先煎）　远志肉一钱五分　生石决一两（先煎）　川郁金二钱（矾水炒）　九节菖蒲八分

另：礞石滚痰丸二钱，开水送服。

例三　钱男　惊从外来，恐从内起。惊则气火上升，神不守舍，舍空则痰火居之，于是多言狂乱，目视乏力，脉沉细。势尚未定。

川黄连八分（水炒焦）　陈胆星二钱　川郁金二钱　大丹参二钱　大麦冬二钱　煅龙齿五钱（先煎）　远志肉二钱　炒枳实二钱　生石决一两（先煎）　朱茯神四钱　生铁落一两（先煎代水）

例四　白男　肝家气火与宿痰相搏，猝然神迷不语，逾时甫解，或怒泣，或自笑，溲后沥浊，脉弦细，舌黄。当此春令发生，有狂悖之害。

生石决一两（先煎）　煅龙齿五钱（先煎）　远志肉一钱五分　川贝母二钱　川郁金二钱　云神四钱　大丹参一钱五分　白蒺藜四钱　香白薇四钱　大白芍二钱　炒竹茹一钱五分　灵磁石四钱（先煎）　白金丸二钱（开水另服）

例五　赵男　羊痫初起，猝然闭厥，肢震，不省人事，口泛清涎，逾时甫解，脉弦数，两目短视，口不能言。风痰入窍所致。

生石决一两（先煎）　煅龙齿五钱（先煎）　明天麻一钱五分　川郁金二钱（矾水炒）　远志肉一钱五分　天竺黄二钱　炒僵蚕二钱　双钩藤四钱　薄荷一钱　九节菖蒲八分

另：抱龙丸一粒，化服。

例六　杨男　幼时患痫，及今不已，口歪肢搐，牙关强紧，跌仆无知，或遗溺，切脉弦滑而数，舌苔白腻满布。内风夹痰，窜扰机窍也。铲根不易。

生石决一两（先煎）　陈胆星一钱五分　白附子一钱（姜水炒）明天麻一钱五分　煅龙齿五钱（先煎）　远志肉一钱五分　竹沥半夏一钱五分　云神四钱　双钩藤三钱（后入）　天竺黄一钱五分　炒枳实一钱五分　生铁落一两（煎代水）

另：抱龙丸一粒，用九节菖蒲一钱泡汤化服。

不 寐

例一 陈男 心火肝阳上升，痰热又阻阳明不化，阻仄水火之交通。心烦不寐，头目或眩痛，食少胃呆，舌苔糙白满布，脉弦滑鼓指。一派痰火见端，当清营泄化。

龙胆草一钱五分（酒炒） 大麦冬二钱 远志肉一钱五分 黑山栀二钱 竹沥半夏一钱五分 炒枳实一钱五分 川贝母二钱 云苓神各二钱 上川连三分（猪胆汁炒） 上肉桂一分五厘（去皮切） 炒竹茹一钱五分

二诊：进清苦泄化、引火下行，日间虽能安枕片时，而入夜仍火升烦扰，耳轰肉瞤，小溲浑赤，脉弦滑，沉分数，舌苔前畔就化。心阳肝火上升，痰热阻仄阳明不化也。

龙胆草一钱五分（酒炒） 大麦冬三钱 云苓神各三钱 黑山栀二钱 上川连五分（猪胆汁炒） 炒枳实一钱五分 竹沥半夏一钱五分 远志肉一钱五分 紫贝齿五钱（先煎） 煅龙齿五钱（先煎） 炒竹茹一钱五分 青果三个（打）

三诊：用十味温胆汤加龙胆草，苦以泄肝，加川连苦以泻心。心火肝阳交亢于上者，已具降化之机，夜寐固就酣，舌苔之满腻亦大化，头部筋掣亦松，左脉仍有弦滑意，腑通未爽，余焰未尽可知。

龙胆草一钱五分（酒炒） 大麦冬三钱 云苓神各三钱 郁李仁

四钱　川贝母一钱五分　黑山栀三钱　炒枳实一钱五分　竹沥半夏一钱五分　紫贝齿五钱（先煎）　远志肉一钱五分　炒竹茹一钱五分　灯心十茎（朱染）

四诊：迭进苦以折之一法，大腑畅通数次，头部之浮阳亦潜，舌苔之满腻已化，惟夜寐又复不酣，左脉仍弦滑。火在上而痰居中，其水无以上升，水不升而火不降也。

生石决一两（先煎）　大麦冬三钱　生熟枣仁各二钱　远志肉一钱五分　川贝母一钱五分　竹沥半夏一钱五分　云苓神各二钱　煅龙齿五钱（先煎）　紫贝齿五钱（先煎）　炒枳实一钱五分　炒竹茹一钱五分

五诊：迭进苦以折之、清以降之，头部之浮阳已清，舌苔之满腻亦化之将尽，痰出颇多，胃纳未复，夜分尚少寐，脉弦滑渐平。痰火初化，心肾之强未充之候。

南沙参三钱　煅龙齿五钱（先煎）　远志肉一钱五分　川贝母一钱五分　炒枣仁四钱　炒枳实一钱五分　云神四钱　竹沥半夏一钱五分　大丹参一钱五分　大麦冬一钱五分（朱染）　炒竹茹一钱五分

按：心火肝阳交亢，痰热阻尺水火之交通。用十味温胆汤加龙胆草，苦以泄肝；黄连苦以泻心，配合肉桂（交泰丸法），使水火相济，阴阳协和。

例二　陈女　痰浊久羁阳明，肠胃之通降失职，肝家气火郁迫，心烦少寐，善惊惕，脘尺神迷，杳不思食，便结不利，脉弦细而滑，舌苔腻黄。拟十味温胆汤出入。

上川连三分（猪胆汁炒）　竹沥半夏二钱　大白芍二钱　川郁金二钱（矾水炒）　煅龙齿五钱（先煎）　炒枳实一钱五分　远志肉一钱五分　大麦冬二钱（朱染）　云神四钱　陈橘皮一钱　炒竹茹一钱五分　北秫米三钱

二诊：进十味温胆汤法，便结渐利，呕吐痰水颇多，舌苔腻黄满布者，前端已化，而仍脘仄气逆，神志不灵，少寐，善惊惕，左脉弦滑。肝家气火为胃中痰浊搏结，延绵半年，难收速效。

生石决一两　黑山栀二钱　炒枳实一钱五分　旋覆花一钱五分（包）　竹沥半夏一钱五分　远志肉一钱五分　甜川贝一钱五分　云神四钱　煅龙齿四钱（先煎）　大白芍二钱　郁李仁四钱　合欢皮三钱　炒竹茹一钱五分

另：珍珠五分　琥珀一钱　川贝母一钱　生明矾一钱　煅龙齿二钱

上味研极细末，每晚用大麦冬三钱泡汤，调服五分。

例三　王女　白㾴屡发，阳明湿浊未清，不寐则舌苔满布，欲得酣卧则舌苔顿消，胆怯，善惊惕，脉弦细，两关滑。当仿半夏秫米汤立法。

南沙参三钱　大白芍二钱　大麦冬二钱　云苓神各二钱　法半夏一钱五分　大丹参一钱五分　远志肉一钱五分　陈橘白一钱　白蒺藜四钱　炒竹茹一钱五分　北秫米三钱

另：天王补心丸一两、二陈丸五钱，和匀，每服三钱，开水下。

二诊：胆怯善惊惕虽减，而仍心悬不寐，舌苔或腻或消，白㾴屡发，便结肢麻，脉弦细而滑。伏邪为痰湿所困，阴阳遂乏交通也。速效难求。

当归二钱　大白芍二钱　青龙齿五钱（先煎）　云神四钱　法半夏一钱五分　远志肉一钱五分　大丹参一钱五分　川贝母一钱五分　生熟枣仁各二钱　大麦冬二钱　炒竹茹一钱五分　北秫米三钱

三诊：屡发白㾴已退，便结亦通，胃纳亦复，入夜渐能交

不寐

171

睫，惟仍多恶梦，胆怯善惊惕，脉弦滑细数，舌苔腐白满布。宿痰未化，阻仄阴阳之交通也。

大丹参二钱　法半夏一钱五分　青龙齿五钱（先煎）　远志肉一钱五分　川贝母一钱五分　生熟枣仁各二钱　云神四钱　大麦冬二钱　夜交藤四钱　白蒺藜四钱　炒竹茹一钱五分　北秫米三钱

如仍不寐，原方加琥珀五分（研粉冲）。

例四　强男　肝郁不达，心肾两亏，水火失交通之妙用。竟夕不寐，心烦意乱，无所适从，便结不利，幸胃纳尚可支持，脉沉滑，两寸濡软，舌红，尖起纹。当疏肝舒郁，交通心肾；药外更宜排遣一切也。

大麦冬二钱　煅龙齿五钱（先煎）　朱云神四钱　大白芍二钱　黄郁金二钱　合欢皮三钱　远志肉一钱五分　柏子仁四钱　夜交藤四钱　川贝母一钱五分　琥珀四分（研末另服）

例五　冯男　烦劳忧郁，最损心脾。肝家气火上扰，胃中又有宿痰，痰气相搏，阴阳乏交纽之机。竟夕不寐，胃呆食减，痰阻会厌，自汗恶寒，间或脘中嘈热，脉弦滑，久取则化为濡滑，舌苔糙白。津液渐结为痰，势无速效。

南沙参三钱　大白芍二钱　法半夏一钱五分　柏子仁四钱　夜交藤四钱　川贝母一钱五分　远志肉一钱五分　云神四钱　煅龙齿五钱（先煎）　白蒺藜四钱　北秫米三钱

二诊：日来痰阻会厌者渐活，而仍少寐心悸，食少胃呆，脘中烦热则自汗，汗收则形寒洒洒然，切脉浮取弦滑且数，沉取及久按少力。心肾之阴，为烦劳所伤，水不泽木，心火肝阳熊熊无制，加以胃中又有宿痰，于是刚燥滋腻，俱苦不合，当柔肝化热，奠安神志为先。

南沙参三钱　煅牡蛎五钱（先煎）　大白芍二钱　冬瓜子四钱

法半夏—钱五分　远志肉—钱五分　大麦冬二钱（拌朱砂）　　生熟枣仁各三钱　夜交藤四钱　炒竹茹—钱五分　北秫米三钱

后服方：取裁十味温胆，略参王氏两伴同生，消长其阴阳。

大生地五钱　大熟地五钱（盐水炒）　　煅龙齿五钱（先煎）　法半夏—钱五分（猪胆汁炒）　　上川连六分　上肉桂三分（合拌）　潼白蒺藜各三钱　生熟枣仁各三钱　云苓神各三钱　远志肉—钱五分炒竹茹—钱五分　上血珀四分（研冲）

例六　方男　心虚不能藏神，肾虚意志不定。夜寐不实，多梦纷纭，善烦虑，精神不能贯注，切脉弦细而滑，舌红无苔，舌心白腐。水愈亏而木愈旺，君相二火不藏，龙奋于泽也。

大生地四钱（盐水炒）　　煅龙齿五钱（先煎）　　远志肉—钱五分首乌藤四钱　大白芍二钱　潼白蒺藜各三钱　大麦冬—钱五分　橘白—钱　云神四钱　黑料豆四钱　黄郁金二钱　莲子七粒（连心）

例七　荣男　五志不伸，皆从火化，火不降则水不升，火水无以交通，于是不寐，善惊惕，多梦纷纭，头目眩昏，咽喉红赤，肢末酸楚，或掣痛，脉弦细尺濡，舌红根黄。火象显然，先当滋水降火。

大生地五钱　乌玄参四钱　上川连三分（猪胆汁炒）　青龙齿五钱（先煎）　云神四钱　大白芍二钱　夜交藤四钱　炙乌梅—钱五分　生熟枣仁各三钱　大麦冬二钱　灯心十茎

二诊：进滋水降火，夜寐渐酣，疑虑惊惕及多梦俱减，而腻痰尚多，语音不充，耳鸣齿浮，舌底常碎，两臂酸痛，莫能高举，食少神疲，脉弦细，舌红，根端腻。痰火久羁阳明，水不上承所致。

不寐

173

大麦冬二钱　青龙齿五钱（先煎）　川贝母一钱五分　竹沥半夏一钱五分　云苓神各二钱　远志肉一钱五分　夜交藤四钱　生熟枣仁各二钱　白桔梗一钱五分　旋覆花一钱五分（包）　丝瓜络二钱　炒竹茹一钱五分

三诊：迭进滋水降火、通络化痰，惊惕多梦已减，语音亦充，舌底牙根碎痛减，而夜寐仍不实，耳鸣，痰尚多，两臂未能抬举，脉弦滑细数，舌苔浮黄薄腻。火降，而痰未清、水未能上承也。

南沙参四钱　大麦冬二钱　竹沥半夏一钱五分　远志肉一钱五分　煅龙齿五钱（先煎）　夜交藤四钱　生熟枣仁各三钱　炒竹茹一钱五分　丝瓜络三钱　净橘络八分　刺夕利四钱　云苓神各二钱　北秫米三钱

例八　余女　荣阴久亏，心失所养，肝失所涵。心悬而悸，肢振，惊惕，肉瞤，心烦懊侬，间或不寐，幸月事如常，切脉弦细而滑，舌红苔砂。虚象显然，势无速效。当柔肝宁心，涵养荣血。

南沙参三钱　大麦冬二钱　当归二钱　煅龙齿五钱（先煎）大白芍二钱　白蒺藜四钱　云神四钱　杭菊炭二钱　柏子仁四钱乌梅炭一钱　佛手八分　红枣三个

另：宁坤丸两粒，每服一粒，开水下。

二诊：昨夜尚能安枕，胃纳未复，头摇而空，耳鸣心悸，肉瞤懊侬，口泛甜味，气从少腹上逆，脉弦细，舌红。俱为血虚肝旺，气火上升所致。当缓缓调治。

大生地五钱　炒枣仁四钱　云神四钱　生牡蛎八钱（先煎）杭菊炭二钱　女贞子四钱　当归三钱　大白芍二钱　夜交藤四钱柏子仁四钱　清阿胶二钱　莲子七粒

174

遗 精

例一 步男　劳心作文，猝受惊恐。惊伤心，恐伤肾，且惊则气火上升，心肾遂失交通之妙用，精关不健，无故自遗，延今已久，溲后沥精，溺管作响，两足痿乏，脉沉弦细数，舌苔浮白。延有痿躄之虑，且防增咳。

大生地五钱（蛤粉炒）　怀牛膝一钱五分（盐水炒）　鱼鳔胶二钱　煅牡蛎五钱（先煎）　怀山药三钱（炒）　川黄柏一钱五分（盐水炒）　云神四钱　煅龙骨五钱（先煎）　炙小草一钱五分　女贞子四钱　莲子五粒

另：知柏地黄丸三两、虎潜丸三两，和匀，早晚各三钱，开水送服。

二诊：溲后沥精虽减，而澄之仍如糊，且有如油浮于上者，溺管响，间或出气，或觉自遗，舌苔左畔已宣，右畔尚浊，左脉沉弦细数，右手濡数带滑。心肾暗伤，心阳上亢，暗吸肾阴，精宫得热而妄动故。

大熟地五钱（蛤粉炒）　云神四钱　煅牡蛎五钱（先煎）　女贞子四钱　煅龙骨五钱（先煎）　炙小草一钱五分　鱼鳔胶二钱　大白芍二钱　川黄柏一钱五分（盐水炒）　莲子五粒（连心）

三诊：日来溲后沥精日少，澄之如糊亦减，惟浮面仍带油光，坐则溺管出气，甚则有响声，或觉无知自遗状，脉之数象

175

向安，舌苔已化。精宫之腐浊淘汰渐清，而肾元之精气未固也。

大熟地五钱　大麦冬二钱　女贞子四钱　云神四钱　潼沙苑四钱　煅牡蛎五钱（先煎）　　川黄柏一钱五分（盐水炒）　　小茴香五分（盐水炒）　　淡苁蓉四钱　大白芍二钱　桑螵蛸三钱

四诊：进清摄法颇合病机，溲后溺精及溲面油光俱减，溺管出气亦止，惟仍有响声，足部若电气内窜，舌苔发黄。心肾两亏，阴不敛阳之候。仍守原方出入。

大熟地五钱（秋石炒）　　大麦冬二钱　菟丝子四钱　川黄柏一钱五分（盐水炒）　潼沙苑四钱　大白芍二钱　怀牛膝一钱五分（盐水炒）　小茴香五分（盐水炒）　　煅牡蛎五钱（先煎）　云神四钱　炙小草一钱五分　桑螵蛸三钱

按：小草即远志苗，先祖每喜用之。其溺管出气，用盐水炒小茴香，可止。熟地用秋石拌炒，更能滋阴降火。

例二　何男　肾之阴气不足，自觉无故自流，扪之并无，少腹酸胀，气从下注，背俞酸痛，溲面如油，脉沉弦而细，舌红苔黄。肝阳相火本旺，速效难求。

大生地五钱（炙）　黑料豆四钱　大麦冬二钱　云神四钱　煅牡蛎五钱（先煎）　潼沙苑四钱（盐水炒）　　煅龙骨五钱（先煎）　大白芍二钱（桂枝二分拌炒）　炙小草一钱五分　净萸肉一钱五分（盐水炒）　菟丝子四钱（盐水炒）　莲子七粒（连心）

另：知柏地黄丸三两，每日服三钱，开水送下。

二诊：从肾虚肝旺、龙雷不藏立法，自觉无故自流精者已减，气从下注亦折，而少腹尚酸胀作痛，溲面如油，脉沉弦而细，舌红根黄。水不济火，当守原意更进一步。

大熟地四钱（盐水炒）　净萸肉一钱五分（盐水炒）　　川楝子一钱

五分　川黄柏二钱（盐水炒）　　炙小草一钱五分　　大龟板八钱（炙）
女贞子四钱　云神四钱　潼沙苑四钱（盐水炒）　　川萆薢四钱（盐水炒）
莲子七粒（连心皮）　车前子三钱

例三　王男　梦泄有年，头目昏胀作痛，腰腿酸软，偶尔
烦劳则更甚，切脉弦细而滑，左尺数，右尺濡细。此肾阴已
亏，而肝阳偏旺所致。夫相火内寄于肝，肝旺则君火妄动，龙
奋于泽。当从益肾之阴、清肝之阳立法。

大熟地五钱（蛤粉拌炒）　　青龙骨五钱（先煎）　　女贞子四钱
净萸肉一钱五分　生白芍二钱　大麦冬二钱　川黄柏一钱五分（盐水
炒）　潼白蒺藜各三钱　生牡蛎八钱（先煎）　云神四钱　莲子七粒

例四　史男　肾之阴亏，则精不藏，肝之阳强，则气不
固。梦泄有年，入夜更剧，溲后余沥不清，不时发热，牙龈胀
痛，入夜胸腹气满，大便坚结，脉弦细，两尺虚数不静，舌红
无苔。水不涵木，君相两火不藏，龙奋于泽。其牙龈痛，即龙
火上犯胃络使然。

大生地五钱（蛤粉二钱拌炒）　　川石斛四钱　净萸肉一钱五分（盐
水炒）　黑料豆四钱　炙小草一钱五分　煅牡蛎八钱（先煎）　　川黄
柏一钱五分（盐水炒）　菟丝子三钱（盐水炒）　泽泻一钱五分（盐水
炒）　云苓神各三钱　莲须三钱　大麦冬二钱

另：知柏地黄丸三两，每晨淡盐汤下三钱。

又：王荆公妙香散一两，每于临卧时开水送服一钱。

又：五倍子五钱（炙），煅龙骨五钱（研末），每于用时，
以口涎调糊为丸，如桂圆核大，纳于脐中，外以布盖系好，三
日一换。

例五　胡男　肾阴不足，肝阳有余，相火妄动，始而见色
流精，继之溲赤而数，溺管阻仄，便时沥浊，阳事易兴，宗筋

遗
精

177

及马口作痛，脉弦细，舌红。先当滋水泽木，以安龙相。

大生地五钱 川黄柏二钱（盐水炒） 泽泻二钱 云苓神各三钱 大麦冬二钱 童木通一钱五分 黑山栀二钱 川萆薢四钱 煅龙骨五钱（先煎） 甘草梢八分 怀膝梢一钱五分 灯心二十茎

另：龙胆泻肝丸五两，每晨服三钱，开水送服。

二诊：肾阴久亏，君相二火不安于泽，阳事易兴，宗筋及马口久痛，见色即流精，间或吐食，脉弦滑细数，舌红起粒。阴不敛阳，业经三年，收效不易。

大熟地四钱（蛤粉二钱拌炒） 川黄柏二钱（盐水炒） 粉丹皮二钱 净萸肉一钱五分（盐水炒） 黑料豆四钱 炙小草二钱 云苓神各三钱 大麦冬二钱 泽泻二钱（盐水炒） 九节菖蒲三分 莲子十粒

另：知柏八味丸三两，每晨淡盐汤送服三钱。

例六 王男 操劳过度，心肾之阴暗亏，肝阳易于疏泄，溺管时欲沥精之状，劳则尤甚，五心烦热，脉弦细，舌红。当滋水抑木，以交心肾。

北沙参四钱 川黄柏一钱五分（盐水炒） 远志苗一钱五分 大白芍二钱 大生地五钱（蛤粉二钱拌炒） 黑料豆四钱 潼沙苑四钱（盐水炒） 煅牡蛎五钱（先煎） 大麦冬二钱 女贞子四钱 粉丹皮一钱五分 莲子五粒

例七 吴男 始由梦泄，误进鹿角胶，鼓动肾阳，精关不健，滑泄无度，头空耳鸣，腰脊痛，足跗酸，少寐多梦，便结，声嘶，多言则气不接续，脉弦大，舌红中剥。阴愈亏而阳愈旺，心肾不交，上下交病。最难速效。

大熟地五钱（盐水炒） 甘杞子二钱（盐水炒） 北沙参四钱 潼白蒺藜各四钱 云神四钱 煅牡蛎八钱（先煎） 怀牛膝一钱五分

（盐水炒）　炙小草一钱五分　净萸肉一钱五分（盐水炒）　川黄柏一钱五分（盐水炒）　莲须四钱

另：知柏地黄丸三两，每服三钱，淡盐汤下。

例八　舒男　心肾两亏，水不涵木，虚阳无制，气火暴升，由腰股而少腹，由少腹而两胁，奔驰于上，则面烘头眩，肢冷不和，矢气则退，囊胯久冷，间或滑泄，切脉沉细而滑，舌红无苔。当滋水潜阳，导龙归海。

大熟地五钱（盐水炒）　净萸肉二钱（盐水炒）　小茴香七分（盐水炒）　潼白蒺藜各三钱　大白芍二钱　云苓三钱　怀牛膝一钱五分（盐水炒）　川杜仲四钱　煅牡蛎六钱（先煎）　上肉桂四分　灵磁石四钱（先煎）

厥 证

例一 柳女 肝厥屡萌，牙紧肢搐，头痛少寐，月事先期，延绵时日，胸腹胀满有形，食入不畅，小溲频短，切脉弦细而滑，舌心浮垢。此肝郁不伸，气火化为风阳，痰气相搏，肝脾失调所致。

生石决八钱（先煎） 川郁金二钱 云神四钱 炙乌梅一钱五分 白蒺藜四钱 沉香曲一钱五分 旋覆花一钱五分（包） 煅龙齿五钱（先煎） 大白芍二钱 远志肉一钱五分 金橘皮一钱五分

二诊：肝厥两旬未发，夜寐渐安，头痛亦减，惟胸次未舒，或懊侬，或气逆，便结旬日，小水点滴不爽，胸腹胀满有形，脉弦细右滑，舌苔腐白。肝阳初潜，痰气尚搏结于中，肠胃之通降失职也。

生石决五钱（先煎） 大白芍二钱 黑山栀二钱 旋覆花一钱五分（包） 云苓神各三钱 大麦冬二钱 煅龙齿五钱（先煎） 远志肉一钱五分 黄郁金二钱 合欢皮三钱 冬瓜子四钱 金橘皮一钱五分

三诊：日来肝厥宿患已久不发，夜寐亦渐安，头痛亦减，惟仍昏眩，胸次懊侬，胸左骨高突如故，小水就利，便结未爽，胃呆食少，腿部发烧，寐中肢搐，脉弦细，右手小数。肝家气火初平，胃中痰气未化，有升无降也。守原意更谋进步。

180

南沙参三钱　大麦冬二钱　大白芍二钱　煅龙齿五钱（先煎）乌梅炭一钱　黄郁金二钱　白蒺藜四钱　旋覆花一钱五分（包）　远志肉一钱五分　云神四钱　金橘皮一钱五分　莲子五粒（连心皮）

四诊：日来脘次仍不时攻痛，波及左胁，闻声及感触尤甚。属在肝厥后，荣阴久亏，肝家气火乏血液以涵濡，故气火易于暴升也。先当柔之和之。

生石决八钱（先煎）　大白芍二钱　白蒺藜三钱　煅龙齿四钱（先煎）　黄郁金二钱　炒枣仁四钱　九香虫一钱　真獭肝八分旋覆花一钱五分（包）　炙乌梅一钱五分　云神四钱　金橘皮一钱五分

例二　吴女　始而梅核而起，咽梗气逆，痰气交搏可知；继之木火上升，胃失降化之功用，嗳噫不已，声达户外。心悬烦扰，自汗不寐，雪夜脱衣，不觉其冷，病名煎厥。脉弦大而滑，舌苔薄腻。气从火化显然，当以清肝降逆、理气化痰为先。

羚羊尖五分　生石决八钱（先煎）　旋覆花一钱五分（包）　云神四钱　远志肉一钱五分　白蒺藜四钱　大白芍二钱　代赭石四钱川郁金二钱　陈橘皮一钱　炒竹茹一钱五分　灵磁石四钱

另：当归龙荟丸三钱，开水送下。

例三　蒋女　今日又复连厥无知，脑后痛，语无伦次，或呃逆，溲痛便结，脉复不应指，舌绛根黄。一派风阳扰动见象，刻当清苦泄降。

龙胆草二钱（酒炒）　大麦冬二钱　煅龙齿四钱（先煎）　杭菊炭二钱　上川连五分　远志肉一钱五分　生白芍二钱　生石决一两（先煎）　黑山栀二钱　鲜生地一两（切）　云苓神各三钱　炒竹茹一钱五分　灯心十茎

厥
证

181

二诊：风阳复平，厥逆暂止，而神志仍不清了，谵妄，脑后痛，二便无知，左脉模糊，右手弦细，舌根砂黄将脱。种种见端，渐涉虚象，着手殊非易事。

生石决一两（先煎）　大麦冬二钱　紫丹参一钱五分　云神四钱　杭菊炭二钱　清阿胶二钱　煨天麻一钱五分　远志肉一钱五分　青龙齿五钱（先煎）　大白芍二钱　黑山栀二钱　鸡子黄一枚（冲）

例四　钱女　始而寒热，继之猝然闭逆，不省人事，牙紧，两目上视，已历数旬钟之久，舌苔腻黄，脉滑大。此伏邪与痰滞凝阻于中，气道仄塞，而机窍因之不利也。亟为开导。

贡沉香二分　川郁金五分　台乌药五分　江枳实五分

上四味磨汁，用九节菖蒲一钱煎汤冲服。

二诊：厥闭又复萌发，牙紧懊侬，两目上视，表热少汗，脉弦滑，舌苔黄腻。伏邪触动痰浊，阻仄气道升降所致也。仍防复闭。

薄荷一钱　香白薇四钱　射干二钱　法半夏一钱五分　炒枳实一钱五分　云神四钱　川郁金二钱　双钩藤四钱（后入）　炒竹茹一钱五分　九节菖蒲一钱

另：苏合香丸一粒，开水化服。

例五　李童　痉厥三月不已，肢末抽搐，轧牙咬人，手足无措，右足痿软，不良于行，饮食如常，二便且有知觉，脉弦数，舌白。外风引动内风，扰动痰火所致。铲根不易。

白附子一钱（姜水制）　陈胆星一钱五分　双钩藤三钱（后入）　杭菊炭二钱　煅龙齿五钱（先煎）　明天麻一钱　生石决一两（先煎）　云神三钱　川郁金二钱（矾水炒）　天竺黄二钱　九节菖蒲五分　生铁落一两（先煎代水）

另：抱龙丸一粒、九节菖蒲一钱泡汤，分两次化服。

二诊：小儿痉厥未减，甚则一日数次，肢末抽搐，两目斜视，轧牙咬人，清涎上泛，右足痿软，饮食二便如常，脉弦数，舌红。风阳扰动痰火所致，业经三月，奏功不易。

生石决一两（先煎）　煅龙齿五钱（先煎）　陈胆星一钱五分　双钩藤三钱（后入）　大白芍二钱（青黛三分拌炒）　云神三钱　明天麻一钱　天竺黄二钱　川郁金二钱（矾水炒）　生铁落一两（先煎代水）　蝎尾五分（杵冲）　九节菖蒲五分

另：琥珀抱龙丸一粒、牛黄清心丸一粒，用九节菖蒲一钱、双钩藤三钱泡汤，分两次化服。

例六　李女　煎厥半年，日夜烦扰，不能安枕，呻吟骂詈，口不停声，善惊多汗，屡寻短见，而饮食如常，经行如故，病不在血分可知，脉弦滑怒指，舌白边蓝。此心肾两亏，阴不摄阳，阳气独张为患。势无速效可求。

大生地五钱　大麦冬二钱（朱染）　生牡蛎一两（先煎）　生熟枣仁各二钱　首乌藤四钱　潼白蒺藜各三钱　煅龙骨五钱（先煎）　清阿胶二钱　大白芍二钱（青黛三分拌炒）　灵磁石四钱（先煎）　琥珀一钱（冲服）

例七　张男　始而右臂麻痹，继之猝然闭厥，四末厥冷，且过肘膝，汗出如洗，气逆痰鸣，逾时甫苏，连厥数次，厥则小水自遗，神迷而不昏愦，其为肾厥也奚疑，脉沉弦小滑，舌苔腻黄。且心肾久亏，虚阳上逆，痰浊藉以阻仄气道之流行，非感冒也。

别直须二钱　生牡蛎一两（先煎）　明天麻一钱五分　云神四钱　陈橘络一钱五分　贡沉香五分　怀牛膝二钱　煅龙齿五钱（先煎）　远志肉一钱五分　大白芍二钱　灵磁石四钱（先煎）

按：厥证，以突然昏倒、短时间神识不清，甚则四肢逆冷

厥证

183

为特征。临床常见者有气厥、血厥、痰厥三类。本门所录病案，有因肝气痰火上冲而致厥者，有因烦劳则阳气独张而致厥者，有因下元肾气虚弱而致厥者。先祖对这些厥证的治疗，总不外乎平肝息风、舒气化痰、开窍启闭、清苦泄降等法。

消　渴

先祖认为，消渴虽有上、中、下消之分，而其致病之本，总不离乎肾中阴阳不足。阴虚可致热盛津伤，纵有热结，亦属本虚标实；阴损及阳，可致湿积难化，阴翳四起，但其病本仍为肾气不足。

本病治法，一般有清肺、清胃、滋肾、益肾（阴阳两顾）之分，但在临证应用时，又必须因证制宜。如有为肺、胃两清（病起之初），有为三消并治（久病）。但治三消常以滋肾或温肾为基本之法，然后各按兼夹之证加减。其在兼夹证中，以夹湿证较难处理。因湿之与消，治难统一，往往治消碍湿，治湿碍消，虽欲兼顾，实难两全，故在立法选方中，必得分清主次，方能中病。

此外，治消渴与治外感暴病不同。因其多难速效，故每当收效之时，必须坚持"效不更方"，不宜朝更夕变，杂药乱投。

例一　孙男　善饥为中消，善饮为上消，小水淋沥如粉碱为下消。三消并见者少。是以甫经半月，即肉削神疲，入夜两足筋搐作痛，痰多白沫，舌苔滑腻，脉细滑小数。肾虚胃热，湿火煎熬津液也。延非所宜。

大生地五钱　川黄柏一钱五分（盐水炒）　大麦冬二钱　肥知母

一钱五分　玄参心四钱　川石斛四钱　南花粉四钱　北沙参四钱　云苓三钱　泽泻一钱五分　怀牛膝一钱五分　淡竹叶二十片

二诊：善饥善饮俱退减，淋沥带浊如碱亦折，两足筋搐亦已，惟神疲形瘦如故，口腻不清，舌苔白腐。高年肺肾之阴久亏，肠胃湿火煎熬，水谷之精华不归正化。此三消并见而夹湿热之候，最虑再增枝节。

原方去玄参心、怀牛膝、淡竹叶，加萆薢四钱、淡秋石八分。

三诊：善饥善饮、溲后澄浊俱减，舌苔腐白亦化，惟仍神迷嗜卧。肾亏于下，肺燥于上，湿热又蕴于中也。原法更进。

原方去生地、知母，加茵陈三钱、净萸肉一钱五分（盐水炒）、炒白术二钱。

四诊：前述已退之症未见反复，惟舌苔仍腐腻满布。积湿积痰，久结阳明，欲从燥化而不果，古人之六味滋水，白虎清金，皆非所宜，仿甘露饮立法。

原方去北沙参、萸肉，加藿香一钱五分、南沙参四钱、麻仁丸四钱（另下）。

五诊：经治来，上消之渴饮大减，中消之善饥亦折，下消之溲浊如盐霜者，少而复多，口腻就减，舌苔尚腐腻，沉迷嗜卧，大腑八日不通，切脉仍沉细带滑，两关小数。阳明湿火初退，肠胃之湿浊未能下趋。姑以通阳化浊为事。

干薤白四钱（杵）　郁李仁四钱　瓜蒌子五钱（打）　炒白术二钱　泽泻二钱　川石斛四钱　云苓三钱　炒苡仁五钱　陈橘皮一钱　川萆薢四钱　淡秋石八分

六诊：昨为通阳化浊，大腑畅通，饥渴俱减，小溲亦渐少，但仍澄浊如盐霜状，神疲嗜卧，口腻未清，舌苔化为腐白，脉沉细缓滑。湿化之火已退，肠胃余湿与痰浊未清，此乃三消中之变象也。刻当化湿调中，以挫陈腐。

南沙参三钱　藿香一钱五分　大砂仁八分　炒白术二钱　泽泻一钱五分　法半夏一钱五分　陈橘皮一钱　干薤白四钱（杵）　全瓜蒌五钱　炒苡仁五钱　云苓三钱　冬瓜子四钱

七诊：大腑畅通之后，渴饮虽减，而又饥馈多食，小水甚多，澄浊如盐霜，口腻齿黏，沉迷嗜卧，切脉仍缓细滑，舌苔腐白日化。可见火邪已解，余湿及痰浊尚毗薄未清，诚属三消中之变象也。守原意更增辛宣苦导。

炒茅术一钱五分　上川连五分（酒炒）　藿香一钱五分　新会皮一钱　云苓三钱　西茵陈三钱　川黄柏一钱五分　佩兰叶二钱　炒建曲四钱　法半夏一钱五分　生熟苡仁各四钱

改方：加知母、干荷叶，因腑气畅通故。

八诊：经治来，三消并见之大势已退，腑阳畅通，小溲澄浊如盐霜者益少，惟饥渴复甚，脉亦较数，舌苔腐白。余湿又将化火之象，以原方更增古人白茯苓丸一法。

上川连五分（酒炒）　川萆薢四钱　白茯苓四钱　乌玄参四钱　北沙参四钱　川石斛四钱　肥知母一钱五分　陈橘皮一钱　泽泻二钱　川黄柏一钱五分（盐水炒）　鸡内金一钱五分

九诊：三消初退，阳明湿火未清，偶复上升，又复饥渴，小水勤短且多，澄浊仍如盐霜，大腑又数日不通，舌苔糙白如刺，脉浮分较数，久取仍细滑。积湿又从热化，水不上承，液不下达也。古人以此症非传中胀满，即发脑疽痈疮者是也。

原方去玄参、北沙参、泽泻、鸡内金，加枳壳一钱五分、麦冬三钱、生竹茹一钱五分、甘蔗一两。

十诊：饥渴复减，小水勤短且多，澄浊仍如盐霜，大便坚

消渴

187

结，沉迷嗜卧，舌苔腐白已化，右畔尚浊。原方增芳香化浊之品。

上川连五分　佩兰二钱　炒茅术一钱五分　肥知母一钱五分　川黄柏一钱五分　新会皮一钱　云苓三钱　藿香一钱五分　大生地五钱　西茵陈三钱　生熟苡仁各四钱

十一诊：三消并发，经治以来，饥渴俱减，小水仍多，澄浊如盐霜，大便艰结，口齿仍腻，神疲嗜卧，脉细数而滑。积湿积热俱有化机，顾肾胃之阴，已为湿热所耗，又当滋肾养胃，兼清湿热。

大熟地五钱　川石斛四钱　大麦冬三钱　肥知母一钱五分　川黄柏一钱五分（盐水炒）　川萆薢四钱　北沙参四钱　青蛤粉四钱　淡秋石八分　莲子七粒

十二诊：改进滋肾养胃，兼清湿热，上消之渴、中消之饥，俱复大减，而下消如故，溲多白沫，仍起盐霜，神疲嗜卧，幸口齿之甜腻步退，脉转沉细小滑，舌起白苔。阴中之火亦虚，阳不化湿，水精不布也。立法又当温肾，取水火同居一窟意。

大熟地五钱　怀山药四钱（炒）　净萸肉一钱五分　云苓三钱　川石斛四钱　大麦冬二钱　五味子五分　远志苗一钱五分　泽泻二钱　淡苁蓉四钱　金匮肾气丸五钱（包煎）

十三诊：经治来，饥渴大退，而溲后仍澄浊如盐霜，神疲嗜卧，大便又六日不通，切脉沉滑中又见数象，舌苔砂白复化。此三消已久，津液耗灼，加以阳不化气，阴中之火亦虚，与阳结之消，又复不同，立法最难。

淡苁蓉四钱　川石斛四钱　五味子五分　大麦冬二钱　西洋参一钱五分　大熟地五钱　净萸肉一钱五分（盐水炒）　云苓三钱

泽泻二钱　远志肉一钱五分　莲子七粒（连心）

另：更衣丸三钱，开水另下。

另：西洋参一钱五分、大麦冬三钱、五味子五分，煎以代茶。

十四诊：日来腑气迭通，三消之饥渴已减，神疲渐振，脉之数象复平，惟小水勤短，澄浊仍如盐霜。耗灼之津液初复，肾阴尚亏，阳不化气，气不化精也，不宜再增枝节。

西洋参一钱五分　大熟地五钱　大麦冬二钱　五味子五分　煅牡蛎五钱（先煎）　云苓三钱　净萸肉一钱五分（盐水炒）　泽泻二钱　肥知母一钱五分　乌玄参四钱　淡苁蓉四钱　淡秋石八分

另：五倍子三钱（炙存性）　煅龙骨五钱　黄占一钱　益智仁三钱（盐水炒）

共为末，用童女津调糊为丸，纳入脐中。

十五诊：经治以来，三消之饥渴日退，口齿之甜腻步清，神疲亦渐振，左脉数象亦转静，右手尚虚数，下消溲后如盐霜未少。此肺胃之邪火初平，肾阴未复，下元湿火未清，阳不化气，气不化精，分泌失职也。

大熟地五钱　淡苁蓉四钱　净萸肉一钱五分（盐水炒）　肥知母一钱五分　西洋参一钱五分　大麦冬三钱　五味子五分　云苓三钱　川黄柏一钱五分（盐水炒）　泽泻二钱　淡秋石八分　连心莲子七粒

后服方：俟上中二消之饥渴全退，再服此方。益肾滋水，汰浊留清，使气能化精，分泌有力，则下消之溲盐霜自止矣。

大熟地五钱　菟丝子四钱　西洋参一钱五分　煅牡蛎五钱（先煎）　淡苁蓉四钱　净萸肉一钱五分（盐水炒）　川黄柏一钱五分（盐水炒）　潼沙苑四钱（盐水炒）　甘杞子二钱（盐水炒）　云苓三钱　淡秋石八分

消渴

189

膏方：

大熟地五两　淡苁蓉四两　菟丝子四两（盐水炒）　怀山药四两　怀牛膝一两五钱　煅牡蛎五两　西洋参二两　净萸肉一两五钱（盐水炒）　川黄柏二两（盐水炒）　甘杞子三两（盐水炒）　莲子五两　泽泻二两　潼沙苑四两（盐水炒）　五味子五钱　云苓三两　川石斛四两　肥知母二两　巴戟肉二两　川杜仲四两

如法煎取汁，用白蜜二斤收膏。

十六诊：历治以来，上中二消之饥渴先退，日来下消之沥浊如盐霜者，亦日见少，下元之分泌有权，即是气能化精之佳兆，舌苔前畔已化，惟脉尚细滑少力，足见肾之阴气未复。守原意更增补摄下元可也。

大熟地五钱　泽泻二钱（盐水炒）　大麦冬三钱　淡苁蓉四钱　北沙参四钱　菟丝子四钱（盐水炒）　云苓三钱　川石斛四钱　净萸肉一钱五分（盐水炒）　五味子五分　淡秋石八分　连心莲子七粒

十七诊：历治以还，上中二消之饥渴次第见退，下消沥浊如盐霜继少；舌苔反形浮白满布，舌心尚干燥，间或作渴喜饮，脉濡滑少力；肺胃之火日清，肾之阴气未复，故便难。当仿地黄饮子用意。

大熟地五钱（盐水炒）　淡苁蓉四钱　五味子五分　净萸肉一钱五分（盐水炒）　川石斛四钱　潼沙苑四钱（盐水炒）　大麦冬二钱　云苓三钱　陈橘白一钱　泽泻二钱　淡秋石八分　连心莲子七粒

丸方：

大熟地二两　川黄柏一两五钱（盐水炒）　云苓二两　净萸肉一两　煅牡蛎五两　淡苁蓉二两　泽泻一两五钱　甘杞子一两五钱　女贞子二两　潼沙苑二两　五味子三钱　怀山药二两　怀牛膝一两五钱（盐水炒）　菟丝子二两（盐水炒）　肥知母一两五钱　大麦冬一两

190

五钱

如法研取细末，蜜水法丸。

十八诊：三消延久，经治以来，口渴善饥已退，溲后如盐霜溅出者，转为腐浊成条，澄底如糊，口腻，耳听不聪，舌心滑白，脉沉细濡滑，便结不润。种种合参，肺胃之热已退，湿火未清，分泌失职，清浊不分也。先当清阴化浊。

川石斛四钱　天麦冬各二钱　北沙参四钱　黑料豆四钱　泽泻二钱　云苓三钱　炒苡仁五钱　川黄柏一钱五分（盐水炒）　白知母一钱五分　大生地五钱　知柏地黄丸五钱（包煎）

十九诊：三消历治以来，枝节互有出入，日来增舌本自觉厚胀，入夜呛咳痰黄，舌苔腐白。原方加减。

原方去黑料豆、天冬、生地、知柏地黄丸，加黄连五分酒炒、蔓荆子三钱、建兰叶二钱（先煎代水）、枇杷叶三钱（去毛，炙）。

二十诊：由饮食不节而致水泄如注，改从清养和胃为法。

原方去连、麦、知母等苦降、滋清之品，加西洋参、白术、扁豆、煨葛、青荷叶等扶脾胃、生津、升清之品。

二十一诊：水泄止后，饥渴减，而舌端倍大如故。改用清心益肾、淘汰湿浊。

原方以知柏地黄为主，加菟丝子、萆薢、莲须等。

二十二诊：饥、渴、溲等均有好转，唯舌端倍大如故。

原方加别直须一钱五分、巴戟肉一钱五分、九节菖蒲五分。

二十三诊：自觉舌端倍大已减。前方既合，旧章再进。

大熟地五钱　净萸肉一钱五分（盐水炒）　菟丝子四钱（盐水炒）　五味子五分　大麦冬二钱　别直须一钱五分　潼沙苑四钱（盐水炒）　云苓三钱　川黄柏一钱五分（盐水炒）　泽泻一钱五分　巴戟肉一钱五分

消

渴

191

九节菖蒲五分　莲子七粒（连心皮）

二十四诊：口舌更觉干槁，舌尖绛赤，舌端倍大。下焦湿火未清，温摄难进，再以清润分化。

知柏地黄为主，更增西洋参一钱五分、麦冬二钱、五味子五分。

二十五诊：三消兼患已久，经治以来，更迭多方，偶进温摄，屡屡不易受；刻下溲时溅浊如盐霜渐少，而饥渴复甚，舌本觉大，舌苔亦化，脉复细数。肾胃之火内炽，销烁真阴，煎熬不已。拟古人玉女煎出入。

大熟地五钱　生石膏五钱　大麦冬二钱　云苓三钱　肥知母一钱五分　川黄柏一钱五分　北沙参四钱　川石斛四钱　五味子五分　泽泻一钱五分　藕二两（切片）

二十六诊、二十七诊：两进玉女煎加味（二十七诊加更衣丸三钱开水下），三消之饥渴随减，舌端倍大已觉束小，舌苔亦化。

二十八诊：三进玉女煎加更衣丸为法，饥渴日减，溲时溅浊如盐霜亦少，口腻亦步清，舌端倍大亦觉束小，舌苔亦化，惟小溲仍勤急，甚则不禁。阳明湿热虽化，肾气之亏折未复。仍守原意略参清摄之品。

西洋参一钱五分　乌玄参四钱　大麦冬二钱　天花粉四钱　大熟地五钱　五味子五分　川石斛四钱　炙甘草八分　肥知母一钱五分　云苓三钱　泽泻一钱五分（盐水炒）　黑料豆四钱（盐水炒）

二十九诊：用玉女煎，更增滋水清金，三消俱获效机，饥渴先减，溲时溅浊如盐屑亦步少，口舌秽腻亦折，舌端倍大亦小，惟仍干槁少津，舌白而糙，脉转沉细小数。上焦积热未清，下元真水未复，以原方日增滋水为事，《内经》所谓"阴

192

平阳秘，精神乃治"者是也。

西洋参—钱五分　泽泻—钱五分　川黄柏—钱五分　乌玄参四钱　五味子五分　大麦冬二钱　云苓三钱　大熟地五钱　川石斛四钱　肥知母—钱五分　净萸肉—钱五分

膏方：三消俱退，当再滋水清金，以泽胃土之燥。用立膏方，期收全功。

西洋参二两　北沙参四两　大熟地五两　肥知母二两　泽泻—两五钱　净萸肉—两五钱（盐水炒）　天麦冬各二两　南花粉四两　甘杞子二两（盐水炒）　乌玄参四两　川石斛四两　云苓三两　五味子五钱　杭菊花二两

如法煎取浓汁，文火熬糊，入白蜜一斤收膏。

按：本例计经二十九诊，病属上中下三消俱见，几经证变、法变，因证制宜而告病退。诊治过程可分三个阶段：

自一诊至十诊为第一阶段，临床表现除上中下三消症外，且有沉迷嗜卧、舌苔腐腻之症与其并存，可见其不仅肺燥、胃热、肾虚，更有积湿、积痰搏结化火而不果者纠缠其间，故立法必须虚实兼顾，补虚是以益肾为主，泻实乃以化湿、清热为主。若只顾滋阴益肾，势必碍及痰湿难化；设只化湿、清热，则肾阴又将日耗。所以在这一阶段的治疗中，曾先后仿甘露饮（鲜枇杷叶、生熟地黄、天麦门冬、枳壳、茵陈、石斛、甘草、黄芩）、白茯苓丸（白茯苓、覆盆子、黄连、瓜蒌根、草薢、人参、熟地、玄参、石斛、蛇床子、鸡内金）两方立法，其寓意即在于此。另外，在湿火初退，胃肠湿浊未能下趋之际，曾从瓜蒌薤白汤立法，以通阳化浊。迨至腑通浊降，余湿未清时，乃配用芳香化浊（藿、佩、苍术）以挫陈腐。总之，本阶段的证候表现，是为三消中少见之证，故立法亦非消渴病

消渴

193

的常用治法。

自十一诊至十五诊为第二阶段，是属肾中阴阳皆虚，而致阳不化湿，水精不布。故立法改从温肾（金匮肾气丸）治本为主，以使阳复阴承，水火既济。其症状改善的主要标志，除舌上腐白之苔渐化，口齿甜腻渐清之外，更有神疲渐振，是为好转的趋势。

十六诊至二十九诊为第三阶段，由肾气阴阳皆虚而转为阴虚为主，故立法侧重滋肾清热。初则仿知柏地黄丸之意加味，继因心肾阴气日伤，以致舌端自觉胀大，曾一度加用参（别直须）、麦、五味，以补益心经气阴之虚，并用九节菖蒲藉通心窍。用温肾（巴戟肉）与滋肾（知柏地黄丸）共投，以防阴复而阳又不振。无奈几经反复，真阴日耗，温摄尚非其时，故在两用此法之后，又见舌尖绛赤，脉来复数，舌端倍大如故，因又改投清润分化，进而使用清胃滋阴（玉女煎），以使热降阴生，三消饥渴皆减，舌端逐步紧束，于是效不更法，稍作加减而持续服用，直至拟膏方"期收全功"。

本例治疗过程，有三关较为棘手。一是三消俱见，兼夹痰湿搏结，此时用药有两难之处；二是神迷不振（与糖尿病之酮症酸中毒很相近），此时滋肾极难偏进，终于采用温肾法，以资阴阳两顾，挽回颓势；三是舌端胀大，此为三消病中罕见之症，最后用清胃滋阴以收全功。因本例病情复杂，变化多端，治法先后几经更换，确有可师之处，故全录之以供参考。

例二　张男　饮一溲二为之下消，延今半载有余，大肉日削，饮食如常，切脉沉弦细数，两关带滑，左尺濡缓，唇红舌白。心阳木火初平，肾阴未复，兼有湿热混处其间，徒施滋补，必多流弊，当仿王太仆"壮水之主，以制阳光"。其中有知、柏、泽泻，于积湿积热最妙。

生熟地各五钱　川黄柏一钱五分（盐水炒）　净萸肉一钱五分（盐水炒）　泽泻二钱　肥知母一钱五分　川石斛四钱　云神四钱　煅牡蛎五钱（先煎）　潼沙苑四钱（盐水炒）　粉丹皮一钱五分（盐水炒）黑料豆四钱（盐水炒）

二诊：从王太仆"壮水之主，以制阳光"立法，下消就减，脉之数象亦平，舌苔浮黄。此下元积湿积热未清之故，再拟膏方以善后。

西洋参二两　生熟地各五两　潼沙苑四两　黑料豆四两　大麦冬三两　北沙参四两　净萸肉一两五钱（盐水炒）　女贞子四两　川石斛四两　云神四两　川黄柏一两五钱（盐水炒）　煅牡蛎五两　粉丹皮二两　菟丝子四两（盐水炒）

鱼鳔胶三两（烊化），再入白蜜一斤收膏。

三诊：下消渐退，渴饮亦减，肌肉就丰，脉之弦象亦折，惟右关尚小数，初春得此脉，心阳木火已具潜降之机，舌根浮黄，肺胃之积热积湿，尚未肃清。当清其上，而滋其下。

北沙参四钱　大麦冬二钱　川石斛四钱　黑料豆四钱　大生地五钱　粉丹皮一钱五分　海蛤粉四钱　云苓神各三钱　川黄柏一钱五分（盐水炒）　肥知母一钱五分　柿霜一钱

例三　王男　去冬齿痛，今春渴饮无度，小水极多，大便秘结，入夜烧热，及晨甫退，多食善饥，脉沉细，重取弦疾，舌红苔浮。此肾阴大亏，热结于胃之据。徒恃清补，其热无由解化，先宜滋水凉胃，用玉女煎法主之。

大熟地五钱　肥知母一钱五分　大龟板八钱（先煎）　北沙参四钱　生石膏五钱（先煎）　云神四钱　川石斛四钱　大麦冬二钱　粉丹皮一钱五分　玄参心四钱　东海夫人三钱

消渴

195

二诊：迭进玉女煎加味，口渴大减，夜热亦清，小水渐少，大腑渐调，善饥亦折，舌质渐泽，脉数渐平。可见积热大退，惟肾阴未复耳。转以滋水生阴为事。

生熟地各五钱　北沙参四钱　大龟板八钱（先煎）　大麦冬二钱　云神四钱　玉露霜三钱　川石斛四钱　肥知母一钱五分　粉丹皮一钱五分　女贞子四钱　玄参心四钱　东海夫人三钱

按：东海夫人即淡菜，为滋阴之妙品，作药引颇佳。

以上三例消渴病，其不同之点在于：例一孙男，例三王男，虽有上中下三消并见之症，而孙男的证候特点分为三个阶段，即肺燥、胃热、肾虚与积湿、积痰纠缠其间；久病肾中阴阳皆虚，以致阳不化湿，水精不布，久病转为热耗阴伤，故各阶段治法均有侧重。王男但以肾阴日耗、胃有热结为主，故以滋水凉胃为法，用玉女煎加龟板、淡菜，一清胃中之热，一藉血肉有情之品以填真阴，终使热降阴生而诸证缓和。例二张男，是以下消为主（饮一溲二），兼有湿热混处其间，立法用意是"壮水之主，以制阳光"，用知柏地黄丸加味，一举而滋肾阴、清湿热两相兼顾。

癃 闭

例一 俞男 梦泄已久，败精与湿热相搏，水道不利，溺管痛，或带血丝，脉弦细，舌苔浮黄。延有癃闭之害。

大生地五钱 怀膝炭一钱五分 泽泻一钱五分 台乌药一钱 川楝子一钱五分 甘草梢八分 瞿麦四钱 大麦冬二钱 黑山栀二钱 川黄柏一钱五分（盐水炒） 赤苓四钱 灯心十茎

另：滋肾丸三钱，开水送下。

例二 盛女 室女二便不通，少腹急胀，气从下坠，头肢麻痹，脉沉细，舌白。湿浊结于肠腑，气失通调，癃闭可虑。

当归二钱 怀牛膝一钱五分 猪茯苓各三钱 上肉桂五分（去皮切） 冬葵子四钱 小茴香一钱（盐水炒） 台乌药一钱 泽泻一钱五分 川楝子一钱五分 炒枳壳一钱五分 瞿麦四钱 蟋蟀七对

另：荠菜花五钱、青葱一握、紫苏五钱，煎汤熏洗。

按：熏洗方中用紫苏，取其辛温香窜，有行气之功。

例三 王男 小溲不通，点滴不爽，且作痛，少腹急胀，脉细数，舌红边绛，心移热于小肠之见象也。

大麦冬二钱（连心） 冬葵子四钱 黑山栀二钱 泽泻二钱 正滑石五钱 细木通一钱五分 白知母二钱 云苓四钱 车前子四钱 甘草梢八分 灯心二十茎 蟋蟀七对

例四 潘男 猝然水道不通，气从下坠，右少腹急胀，如欲大便状，脉弦数右浮，舌黄边红。阴气不足，湿火下注肠腑也。

大麦冬二钱　怀牛膝一钱五分　小茴香一钱（盐水炒）　泽泻一钱五分　瞿麦四钱　正滑石五钱　川楝子一钱五分　赤苓四钱　车前子四钱　滋肾丸三钱（开水先下）

另：豆豉四钱、食盐少许、青葱一握（开水泡），杵烂成饼，再入前味同杵，涂于关元穴，外帛束之。

二诊：进通阳理气，分化湿浊，水道已通，气从下坠亦减，脉之浮弦亦就平，惟溲时腰俞尚或酸楚，溺管尚或痛。肾气久亏可知，法当通阳益气，兼培下元。

白归身二钱　川杜仲四钱　泽泻一钱五分　小茴香八分（盐水炒）　怀牛膝一钱五分　川黄柏一钱五分（盐水炒）　鹿角霜二钱　云苓三钱　大生地五钱（秋石四分化水炒）　净车前四钱（盐水炒）　滋肾丸三钱（入煎）

三诊：两进通阳化浊，小便癃闭已通，腰酸溺管痛已减，惟仍咳不已，脉尚数，舌心浮黄。阳气虽通，阴气未复也。仿知柏地黄丸用意。

大生地五钱　川黄柏一钱五分（盐水炒）　肥知母一钱五分　泽泻一钱五分　粉丹皮一钱五分　云苓三钱　大麦冬二钱　川石斛四钱　乌玄参四钱　料豆衣四钱　连心莲子十粒

膏方：育阴益肾，以滋水源。

大生地五两　肥玉竹五两　川杜仲五两　女贞子四两　北沙参四两　云苓四两　大麦冬三两　川石斛四两　川黄柏一两五钱　肥知母一两五钱　黑料豆四两

上味煎汁，文火熬糊，入白蜜十两收膏。每服一匙，开水下。

服膏以来，热清阴复，水道已通，惟气分尚亏，劳则气怯，又当阴气两治。

大生地六两　炙黄芪三两　怀牛膝一两五钱　北沙参四两　女贞子四两　川杜仲四两　泽泻一两五钱（盐水炒）　云苓三两　肥玉竹四两　黑料豆四两　潼沙苑三两　大麦冬二两　连心莲子五两

上味煎取浓汁，文火熬糊，入白蜜十四两收膏。每服一匙，开水化服。

例五　胡男　始而淋浊，止之太早，余浊留于肠腑，通降无权，于是癃闭，二便不通，脉弦数，舌苔浮白。拟通泄为先。

青宁丸三钱（开水另服）　正滑石五钱　甘草梢八分　冬葵子四钱　怀膝梢一钱五分　细木通一钱五分　云苓四钱　净车前四钱　泽泻一钱五分　黑山栀二钱　蟋蟀七对

例六　钱男　高年小溲勤数作痛，间或带浊，大腑燥结，脉沉细如丝，舌光如镜。血液已耗，虚而生燥，气化不及也。癃闭可虑。

油当归二钱　大白芍二钱　泽泻一钱五分　冬葵子四钱　台乌药一钱　怀牛膝一钱五分　清阿胶二钱　猪茯苓各三钱　大麦冬二钱　川草薢四钱　滋肾丸三钱（开水另下）

二诊：大腑已通，小溲带浊亦止，惟赤色及痛如故，入夜尤勤短，脉沉细小数，舌光无苔。高年血虚生燥，气化不及使然。

北沙参四钱　怀牛膝一钱五分　泽泻一钱五分　细木通一钱五分　清阿胶二钱　猪茯苓各三钱　甘草梢八分　大白芍二钱　肥知母一钱五分　大麦冬二钱　淡秋石八分　灯心二十茎

按：肾阴已虚，血液已耗，阴血两亏，虚而生燥，气化不

癃闭

199

及州都。本方配伍精当，用油当归、阿胶滋养阴血；怀牛膝引药下行，与北沙参合用，清肺养阴，使气化及于州都。

例七 吕男 阴气不足，传送无权，二便艰结，小水点滴不爽，胃纳不充，脉沉滑小数，间或喘逆。肺肾本亏，当清养肺肾，以资气化。

北沙参四钱 怀牛膝一钱五分 海蛤粉四钱 泽泻一钱五分 黑大豆四钱 潼沙苑四钱 云苓神各三钱 菟丝子四钱 车前子四钱（盐水炒） 大麦冬二钱 连心莲子十粒

按：癃为小便不畅，闭为小便不通，一般合称癃闭。其病因病理多因湿热壅结，或高年、久病肾亏，而致膀胱气化不利，小便不畅或不通。先祖治疗本病，特别注重气化，常用乌药、小茴及滋肾丸等方药，配合清利湿热或补肾之品，其效显著。另外，用豆豉、青葱，食盐杵饼贴关元穴之辅助疗法，亦有一定的疗效。

淋 浊

先祖认为，本病的病因主要为湿热（火），病机特点为脾、肾与膀胱的功能失常。临床辨证施治时，凡初起湿热（火）蕴结，以致膀胱气化不利者属实，治予清热利湿，通淋泄浊；病久脾、肾虚弱，膀胱气化无权者属虚，治予培补脾肾；虚实夹杂者，则标本兼顾。并根据各个证候的特点，配合运用行气、止血、固涩等类药物。

例一 孙男　淋浊两旬，溲痛，茎头肿，左胯结核，脉沉数，舌红中黄。湿火下注肠腑，不宜兜涩，通利为先。

青宁丸四钱（过口）　细木通一钱五分　黑山栀二钱　甘草梢八分　川萆薢四钱　正滑石五钱　瞿麦四钱　萹蓄四钱　赤苓四钱　净车前四钱　琥珀四分（研）

二诊：溲痛已安，淋浊未已，茎头破肿流血，左胯结核，脉尚沉数，舌红中黄。湿火未清，当再通利分化。

青宁丸三钱（过口）　川黄柏一钱五分　川萆薢四钱　甘草梢八分　大麦冬二钱　黑山栀二钱　瞿麦四钱　赤苓四钱　净车前四钱　龙须草二钱　正滑石五钱　灯心二十茎

三诊：茎头溲痛及淋浊俱退，左胯结核亦消，脉尚数，舌红。湿火初清，肾阴未复也。当再清养化浊。

细生地五钱　大麦冬二钱　赤苓四钱　黑山栀二钱　甘草梢八分

冬桑叶一钱五分　泽泻二钱　怀牛膝一钱五分　细木通一钱五分　青宁丸三钱（人煎）　龙须草三钱　灯心二十茎

　　例二　周男　始而淋浊作痛，继之小水自遗，点滴不能成条，口渴作恶，舌红中黄，脉弦滑。湿热蕴结下焦，气化不利，延有砂石淋之累。

　　大生地五钱（秋石五分化水炒）　川黄柏一钱五分　怀牛膝一钱五分　泽泻一钱五分　粉丹皮一钱五分　云苓三钱　净车前四钱　黑料豆四钱　小茴香八分（盐水炒）　川萆薢四钱　通关丸三钱（开水另下）

　　例三　孙男　肾之阴气久亏，湿热乘虚下注，溲时作痛，水道点滴不利，会阴胀痛，波及魄门，脉沉弦细滑，舌根腻。当通固兼施。

　　淡苁蓉三钱　川黄柏一钱五分（盐水炒）　青升麻五分　云苓三钱　中生地五钱　川萆薢三钱　怀膝炭一钱五分　大麦冬二钱　粉丹皮一钱五分　泽泻二钱　灯心十茎

　　二诊：昨为通固兼施，会阴肿痛已减，而溲时尚作痛，水道不利，脉弦细，舌根黄腻。肾气固伤，湿浊未尽之候。

　　中生地五钱　川黄柏一钱五分　大麦冬二钱　泽泻一钱五分　黑山栀二钱　粉丹皮一钱五分　石竹花三钱　怀牛膝一钱五分　川萆薢四钱　云苓三钱　龙须草三钱　琥珀五分（研冲）

　　三诊：日来水道已通调，溲痛亦减，间有余浊未清，会阴穴尚有坠胀意，脉弦细，舌苔腐黄。肾气已伤，积湿未除也。守原意更增固肾品。

　　大生地五钱　菟丝子四钱　川萆薢四钱　净萸肉一钱五分（盐水炒）　川黄柏一钱五分（盐水炒）　云苓三钱　龙须草三钱　潼沙苑四钱　怀牛膝一钱五分　旱莲草四钱　黑料豆四钱　连心莲子十粒

四诊：进固肾化湿，溲痛、会阴穴作胀俱退，惟魄门尚或坠痛，精关或不固，脉弦细虚数，舌苔前半已化。仍守旧章，更进为事。

大生地五钱　川黄柏一钱五分　潼沙苑四钱（盐水炒）　旱莲草四钱　菟丝子四钱（盐水炒）　炙甘草八分　楮实子三钱　女贞子四钱　槐角三钱　大白芍二钱　云苓三钱　莲子十粒

另：知柏地黄丸三两，每服三钱，开水下。

例四　孙男　病后劳碌，心肾之阴未充，积湿易于下陷，气化于是不行。淋浊作痛，溲后尤甚，腰俞酸楚，脉弦滑，两尺少力，舌心腻黄。虚中夹湿之候，与寻常淋浊不同。

大生地五钱　川黄柏一钱五分　川萆薢四钱　怀膝梢一钱五分（盐水炒）　甘草梢八分　台乌药一钱　云苓三钱　粉丹皮一钱五分　泽泻二钱　龙须草三钱

二诊：溲后之痛虽减，而沥浊如故，气从下陷，腰俞尾闾酸楚，脉弦滑尺濡，舌心腻黄已化。此积湿渐化，心肾未充。以原方增入苦咸通补下元之品。

淡苁蓉四钱　云苓三钱　怀膝梢一钱五分　川萆薢四钱　川杜仲五钱　泽泻一钱五分（盐水炒）　小茴香八分（盐水炒）　海蛤粉四钱　川黄柏一钱五分（盐水炒）　大麦冬二钱　人中白一钱五分

例五　徐男　始而溲后痛，继之溲血甚多，血止又沥白浊，溺管痛，少腹胀，午后寒热，不汗而解，食少形瘦，脉弦细小数，舌红唇燥，或呛咳多痰。肾阴已伤，气火下迫，积热未清之候。久延非宜。

大麦冬二钱　怀膝炭二钱　甘草梢八分　京赤芍二钱　川楝子一钱五分　黄柏炭一钱　川萆薢三钱　炒苡仁五钱　泽泻二钱　琥珀四分（研冲）

淋

浊

203

二诊：午后寒热已减，溲后沥浊亦少，曾经溲血，溺管仍痛，少腹胀，矢气则松，脘闷气逆，口渴舌红，或呛咳多痰，脉沉细小数。业经已久，肾阴暗伤，气火下迫，余浊又未清之候。速效难求。

大麦冬二钱　黑山栀二钱　小茴香八分（盐水炒）　怀膝梢二钱　赤苓四钱　旋覆花一钱五分（包）　粉丹皮一钱五分　地骨皮四钱　甘草梢八分　川萆薢四钱　灯心二十茎

另：知柏地黄丸二两、滋肾丸一两，和匀，每服三钱，开水下。

例六　赵男　高年喘咳平后，肾气已伤，肺热未尽，不能通调水道，下输膀胱，是以小便点滴，色赤觉热，溺管刺痛，脉弦大鼓指，舌红苔浮。非寒虚气秘者比，故得金匮肾气丸法反甚。据此见端，当防溲血。

西洋参一钱五分　肥知母一钱五分　怀膝梢一钱五分　粉丹皮一钱五分　泽泻一钱五分　黑山栀二钱　云苓三钱　蛤壳五钱（先煎）　大麦冬二钱　淡秋石一钱　上血珀五分（研细冲）

二诊：昨从肾气已伤，肺热移于肠腑立法，小溲点滴作痛已十去其四，惟须二便齐来，可见肾之约束已不固矣，两脉寸关部尚大，肺金余热未清。当守原法略入升提之品，所谓导下必须启上也。

北沙参四钱　青升麻五分　大白芍二钱　粉丹皮一钱五分　煅牡蛎八钱（先煎）　海蛤粉四钱　女贞子四钱　净萸肉一钱五分　怀膝炭一钱五分　潼白蒺藜各三钱　赤石脂四钱　灵磁石三钱（先煎）

例七　严男　房劳受惊，精蓄为腐，淋浊作痛，或有硬粒如石，或带血丝，溲勤作痛，气陷于下，尾闾坠胀，脉弦细小数，舌苔灰黄。此肾之阴气已亏，分泌失职，加以湿浊混处精官所致。

淡苁蓉四钱　大麦冬二钱　大生地五钱　粉丹皮一钱五分　怀牛膝一钱五分（盐水炒）　青升麻八分（蜜炙）　川黄柏一钱五分　泽泻一钱五分　川草薢四钱　云苓三钱　净车前四钱　淡秋石八分

二诊：从肾之阴气已亏，湿热混处精宫立法，淋浊及血条俱止，气坠溲勤亦退，惟两腿少力，头目筋跳，夜分遗溺，易于惊怖。此乃肾阴未复，而肝阳有余故也。

大熟地五钱（盐水炒）　川黄柏一钱五分（盐水炒）　云苓神各三钱　粉丹皮一钱五分　潼白蒺藜各三钱　旱莲草四钱　女贞子四钱　生牡蛎五钱（先煎）　煅龙骨五钱（先煎）　泽泻一钱五分　怀牛膝一钱五分（盐水炒）　莲子十粒　淡秋石八分

丸方：滋水抑木，乙癸同调。

大熟地二两（淡秋石二钱合拌炒）　净萸肉一两五钱　潼白蒺藜各二两　粉丹皮二两　怀牛膝一两五钱（盐水炒）　云苓神各二两　旱莲草四两　泽泻一两五钱　大麦冬二钱　西洋参一两（勿见火，另研）　煅龙骨五两　川黄柏一两五钱（盐水炒）　女贞子四两　大白芍二两　连心莲子三两

上味研末，蜜水法丸。每服三钱，开水下。

例八　钟男　膏淋半载不愈，溲其半则痛，澄之如糊，倾之难净，兼之呛咳多痰，脉细数，舌红。肺肾两亏，积湿混处精宫，肺气逆，无以通调水道也。

大麦冬二钱　煅牡蛎五钱（先煎）　泽泻二钱　怀膝梢一钱五分　川草薢四钱　净车前四钱（盐水炒）　云苓四钱　川黄柏一钱五分（盐水炒）　肥知母三钱　甘草梢八分　连心莲子十粒

另：威喜丸二两，每晨米饮下二钱。

二诊：膏淋虽少，而溲时仍作痛，气注魄门，如欲便状，

淋
浊

205

兼之呛咳多痰，脉细数，舌红。肺肾久亏，湿随气陷也。

南沙参四钱　大麦冬二钱　云苓四钱　泽泻二钱　怀牛膝一钱五分　煅牡蛎五钱（先煎）　川杜仲四钱　菟丝子四钱　小茴香八分（盐水炒）　川草薢四钱　甘草梢八分　莲子心五分

三诊：膏淋渐少，溲痛亦安，气注魄门亦折，咳亦减，惟阳事不兴者已久，脉细数，舌红。肾之阴气两亏，守原意更增益阳摄下之品。

大生地五钱（盐水炒）　菟丝子三钱（盐水炒）　川杜仲三钱　鹿角霜三钱　云苓三钱　泽泻二钱　川草薢四钱　小茴香八分（盐水炒）　煅牡蛎五钱（先煎）　净萸肉一钱五分　鱼鳔胶一钱五分

另：桂附八味丸二两、知柏八味丸二两，和匀，每服三钱，开水下。

例九　吴男　心肾两亏，精液下注，致发膏淋。溲后澄浊如膏，甚则状如腐肉，腰俞酸楚，切脉沉细小数，舌红中槽。一派虚象，非湿毒可比。

大生地五钱　川黄柏一钱五分（盐水炒）　煅牡蛎五钱（先煎）　大麦冬二钱　川草薢三钱　料豆衣三钱　菟丝子三钱（盐水炒）　川杜仲三钱　潼沙苑二钱（盐水炒）　泽泻二钱（盐水炒）　云苓三钱　连心莲子十粒

另：知柏地黄丸三两，每服三钱，开水下。

例十　钱男　溲后沥精作痛，少腹坠胀，腰俞酸楚，入夜溲勤，腑行燥结，脉沉细，舌白。延今两月，肝肾已伤，湿热混处精窍所致。速效难求。

淡苁蓉四钱　怀牛膝一钱五分　川草薢四钱　黑料豆四钱　台乌药一钱　川楝子一钱五分　粉丹皮一钱五分　泽泻一钱五分　云苓三钱　大麦冬二钱　大熟地五钱（秋石五分化水炒）　莲子心八分

另：威喜丸一两，每服三钱，开水下。

二诊：溲后沥精已减，腰俞酸楚亦折，而少腹坠胀及入夜溲勤如故，腑行不润，脉沉细。湿热混处精宫，肝肾又亏所致。

大熟地五钱（秋石五分化水炒）　淡苁蓉四钱　怀牛膝一钱五分
台乌药一钱　益智仁一钱五分　川楝子一钱五分　川萆薢四钱　黑大豆四钱　大麦冬二钱　泽泻一钱五分　云苓三钱　莲子十粒（连心）

按：本例属虚实同巢，治用标本兼顾。熟地甘而微温，用秋石拌炒，既能补肾，又能滋阴降火。威喜丸亦为标本兼顾，通涩兼施之法。

例十一　王男　胞痹溺涩色白，少腹胀，心痛，业已年余，烦劳或饮冷则甚，脉沉细缓。乃肾虚，寒湿久羁下焦，水道不宣，满于胞内，阳气不达，以致或通或清，所谓劳淋冷淋是也。拟温命肾，以宣气化。

东洋参二钱　巴戟肉一钱五分　上肉桂五分　韭菜子二钱　益母草三钱　石菖蒲八分　台乌药一钱　小茴香八分　川萆薢四钱
菟丝子四钱　云苓三钱　煨姜两片

服两剂，原方加熟附子二钱。

例十二　李男　年逾六旬，始患血淋，继之沥浊，溺管刺痛，溲前及溲后皆然，步履则气从下陷，切脉沉滑无力，右关尺渐数，舌苔满腻而白。此心肾两亏，清气不升，湿热下渗为浊也。与壮年及初淋者，大相径庭。

大生地五钱（秋石炒）　菟丝子四钱　炙紫菀三钱　泽泻二钱
当归二钱　川黄柏一钱五分　甘草梢八分　潼沙苑四钱　川萆薢四钱
怀牛膝一钱五分　龙须草四钱

另：补中益气丸三两，每服三钱，开水下。

淋

浊

207

肿　胀

肿和胀是有区别的，先祖常谓："肿本乎水，胀由乎气。"在肿和胀的相互关系上，常谓："胀不必兼肿，而肿必兼胀，亦有肿胀同时并至者。"肿胀与内脏的关系，其中水肿是根据张景岳的论点，概括为："水肿乃脾肺肾三脏相干为病，其本在肾，其标在肺，其制在脾。"腹胀多由于脾肾为病。

肿胀的辨证施治：水肿是根据阳水、阴水的辨证总纲，进一步辨其在表在里以及肺脾肾三脏的虚实情况，予以立法处方。一般治法有透表利水、表里分消、开上利下、攻逐水饮、运脾化湿、通阳利水、温肾利水等。对于腹胀的治法，一般是根据脾肾以及胃肠的虚实情况，予以立法处方。常用治法有健脾助运、温中化湿、理气润通等。

例一　王男　病后，余湿未清，致发疥疮，未几内隐，两足浮肿，呛咳痰不多，切脉浮弦而数，舌红无苔。本元向亏，延防加喘，先当开肺化湿，沟通水道。

大豆卷四钱　桂枝木一钱五分　连皮苓五钱　炒苡仁五钱　薄橘红一钱　大腹皮四钱　桑白皮三钱　川通草一钱五分　泽泻二钱　旋覆花一钱五分(包)　姜皮四分

二诊：面浮已退，足肿未消，呛咳痰无多，遍体湿痹丛发，脉弦细初平，舌红无苔。肺肾两亏，湿毒不化所致。

大豆卷四钱　忍冬藤五钱　大杏仁三钱　连皮苓五钱　金苏子二钱（炒）　炒白术二钱　薄橘红一钱　炒苡仁五钱　桂枝木一钱五分　旋覆花一钱五分（包）　姜皮四分

服后反觉不舒，原方去白术，加炙桑皮。

三诊：遍体湿痱丛发，下部尤甚，肢面肿，呛咳痰无多，脉弦数右滑，舌红无苔。肺肾虽亏，而湿浊尚重之候，未宜滋补。

金苏子二钱（炒）　连皮苓五钱　大杏仁三钱　泽泻三钱　大砂仁八分　甜葶苈三钱（炒）　薄橘红一钱　旋覆花一钱五分（包）　炙桑皮三钱　怀牛膝二钱　桂枝木一钱五分　冬瓜子皮各三钱

四诊：呛咳气粗已平，肢面肿亦退，遍体湿痱丛发，脉细数，舌红。肺肾虽亏，而积湿尚重，未宜滋补，守原意再进。

大豆卷四钱　桂枝木一钱五分　怀牛膝一钱五分　连皮苓五钱　川贝母一钱五分　旋覆花一钱五分（包）　薄橘红一钱　金苏子二钱（炒）　炙桑皮三钱　大杏仁三钱　生熟苡仁各四钱　地肤子五钱

五诊：肢面肿痛就退，湿痱丛发，呛咳气粗，不得安枕，脉细数，舌红渐起苔。可见肺肾虽亏，积湿尚重耳。

旋覆花一钱五分（包）　金苏子二钱（炒）　法半夏一钱五分　炙桑皮三钱　炒苡仁五钱　连皮苓五钱　川贝母一钱五分　炙冬花三钱　炙紫菀三钱　大杏仁三钱　生熟谷芽各四钱　地肤子五钱

六诊：经治来，肢面肿大退，水道亦利，咳亦减，气粗痰多，未能平卧，脉细数，舌红。积湿虽化，肺肾尚亏之候。

南沙参三钱　炙桑皮三钱　怀牛膝三钱　法半夏一钱五分　炙紫菀三钱　炒苡仁五钱　大杏仁三钱　川贝母一钱五分　连皮苓五钱　金苏子二钱（炒）　地肤子五钱　枇杷叶三钱（去毛，蜜炙）

按：浮肿起自病后疮毒内隐，其本元虽虚（舌红无苔），

肿
胀

209

而内蕴湿热尚无里通外泄之机，故首用五皮（消皮水）、五苓（化气行水）两方加减，以使水湿之邪一从肤表透泄，一从水道渗利。继因其湿痹虽从体表丛发，而内积的水湿仍有上泛渍肺之势（呛咳气粗），故立法以泻肺行水、降气化痰，防其水泛高原。

本例辨证施治特点是有虚不补，意在以祛邪为先。因为当时所急者是水湿泛滥，若用补法，不仅缓不济急，且滋补之品常碍脾运，中焦脾运不健，则湿化无由，下焦分利功能更难称其职守，结果必然是实者愈实，而虚者愈虚。

例二 程童 风水相乘于手足太阴，肢肿面浮，腹膨囊亮，呛咳痰难出，水道不利，脉沉滑，右手沉取则数，舌苔浮黄。延有喘逆之害。

葶苈子二钱（炒） 大腹皮四钱 连皮苓四钱 泽泻二钱 炒苡仁五钱 桂枝木八分 川通草八分 正滑石五钱 桑白皮三钱 大杏仁三钱 冬瓜子皮各四钱 姜皮三分

二诊：药后下利数次，水道未通，肢面及囊仍肿，两腿清冷，脉沉滑细数，舌苔浮黄。风水相搏，阳气不行，仍防喘逆。

大豆卷四钱 葶苈子二钱（炒） 连皮苓四钱 桂枝木一钱 桑白皮三钱 泽泻二钱 大腹皮四钱 大杏仁三钱 川通草八分 陈橘皮一钱五分 姜衣三分 川椒目三分（炒开口）

按：以上两例水肿，均无里通外泄之机，故立法都从表里分消为主，以使水湿外从肤表、内从水道而分消。其不同点是：王男病起疮毒内隐，湿热较重，故方中加清热解毒之品；程童则为风水相乘于手足太阴，故立法重在开上利下，使水气下行。

例三 林男 肢面肿，下及茎囊与两腿，少腹胀，小水短少，傍晚心烦意热，舌红中黄，右脉滑数。湿热久结手足太阴，斯为阳水，当开其上而利其下。

甜葶苈三钱（炒） 桑白皮三钱 连皮苓五钱 泽泻二钱 生苡仁五钱 川通草八分 大杏仁三钱 大腹皮四钱 金苏子二钱（炒） 瓜蒌皮四钱 冬瓜子皮各三钱 姜皮四分

二诊：从阳水立法，肢面肿虽减，而囊腿肿更甚，小水短少，脉滑数，舌心浮黄，一派热象。仿古人麻杏石甘汤，今姑师其意立法。

甜葶苈三钱（炒） 正滑石六钱 连皮苓五钱 桑白皮三钱 生苡仁五钱 川通草八分 旋覆花一钱五分（包） 粗桂枝八分 汉防己四钱 大杏仁三钱 川椒目四分（炒开口） 姜皮四分

三诊：开上利下，下部肿势虽减，而肢面尚肿，红瘰丛发，二便不利，食后脘腹尚胀，脉沉数，舌红中黄。一派湿从热化之象，仍从阳水立法。

生军三钱（酒炒） 煨黑丑一钱五分 猪赤苓各四钱 川黄柏三钱 生苡仁六钱 大腹皮四钱 正滑石六钱 上川朴八分 泽泻二钱 陈橘皮一钱五分 姜皮三分 披水草三钱（煎代水）

按：本例水肿是湿热久结脾肺，水泛肌肤，故见水肿、溲少、舌红中黄等症，是属阳水范围。首用开上（泻肺）、利下（渗利水道），继仿麻杏石甘汤意（葶苈代麻黄、滑石代石膏），较首方更进一筹。方中用桂枝八分，是为通阳利水而设，非透表可比。三诊时水肿渐消，二便仍不利，故改用苦寒泻下逐水（大黄、黑丑）为主，清热化湿（黄柏、厚朴）为辅，以使二便通调，水湿分利。

例四 刘男 肢面浮肿复发，下及茎囊，二便不利，呛咳

肿

胀

211

气粗，脉滑数，舌红中黄。风湿热互结太阴，喘满可虑。

甜葶苈三钱　汉防己四钱　桑白皮三钱　旋覆花一钱五分（包）
赤猪苓各四钱　泽泻二钱　大杏仁三钱　大腹皮四钱　桂枝木一钱五
分　陈橘皮一钱五分　姜衣四分　川椒目五分（炒开口）

另：控涎丹二钱，温开水下。

二诊：进控涎丹，得下水两次，肢面肿、腹膨俱减，而茎
囊尚肿，呛咳气粗，脉滑数，舌红中黄。风水尚重，仍防
喘满。

炒白术三钱　桂枝木一钱五分　桑白皮三钱　大腹皮四钱　汉
防己四钱　泽泻二钱　猪茯苓各四钱　炒苡仁五钱　大杏仁三钱
上川朴八分　陈橘皮一钱五分　姜衣四分　川椒目五分（炒开口）

按：肢面浮肿复发，是为宿患可知；肿及茎囊，呛咳气
粗，二便不利，舌红中黄等，皆为风湿热邪互结之象。可见本
例为本虚标实之证，故首以开上利下与攻逐水饮（控涎丹）
并用，以图先从标治。对本虚标实的水肿，逐水一法，只宜暂
用，不宜久服，故在肢面肿及腹膨减退之后，即以健脾化湿、
分利水道为治。

例五　贺童　水肿月余，两腿木冷，小水不利、短少而
赤，卧则咳逆气粗，痰多善噫，曾经带血，胸膺及少腹俱胀，
按之磊磊不平，舌紫不渴，脉滑数，左手沉滑。一派湿火见
端，姑以越婢汤出入。

麻黄八分　大杏仁三钱　粗桂枝木一钱　炙甘草六分　生石膏
五钱（先煎）　桑白皮三钱　连皮苓四钱　泽泻二钱　方通草一钱
薄橘红八分　姜衣四分

二诊：前进越婢汤，得汗及腰，小水不畅，上体肿势随
退，未几复肿，溲后旋又不通，咳逆不得平卧，右脉滑数，左

脉小,舌光紫。风水仍留肺部,风化热、湿化水之据,非寒湿也。久延非宜。

　　甜葶苈二钱(炒)　　桑白皮三钱　　大杏仁三钱　　桂枝木八分连皮苓四钱　　泽泻二钱　　正滑石五钱　　方通草一钱　　海金沙三钱汉防己三钱　　怀牛膝一钱五分　　活水芦根一两

　　改方:去桂枝木,加旋覆花一钱五分(包)。

　　按:以上三例水肿,均属阳水,同用所谓"开鬼门,洁净府"之法,以使水从表里分消。其不同点在于:林男曾因二便不利,使用苦寒泻下逐水(大黄、黑丑),促其二便通调,水从下泄;刘男治法是在开上利下的同时,并用逐水(控涎丹)之剂,以图急则治标,后用健脾利湿治其本;贺童治法重在表里分消,未用攻逐劫夺之剂。

　　例六　吴男　患痢疾未几即止,肠腑余浊未尽,脾肾之气不运,于是发生内胀。业经十年,必得大腑畅通,气鸣辘辘而胀退。夫腑以通为补,故腑通则胀减,脉沉滑,舌红。当运其中,而通其下。

　　淡苁蓉三钱　　焦白术二钱　　油当归一钱五分　　南木香八分　　云苓三钱　　沉香曲一钱五分　　小茴香七分(盐水炒)　　炒苡仁五钱　　炒枳壳一钱五分　　大白芍二钱(吴茱萸五分拌炒)　　冬瓜子四钱

　　服三五剂,如大便欠通调,原方加郁李仁四钱,通畅去之,再服。

　　二诊:前进运中通下,腑行颇爽,内胀虽减,继又发生便后带血,腑行又结,内胀复来,肠鸣辘辘,脉沉滑小数。病经十年,得于痢后,肠腑余浊未清,脾肾之运行不力也。虚实同集,收效不易。

　　淡苁蓉四钱　　炒茅术一钱　　炒白术一钱五分　　大砂仁八分　　南木

肿
胀

213

香一钱　云苓三钱　　炒枳壳一钱五分　　泽泻二钱　陈橘皮一钱五分　大
白芍二钱（吴茱萸五分拌炒）　　炙甘草八分　海参肠二钱（剪开酒洗）

三诊：进叶香岩润肾燥脾法，便后带血已止，腑行亦通，
惟内胀未减，由脐上而下达少腹，或而作痛，肠鸣辘辘，食与
不食，与胀势并无增减，脉沉滑细数，舌红无苔。脾肾两亏，
肠腑积热未尽之候。

潞党参二钱　炒白术二钱　泽泻二钱　南木香八分　云苓三钱
大白芍二钱　淡苁蓉三钱　益智仁一钱五分（盐水炒）　　陈橘皮一钱五
分　炒苡仁五钱　煨姜两片　大枣三个

另：归芍六君丸、理中丸，和匀，每服三钱。

按：腹内觉胀，腹外无形，得于痢后，每于腑通肠鸣则胀
减，舌红少苔，可见脾肾皆虚，肠腑尚有余浊逗留。初诊从运
中、通下立法，以健脾化湿为主，兼以润通，不用猛攻通腑
者，因其是虚实同巢，非大实大聚可比。次诊时内胀虽减，但
由便后带血，腑行又结，故从原法加海参肠以清肠化湿。三诊
以脾肾双扶，兼以润通行气，是顾本为主。

观此例腹胀十年，固难根治于一旦，而其前后三诊立法处
方，确有可以效仿之处。

例七　胡童　小儿脾土不健，积湿内蕴，腹胀有形，食后
尤甚，日形消瘦，面目萎黄，脉细数，舌红。虚中夹湿，延有
单腹之害。

炒白术二钱　大腹皮四钱　炒建曲四钱　炒枳壳一钱五分　青
陈皮各一钱　冬瓜子皮各三钱　炒谷芽四钱　炒苡仁五钱　炙内金
一钱五分　云苓三钱　香橼皮一钱五分

另：十九味资生丸。

二诊：腹胀已减，胃纳渐复，而仍面黄形瘦，遍体蠕痒，

214

脉细数右滑，舌红根黄。脾土不健，运行失常，兼有积湿之候。

孩儿参三钱　炒白术二钱　炙内金一钱五分　炒苡仁五钱　川石斛三钱　炒建曲四钱　云苓三钱　炒枳壳一钱五分　大腹皮四钱　炒谷芽四钱　青荷叶一角

按：腹胀形瘦，面目萎黄，脉细舌红，是为脾失健运，虚中夹湿之证，故立法以扶脾运中、行气化湿为主，加用缪仲淳的资生丸（即十九味资生丸），亦为健脾化湿兼施。

以上两例均以脾虚腹胀为主，故治疗都曾使用健脾助运一法。其不同点在于：吴男是得病于痢后，病史十余年，为脾肾两虚，肠腑余浊未清，故以健脾助运与行气润通并用，继则以脾肾双扶与行气润通共投；胡童是为脾虚夹湿之证，故以扶脾助运为主，兼以行气化湿。此为两例的同中之异。

例八　储男　宿患咳嗽带血，腹痛自利已久，去冬又增肢面浮肿，胸满咳逆气粗，冷痰上泛，脉沉滑而细，舌苔白腻。脾肾真阳已衰，宿痰化饮见证，与去岁不同，先以温里为事。

熟附片一钱　桂枝木一钱　连皮苓四钱　杜苏子二钱　姜半夏二钱　桑白皮一钱五分　旋覆花一钱五分（包）　陈皮一钱　焦於术一钱五分　炒苡仁五钱　怀牛膝一钱五分　椒目八分　生姜两片

另：水泛金匮肾气丸一两，作四日服。

二诊：进温里法，舌苔白腻转黄，脉之沉滑渐起，而肢面浮肿如故，下及茎囊，胸腹胀满，冷痰上泛，咳逆气粗。脾肾真阳久衰，宿痰化饮。饮者水也，既泛滥于中，则堤防不固，非温化不可。

炒茅术一钱五分　炒白术二钱　桑白皮二钱　姜半夏二钱　泽泻二钱　怀牛膝一钱五分　桂枝木一钱　连皮苓五钱　大腹皮三钱

肿

胀

薄

215

橘红一钱　大杏仁三钱　熟附片一钱　姜皮四分　椒目八分

三诊：腹痛自利已退，小水亦通调，两手及面部肿势渐退，惟又咯红成碗，冷气仍从上泛，脉沉细，右手更濡软，舌白转黄。阴阳并亏，肾虚肺实，姑为清补摄降以安血络，为急则治标之计。

北沙参三钱　当归一钱五分（土炒）　煅牡蛎六钱　茜根炭一钱半　苏子二钱　怀牛膝二钱　大麦冬二钱　连皮苓四钱　法半夏一钱五分　清阿胶二钱（蛤粉二钱拌炒）　太阴元精石四钱

四诊：呕血已止，面浮肢肿亦退，囊肿亦消，而胸仍觉痞，痰多黏厚，虚实夹杂可知。脉症仍不符，立法殊多掣肘也。

南沙参五钱　连皮苓四钱　姜半夏一钱五分　陈皮一钱　海浮石四钱　莱菔子三钱（炒）　炒苡仁五钱　旋覆花二钱（包）　炒苏子一钱（包）　怀牛膝二钱　冬瓜子四钱

按：本例是痰饮上泛而为咳逆，化水外溢而为肢面浮肿。症状虽异，由饮邪为患则一。饮为阴邪，《金匮要略》有"病痰饮者，当以温药和之"的治则，故一、二两诊均以温肾健脾、化湿利水为法，以使阳复脾健，饮得温化。三诊时因宿患咯血又发，故从"急则治标"之计，改投清补摄降、养血安络，以使肺复清降、肾复摄纳之权。四诊血止、肿退，但仍胸痞痰多，加之脉仍沉细濡软（案载"脉症仍不符"），其为虚实夹杂可知，但立法仍以降气化痰治实为主，暂不顾其虚，实有祛邪即所以安正之意。

例九　范男　冒雨而行，水湿伤脾，气运失司，胸腹胀满有形，两足肿，食少形瘦，脉沉细左迟，舌苔白腻。属在六旬外年，势有肿满之患，奏功不易。

炒茅术二钱　炒白术二钱　上川朴一钱　桂枝木一钱五分　炒建曲四钱　连皮苓四钱　炒枳壳二钱　淡干姜一钱　青陈皮各一钱五分　广木香一钱五分　炒苡仁五钱　香橼皮一钱五分　生姜两片

另：平胃丸一两五钱、附子理中丸一两五钱，和匀，每服三钱，开水下。

二诊：进温中化湿，胸腹胀满已减，食入不畅，两足肿，日形消瘦，脉沉迟，舌白转黄。积湿初化，脾阳大伤，属在六旬外年，着手不易。

炒茅术二钱　炒白术二钱　上川朴一钱　淡干姜一钱　青陈皮各一钱五分　连皮苓五钱　炒枳壳二钱　炒建曲四钱　泽泻二钱　炒谷芽四钱　益智仁一钱五分　大砂仁八分　广木香一钱五分　生姜两片

按：以上两例都由水湿停聚而成肿胀，均使用了温中化湿法。其不同点是：储男为脾肾阳气不足，水饮泛滥，上以渍肺，外溢于皮，故治从温肾健脾、化湿利水为主；范男为水湿伤脾，治法重在温中化湿。由是可知，水肿腹胀，虽云总不离乎脾肺肾三脏为病，但治从何脏着手，必须仔细辨证。

肿胀

217

血　证

　　血证的范围比较广泛。先祖对血证病机，总的认为是"阳络伤则血外溢"，包括上窍的眼、耳、口、鼻出血；"阴络伤则血内溢"，包括下窍的前、后二阴出血。出血与气、血、火密切相关，认为"气郁能化火，火载血上，迫血妄行，而致络伤血溢；气滞能留瘀，瘀留亦足以滞气"。

　　血证的治法，先祖常谓："见血止血，犹之扬汤止沸。必须'先其所因'，审因论治，方能釜底抽薪。"故对上窍出血色鲜，属血热妄行者以清热凉血为主；阳明热盛者以泻热与凉血并用；气郁化火（气郁为主）者以降气摄血与行血化瘀并用。出血色紫或成瘀块者，常以行气与活血并用，甚则运用破血逐瘀一法。下窍出血的治法，前阴出血属于湿热下注者，多以清热利湿与凉血散血并用；属于肾阴不足，兼夹湿热者，常以滋肾与分利并用。后阴出血，近血色鲜，常以清热利湿与凉血止血并用；远血色紫黯者，常用补脾以统血，或益气以摄血，其中有寒者每兼用温里，有留瘀者每兼用和血，或与化瘀并用。

　　例一　张男　始而失音，继开后，发生呛咳无痰，震动血络，或吐血，或带黑痰星星，胸膺间或作痛，幸胃纳尚强，切脉弦滑细数，舌红无苔。肺络固伤，肾复不足，属在青年，不宜久延，清润肃化为先。

南沙参四钱　淡天冬三钱　瓜蒌皮四钱　大杏仁三钱　仙鹤草四钱　川贝母一钱五分　清阿胶三钱　蒲黄五分（炒）　小蓟炭四钱　青蛤壳五钱　大白芍二钱　冬桑叶二钱　淡秋石一钱　藕节四个

二诊：今日黑痰虽少，而所吐之血水，转见色红质厚，不时呛咳，咽痛，脉仍弦滑细数，右寸关浮芤鼓指，舌红无苔。肝家气火暴升，肺络受其熏灼之象。拟犀角地黄法，先挫木火之威，以安血络。

犀角片四分（先煎）　鲜生地一两（切）　粉丹皮二钱（炒黑）　瓜蒌皮四钱　乌玄参四钱　黑山栀三钱　蒲黄炭一钱五分　大杏仁三钱　京赤芍三钱　淡天冬三钱　白茅花一钱五分（炒黑，包）

三诊：昨进犀角地黄法，先挫木火之威，以安血络，咯红已止，咽痛亦安，黑痰亦少，惟齿缝尚有血水外溢，不时呛咳，右脉浮芤鼓指化为细数，舌红亦淡。肝家暴升之气火初潜，肺金尚乏肃降之候。以原方减其制，再进一剂是也。

乌犀角三分（先煎）　鲜生地一两（切）　南花粉四钱　黑山栀一钱五分　粉丹皮三钱（炒黑）　北沙参四钱　青蛤壳五钱　肥知母二钱　乌玄参四钱　京赤芍二钱　蒲黄炭一钱五分　白茅花一钱五分（炒黑，包）

四诊：迭进犀角地黄法，木火虽平，肺气未清，气升作呛，右脉尚数。以原方减其制，接服两剂，再服后方。

鲜生地一两（切）　乌玄参三钱　淡天冬三钱　青蛤壳五钱　大杏仁三钱　旋覆花一钱五分（包）　瓜蒌皮四钱　川贝母一钱五分　北沙参四钱　冬桑叶二钱　白茅花一钱五分（炒黑包）　枇杷叶三钱（去毛，蜜炙）

另方：两进犀角地黄，挫其木火之威，安其血络，木火渐平，咯红已止，咽痛及黑痰亦退，脉之浮芤鼓指化为细数。惟仍气升作呛，齿缝尚有血水，可见肝家气火初潜，肺胃余焰未灭，清肃无权，当再滋降肃化。

北沙参四钱　淡天冬三钱　瓜蒌皮四钱　大杏仁三钱　青蛤壳五钱　川贝母一钱五分　冬桑叶二钱（蜜炙）　旋覆花一钱五分（包）　大白芍三钱　乌玄参四钱　生竹茹一钱五分　枇杷叶三钱（去毛，蜜炙）

五诊：经治后，咯红先止，呛咳亦减其半，有时尚气升作痒，频作呛咳，太阳穴昏痛，胁气鸣有声，脉之弦数及芤已平，沉取似尚细数少力，舌绛已起苔。此肝阳尚乏水涵，气火尚易冲动也。当滋水抑木，以润其金。

北沙参四钱　淡天冬三钱　生石决一两（先煎）　旱莲草四钱　大生地五钱　瓜蒌皮四钱　川贝母一钱五分　大杏仁三钱　生白芍二钱　青蛤壳五钱　白蒺藜四钱（盐水炒）　枇杷叶三钱（去毛，蜜炙）

按：本例失血，就现象而论，是由干咳震动血络所致，但究其病本，却由肾阴不足（舌红无苔），肝家气火暴升（寸关浮芤鼓指），肺受熏灼使然。故立法侧重于"先折木火之威"，两进犀角地黄汤以凉血清热为主。其不从润肺止咳着手者，意在治本为先。及至血络初安，出血渐止，而肺胃余焰未灭（气升作呛，齿缝出血水）之际，乃先后以滋降肃化及滋水抑木为法，以冀水生木涵，肺得肃降，诸症可以相继平息。

例二　张男　咯红又发，巨口而来，其色鲜，清晨作恶，痰极多，胸次懊恼，舌苔黄腻。痰热久羁阳明，扰犯血络，与咳血不同。

青宁丸三钱（包煎）　煅瓦楞八钱　怀膝炭一钱五分　瓜蒌皮

四钱　枳实炭一钱　法半夏一钱五分　茜根炭一钱五分　大丹参一钱五分（炒）　郁金炭一钱五分　蒲黄炭一钱五分　藕节炭一钱五分

二诊：从胃血立法，咯红随止，胸次懊恼亦折，清晨尚作恶，痰尚多，胃纳未复，脉沉数右滑。痰热未清，当再降化。

瓜蒌皮四钱　煅瓦楞一两　法半夏一钱五分　枳实炭一钱　川郁金二钱　云苓三钱　焦谷芽四钱　冬瓜子四钱（炒）　炒竹茹一钱五分　白茅花三钱（炒黑，包）

按：本例症见咯血巨口色鲜，兼有作恶痰多，胸次懊恼，舌苔黄腻，故诊断为"痰热久羁阳明，扰犯血络"。前人对热扰阳明所致吐血的治法，曾有"泻火即是止血"之说。先祖对本症的立方用药，以青宁丸列为首位，其意亦在于以泻火为主，并用枳实、瓜蒌、瓦楞导化痰热为辅，佐以止血（茜根炭、蒲黄炭）和血（丹参）之品。方中用怀膝炭者，是为引热下行以止血而设。二诊时，因其咯红随止，但痰热仍重，故立法转从清化痰热、降逆和胃，以清余氛。综观本例仅前后两诊，其血止之迅速，关键在于泻火与导化并用，亦即所谓"扬汤止沸，莫如釜底抽薪"。

例三　甘男　此次咯红，因悲哀动中，气火暴升而发，巨口色鲜，成盆成碗，三日不已，气频上逆而嗳噫，少腹胀，脉沉滑无力。肝肾之脉已伤，当降气摄血为先。

大生地八钱（炙炭）　怀膝炭三钱　大白芍二钱　参三七五分　生牡蛎一两（先煎）　茜根炭四钱　当归二钱　旱莲草四钱　贡沉香二分（墨汁磨冲）　花蕊石三钱　藕节炭二钱

二诊：昨为降气摄血，呕血已止，少腹胀亦折，惟仍气逆善噫，咳而无痰，转侧则两胁痛。肝肺之络已伤，肝肾虚逆之气未和也。最忌喘嗽。

血证

北沙参三钱　大白芍二钱　茜根炭四钱　怀牛膝二钱　大生地八钱（炙炭）　大麦冬二钱　阿胶珠二钱　金沸草一钱五分（包）　生牡蛎一两（先煎）　旱莲草四钱　藕节炭二钱

按：巨口失血，色鲜盈碗，兼见气逆嗳噫，少腹觉胀。病起悲哀动中，气郁化火，内伤阳络可知。缪希雍对此类吐血治法有谓："宜降气不宜降火，气有余便是火，气降则火降。"先祖对本例出血，治用降气摄血为法，方中用墨汁磨沉香二分，其意亦在于此。阳络内伤，离经之血每易瘀留脉外，本方并用参三七者，是取其既有止血之功，又有行瘀之效，使能血止瘀散，免致瘀留为患。由于治中病机，故药经一服而气降血止，次方改用滋养安络以善其后。

以上三例，均为巨口失血，色鲜盈碗，但由于病机各自不同，故治法亦异。例一张男，肾阴虽本不足，而肝火暴升，肺络被伤，是其失血之由，故立法侧重于"先折木火之威"（犀角地黄汤）以治其急，次投滋水涵木等以顾其本。例二张男，是为瘀热久羁，阳明热盛而致失血，故立法侧重于泻火、导化（青宁丸、枳实、瓜蒌），以使火降、痰化，络安血止。例三甘男，虽是气郁化火，由伤阳络而致出血，但其现证为气郁为主，故立法侧重于"降气摄血"（墨汁磨沉香等），以使气降火平，血循常道。由是可见，同属量多色鲜之出血症，却随病机之不同而治法各异。前人有谓"见血休止血"，以上三案的治验，也正体现了这一精神。

例四　孔男　咳经三月，屡次见红，杂痰而出，两胁引痛，幸胃纳尚强，脉弦滑细数，舌苔腻黄。风燥引动肝阳上升，肺络受灼也。未宜腻补，先当清肝肃肺，以安血络。

南沙参四钱　淡天冬三钱　煅瓦楞八钱　瓜蒌皮四钱　小蓟

222

炭三钱　蒲黄炭一钱五分　大杏仁三钱　川贝母一钱五分　鲜生地八钱（切）　生白芍二钱　藕节五个　枇杷叶三钱（去毛，蜜炙）

二诊：日来痰中血止而复来，咳不爽，痰极难出，色白质黏，两胁引痛，舌苔黄腻已久，脉细数而滑，两关仍弦。肝家气火未平，肺络受其熏灼，头目眩昏，亦虚阳上扰所致。仍当清降肃化，以安血络。

鲜生地一两（切）　煅瓦楞八钱　小蓟炭三钱　蒲黄炭一钱五分　淡天冬三钱　大杏仁三钱　大黄炭二钱（酒炒）　川贝母一钱五分　粉丹皮二钱（炒黑）　瓜蒌皮四钱　仙鹤草四钱　藕节五个

三诊：昨为清降肃化，加大黄炭导瘀血下行，大腑畅通两次，午后痰中血色已减，咳亦渐平，舌苔前半之黄腻已化，惟左脉仍弦细滑数。肝家气火尚未全平，以原方减其制，再服一剂，便可着手调理。

生军一钱五分　中生地五钱　淡天冬三钱　川贝母一钱五分　小蓟炭一钱五分　煅瓦楞八钱　蒲黄炭一钱五分　茜根炭一钱五分　青蛤壳五钱　大杏仁三钱　淡秋石一钱五分　藕节五个

按：血夹咳痰而出，伴见胁痛、脉弦，是属"木火刑金"之证；咳经三月，肺阴当亦不足，无奈舌苔黄腻，其为痰热夹瘀混杂不化可知。故立法不予养阴润肺，而以清肝肃化为主，兼以凉血止血。二、三两诊，先后从原法中加用大黄炭及生军，意在导瘀泄热两顾，以使瘀去新生、热泄火降，肺络熏灼无由，于是咳、血可以相继平息。

《济生方》有大黄与生地汁同用，意在泻热凉血。本案用方有此配伍，目的亦与之相同。三诊中更加淡秋石一味，为滋阴降火而设，与大黄同用，是为苦寒、咸寒并投，起到泄热而不伤阴的作用。

血
证

223

例五 赵男　上年失血，得于饱餐之后，全属胃病。此次失血，因咳嗽而起。夫咳血与呕血不同，咳由肺来，呕从胃出。脉象左关弦，右尺洪大有力，余部皆细数。阴分素亏，交春木火上升，龙雷鼓动，头面烘热，耳鸣咳嗽。误以辛温发散，遂致阳火直炎，冲破血络，成碗成盆，两昼夜未止。进犀角地黄，只能清心降热，不能摄制龙雷。鄙意须服大剂育阴苦降之品，将雷藏泽中，龙潜海底，方可即安。

大生地五钱（秋石五分化水炒）　天麦冬各三钱　川黄柏二钱（盐水炒）　粉丹皮三钱　玄参心四钱　西洋参三钱　龙胆草四钱　大黄炭三钱　生牡蛎一两（先煎）　生白芍三钱

按：本例血与咳并见，故定为血从肺来；又因其血量巨口成盆，右尺洪大，前投犀角地黄无效，且出血前有误投"辛温发散"的病史等等，以之综合分析，诊为龙雷之火不能潜藏。立法以育阴与苦降并投，前者本"壮水之主，以制阳光"之意，后者为"寓泻于补"，以使火折阴存，共收血止络敛之效。

以上两例同为咳血，均属"血从肺来"。其不同点在于：孔男为久咳肺阴已伤，见证以痰热夹瘀为主，故立法首从清肝、肃肺、化痰，次即两投导瘀泄热，以使火降则灼肺无由，瘀去则新血可生；赵男因出血前先经误治，继用凉降无效，故诊断为龙雷之火不潜，而改用育阴与苦降并投，以使阴长阳潜、火折络安，咳血可止。可见同一火证，但有虚实之分，故治法有补、泻之别。

例六 钱男　天下倒流之水由乎风，人身逆行之血由乎气。气有余便是火，火载血上，巨口而来，屡屡萌发，延今已久，近增呛咳，痰多，气促，食少。脉细数尺濡，舌光少苔。

肺肾两亏，母病及子，肺络久伤，虚阳内灼也。入怯可虑，先从肃肺柔肝为治。

南北沙参各四钱　五味子八分　仙鹤草四钱　大白芍二钱　炙紫菀三钱　川贝母一钱五分　青蛤壳五钱　怀膝炭一钱五分　生诃子肉一钱五分　大麦冬二钱　旱莲草四钱　大生地五钱　功劳子三钱　乌玄参四钱　藕节五个

按：宿患巨口失血，屡屡萌发，诊时见症以呛咳、气促、痰多、食少、舌光少苔为主。其为肺肾两亏可知，故治从润肺肃化、养阴柔肝为法，以使金水相生，木得水涵，于是血循常道，免致血逆妄行，巨口血涌再现。

例七　吴男　呕吐紫血块颇多，两胁胀痛，脘次亦不畅，食后尤甚，脉沉涩，舌苔白腻。积瘀未清，胃失降和，与寻常咯血者不同。

当归须三钱　煅瓦楞八钱　参三七五分　川郁金二钱　延胡索二钱　生香附三钱　旋覆花一钱五分（包）　苏梗二钱　京赤芍二钱　枳实炭一钱五分　桃仁泥二钱　新绛八分

按：呕血色紫成块，其从胃来可知。胁胀且痛，脘痞，苔白腻，是为胃失和降、气滞血瘀所致。立法以行气（香附、郁金、旋覆、苏梗）化瘀（归须、桃仁、新绛）为主。参三七有止血、活血之功，以使血止而无留瘀之弊。用枳实炭者，意在导瘀下行。

本例治法特点，既不用凉血止血，又不用补气摄血，其关键在于此证为气滞血瘀，故立法侧重于行气活血。大凡凉血与补气两法，皆能滞气留瘀。昔贤缪希雍在治吐血法中，曾有"宜行血不宜止血"的说法，多是针对此类血证而言。

例八　郭男　始而呛咳，继之吐出紫血甚多，磊磊成块；

血
证

225

既止之后，脘痛不已，时吐清水，气升觉秽，脉沉涩而细，舌白不荣。此瘀结于胃，降化失常也。法当温化。

当归须三钱　川郁金二钱　旋覆花一钱五分（包）　炒黑干姜八分　姜半夏一钱五分　陈橘皮一钱五分　大白芍二钱（桂枝五分拌炒）煅瓦楞八钱　刺蒺藜四钱　延胡索三钱　新绛八分　佛手一钱五分

另：瓦楞子二两、高良姜五钱，研末，开水调服，每次一钱五分。

按：脘痛起于呕吐紫血之后，并见时吐清水、气升觉秽、舌白不荣等，是为胃有瘀结，寒凝气滞所致。治从温化为法，是为中阳不振而设，故用炒黑干姜以治虚寒留瘀，用桂枝五分、炒白芍二钱，是为温理中阳的"有制之师"，意在散中有收，免致中阳一振，阴络又伤，反成此伏彼起之势。方中选用归须、延胡、瓦楞、新绛、半夏、陈皮等，皆为行气活血、降逆化瘀而设。其配伍独特之处在于和温里药同用，可谓丝丝入扣，耐人寻味。

例九　刘男　初夏胸闷便结，左胁痛起见；继之呕吐鲜红。用西药止之太骤，胃中积瘀留结未清，阻仄肠胃之降化，嗳噫不已，胸胁窜痛，嘈杂，咽梗，肢末清冷，头昏少寐，左脉沉涩，右手小数。法当降气化瘀。

生军四钱（醋炒）　炒枳实一钱五分　大白芍二钱（桂枝三分拌炒）　旋覆花一钱五分（包）　桃仁泥三钱　大丹参二钱　川郁金二钱　代赭石四钱（煅）　刺蒺藜四钱　云神四钱　降香片一钱五分

二诊：昨为降气化瘀，大腑畅通两次，嗳噫不已者遂减，惟胸胁尚窜痛，脘闷咽梗，肢冷不和，左脉沉涩渐调，舌苔滑白。胃中积瘀初化，气运未和之候。

当归须三钱　大白芍二钱（桂枝三分拌炒）　贡沉香五分　旋覆

花一钱五分（包）　　刺蒺藜四钱　　代赭石四钱（煅）　　川郁金二钱　云神四钱　陈橘皮一钱五分　白苏子二钱（炒）　降香片八分

按：本例胸胁窜痛、嗳噫频生、嘈杂、咽梗、肢末清冷等，病起于胸闷便结之后，继发呕吐鲜血，侯因血止太骤，以致瘀留滞气，营卫失和。由是可知，本证既以瘀滞为主，其立法如仅以行气活血，则尚难推动，故以破血下瘀（醋军、枳实、桃仁）、降气和血（代赭、旋覆、降香、丹参）为法，使能降气导瘀下行。本方用桂枝三分、炒白芍二钱，是为肢末清冷而设，以使营卫调和。二诊时因大腑畅通，嗳噫遂减，故立法侧重于行气和血，以善其后。

以上三例呕血，同为气滞血瘀为患。其区别之处在于：吴男呕血色紫成块，脘痞、胁痛、苔白腻，是为单纯气滞血瘀之证，故治疗以行气化瘀为法。郭男是呕吐紫血之后，离经之血由寒凝气滞而瘀留于胃，故以温理中阳与行气活血并用，以使阳振、气行，留瘀易化。刘男本有胃肠失于通调（胸闷、便结），加以呕吐鲜血骤止，故突出表现为留瘀滞气之象，治用破血下瘀与降气和血为主，意在和畅气机、导瘀下行，于是降化可以复职。

例十　陆男　便血复萌，且粪前而来，色赤带紫，兼有外痔，脉沉数，两关鼓指，舌苔浮黄。荣阴虽亏，湿热又复聚积肠腑所致。

大黄炭三钱　黄柏炭三钱　当归三钱　槐角三钱　胡黄连一钱五分　地榆炭四钱　生枳壳二钱　炙甘草八分　大生地五钱（炙）　侧柏叶四钱（炙）　鲜蚕豆叶一两（取汁冲）

例十一　过男　粪前血已久，鲜紫不一，腹中不痛，多梦纷纭，间或滑泄，脉弦数右细，舌根腻黄。肾阴已亏，湿热久

血　证

227

羁肠腑，龙相不藏于泽所致，先当养阴化湿。

大生地五钱（炙炭）　地榆炭四钱　黄柏炭二钱　侧柏叶四钱（炙）　山茶花三钱　女贞子四钱　旱莲草四钱　云神四钱　炒黑荆芥一钱五分　阿胶珠二钱　炙甘草八分　藕节五个

按：以上两例，同为粪前血，色均鲜紫不一。其不同点在于：陆男是兼有外痔，营阴虽亏，但以肠腑湿热蕴结为主，故立法以三黄苦泄湿热为先，配伍凉血止血之品，以使湿化热清，血可自止。过男是粪前血已久，间或滑泄，肠腑虽有湿热，但以肾阴不足为主，故以滋肾养阴法，配以清热凉血止血，以使阴长阳潜，血能渐止。

例十二　郑童　小儿阴土不足，湿热久羁肠腑，便溏不实，粪后带血，兼有血垢；近增脱肛，面色黄㿠，脉细数，舌光无苔。虚中夹湿，以化浊为先。

孩儿参二钱　椿根皮三钱（炙）　连皮苓四钱　炒白术二钱白扁豆二钱（炒）　地榆炭三钱　旱莲草三钱　煨木香八分　山楂炭三钱　炙甘草五分　荷蒂三个

按：此案孩儿阴土不足之质，湿热久羁肠腑不化，粪后带血，是为远血。证属本元已伤，脾运不健，积湿不化，虚实夹杂，故先为化浊，再议培本。本方药引用荷蒂者，其有升发阳气之功，治脱肛亦有其显效。

例十三　林男　肠风已久，血出如射，间或腹痛，两足肿，面黄脘庆，脉小数，两尺细滑，舌红，唇不华。营阴已亏，气不摄血，湿浊留恋肠腑使然，亟为温里。

潞党参三钱　炒白术二钱　茅术炭一钱五分　荆芥炭一钱五分炮姜炭八分　熟地炭四钱　地榆炭四钱　当归二钱（土炒）　炙甘草八分　连皮苓四钱　侧柏叶四钱（炙炭）　干荷叶一角

例十四 王男 肠风血出如射，面黄寒热，食少神疲，咳嗽喘促，脉细数，舌红。肺脾肾三经大亏，极难速效。

南沙参四钱 炒白术二钱 煨诃子肉一钱五分 五味子八分 当归三钱 炙甘草八分 地榆炭四钱 叭杏仁三钱 煅牡蛎五钱（先煎） 破故纸三钱 胡桃肉三个

另：八仙长寿丸三两，每服三钱，开水送下。

按：以上两例，俱为肠风便血，均用止血法。而林男是营阴俱虚，脾不统血，兼有湿浊留恋，故配以培（熟地、白术培阴土）、调（参、归益气调营）、温里（茅术、炮姜温中化湿）为法；王男为肺脾肾三经俱虚，故配以脾肾双扶（白术、破故纸、胡桃肉、八仙长寿丸）、纳肺固肠（五味子、煅牡蛎、煨诃子）为法。

例十五 陈女 咳嗽失血已久，比增鼻衄如注，成块成条，曾经崩漏，今又过期不行，脉弦细左数，舌苔浮黄。木火心阳上冲肺胃，逼血上行所致。久延非宜。

细生地五钱 乌玄参四钱 京赤芍二钱 粉丹皮二钱 蒲黄炭三钱 清阿胶二钱 大麦冬二钱 炙大黄四钱 黑山栀二钱 郁金炭二钱 白茅花三钱（炒黑，包） 藕节五个

二诊：昨投导血下行之品，腑气迭通，鼻衄少而未止，仍成块成条，脉弦数，舌苔浮黄。肝肺积热未清，火炎于上，仿犀角地黄用意。

乌犀尖五分（磨冲） 鲜生地一两（切） 乌玄参四钱 京赤芍二钱 粉丹皮二钱 黑山栀三钱 蒲黄炭四钱 郁金炭二钱 茜根炭四钱 白茅花三钱（炒黑，包） 藕节五个

按：宿患咳血、崩漏，就诊时经事过期不行，又增鼻衄如注，脉弦细左数，苔浮黄，是由肝肾阴虚，木火心阳上冲肺胃

血
证

229

所致，首方治从滋阴降火（生地、阿胶、麦冬、山栀）、凉血止血（丹皮、茅花、蒲黄），配大黄以泻热导血下行。继因鼻衄少而未止，故改进犀角地黄汤降火安络。

例十六 孙女 病后怀孕，今已七月，又复呛咳，左胁痛，猝然血涌，巨口而来，间或鼻衄齿血，幸胃纳尚强，脉弦细左数，舌质光绛带紫。肝火暴升，扰动冲海积热，藏守失司，冲破血络也。久延非宜，亟为凉降。

鲜生地一两（切） 淡子芩一钱五分 清阿胶二钱（蒲黄八分拌炒） 大白芍二钱 丹参炭二钱五分 茜根炭一钱五分 粉丹皮一钱五分（炒黑） 黑山栀二钱 淡天冬三钱 川贝母一钱五分 藕节炭三钱 枇杷叶三钱（去毛，蜜炙）

附记：此症药后，如血不止，可加乌犀尖三分，虽云有胎气亦无妨也。

例十七 冷男 热结阳明，致发齿衄，齿缝流血，成块成条，小有寒热，脉弦数，舌黄。亟以凉降为事。

生石膏一两（先煎） 乌玄参四钱 鲜生地八钱（切） 南花粉四钱 蒲黄炭四钱 酒子芩二钱 黑山栀三钱 肥知母二钱 粉丹皮二钱 云苓三钱 淡竹叶三十片

二诊：齿衄渐少，龈床尚腐，寒热未清，脉弦细，舌苔灰黄。胃热外达，仍守原意出入。

生石膏一两（先煎） 生军三钱（酒炒） 细生地五钱 乌玄参四钱 南花粉四钱 京赤芍二钱 粉丹皮三钱 蒲黄炭四钱 黑山栀三钱 赤苓四钱 淡竹叶三十片

改方：加上川连八分酒炒。

按：齿衄成块成条，龈床腐烂，寒热不清，脉弦，苔灰黄，皆为阳明积热上扰络脉所致。首方用石膏、知母以清阳明之热；鲜生地、丹皮、山栀以凉血降火。复诊时齿衄虽少，龈床腐烂与寒热未退，故从原法加大黄、黄连以泻热降火。《金匮要略》用泻心汤（大黄、黄连、黄芩）治"吐血衄血"，是为热伤阳络，迫血妄行而设。本案是寓"泻心"于清热、凉血之中，以使阳明络脉积热下趋，火降血清，而齿衄、龈腐可愈。

以上三例，均为火热上扰，血逆妄行，从上窍（口、鼻、齿龈）而出。治法均以清热降火为主。所不同者，陈女为素体肝肾阴虚，加之木火心阳上扰肺胃，故始用滋阴降火，配泻火以导血下行；继用清心火凉血安络。孙女为肝火暴升，藏血失职，扰动冲海积热（孕怀七月），故以凉降为先。冷男以齿衄为主，兼有龈腐、身热，是为阳明积热上扰络脉所致，故治法以清热、泻火为主，以使火降热清，血循常道而不妄行。

例十八 冯男　尿血之后，小溲点滴，溲后作痛，脉弦细，舌苔浮黄。湿火下注肠腑，君相不安，仿导赤用意。

细生地五钱　正滑石五钱　黑山栀二钱　茜根炭四钱　童木通一钱五分　粉丹皮二钱　甘草梢八分　大麦冬二钱　蒲黄炭四钱　车前子四钱　上血珀五分（冲服）

例十九 马男　始而淋浊，继之溲血成块，溺管作痛，脉沉细小数，舌苔糙白。湿热侵入血分，分化为先。

细生地五钱　蒲黄炭三钱　怀膝炭二钱　泽泻二钱　粉丹皮二钱　黑山栀三钱　青宁丸四钱（包煎）　正滑石五钱　甘草梢八分　赤苓四钱　藕节三个

二诊：今日溲血成块已减，而溺管仍痛，兼之淋浊，茎头作痛，脉沉数，舌白转红。湿热初化，肾阴已伤之候。

细生地五钱　大麦冬二钱　蒲黄炭三钱　怀膝炭二钱　甘草

血

证

231

梢八分　川黄柏三钱　泽泻三钱　赤苓四钱　粉丹皮二钱　黑山栀三钱　灯心（二十茎）　清宁丸四钱（包煎）

按：以上两例溲血，均由湿热下注所致。治法不同之处在于：冯男是以清心利小肠为法，以使心移热于小肠之湿热，从下导分利而除；马男溲血起于淋浊之后，故治以滋肾养阴（生地、麦冬）与苦泄湿热（青宁丸、黄柏）并用，是为滋、泻兼施之法，具有滋不碍湿、泻不伤阴的两顾之妙。

例二十　王男　猝然溲血，成块成条，气坠溺管痛，血块不得出，兼之咳嗽五年，痰多，舌黄，脉细数。肺虚，湿火下趋，激动阴血所致。延防癃闭。

鲜生地八钱（切）　蒲黄炭三钱　大小蓟各三钱　甘草梢八分　怀牛膝一钱五分　桃仁泥二钱　黑山栀二钱　正滑石五钱　大麦冬二钱　泽泻一钱五分　淡竹叶二十片

二诊：溲血痛势已减，而血块仍未全清，气坠已折，咳又复甚，自汗神疲，脉细数，舌苔浮黄。此湿火初清，肺肾之阴未复也。

北沙参四钱　细生地五钱　大小蓟各三钱　大白芍二钱　海蛤粉四钱　大杏仁三钱　大麦冬二钱　蒲黄炭三钱　怀膝炭一钱五分　赤苓四钱　正滑石五钱　藕节五节

按：此案是为肺肾两虚，兼夹湿火下趋之证，故首方从滋阴、清湿热，分利中兼以破瘀和血；次方因下焦湿热初清，但咳又复甚，故改从润肺化痰为主。

先祖辨溲血的证候有虚实之分，治法亦分滋阴、清热、分利三类。上列冯、马两例，均以湿热下注为主，属于血淋中实证范围；王男则为肺肾俱虚的溲血证，属于虚证范围。

痹 证

例一 殷男 四肢骨节术肿作痛，举动不利，曾经寒热，舌苔黄腻且厚，脉浮滑。风邪痰热交犯脉络而来，延有历节风之害。

大豆卷三钱 原蚕沙二钱 羌独活各一钱 汉防己二钱 炒茅术一钱五分 川桂枝七分 海桐皮四钱 川黄柏一钱五分 五加皮四钱 怀牛膝二钱 云苓三钱 桑枝五钱（酒炒）

例二 吴男 历节痛风，屡次萌发，骨节肿突炎热，且强术，举动无以自如，肢体常发红块，心悬，善滑泄，脉沉数，舌苔灰黄。肾虚肝旺，风湿热久羁血分，渐入脉络见端。铲根不易。

大生地五钱 忍冬藤四钱 京赤芍一钱五分 川黄柏一钱（酒炒） 白蒺藜四钱 西秦艽一钱五分 地肤子四钱 赤苓四钱 粉丹皮二钱 丝瓜络二钱 海桐皮四钱 桑枝四钱

丸方：滋水抑木，通络化湿。

大生地二两 楮实子一两五钱 地肤子二两 粉丹皮一两五钱 赤白芍各一两五钱 当归二两 川黄柏一两五钱 忍冬藤四两 怀牛膝一两五钱（酒炒） 海桐皮二两 料豆衣二两 西秦艽一两五钱 络石藤二两 云神二两 伸筋草三两

共为末，桑枝四两、丝瓜络二两，煎汤法丸，若不成丸，量增蜜水。

按：以上两例，均为感受风湿热邪而发病，属于热痹范

233

围，故治疗均以清热通络、祛风化湿为原则。但因其病有新久，症有轻重，所以方药亦同中有异。例一股男，因病属初起，"延有历节风之害"，故方中除用活络祛风湿药之外，主要以三妙丸清化湿热，并配豆卷清解表邪，分利湿热。例二吴男，因风湿热久羁血分，"历节痛风屡次萌发"，故方中加用生地、赤芍、丹皮等凉血之品，并配用丸剂以缓图之。

例三 吴男 历节风萌发一旬，四肢骨节肿痛，游窜莫定，寒热迭作，无汗，脘闷作恶，自利不爽，脉弦滑右数，舌苔白厚满布。风邪与痰湿相搏于络，势尚未化，延绵可虑。

大豆卷四钱 金狗脊四钱 青防风一钱 川桂枝一钱 焦茅术二钱 威灵仙五钱 原蚕沙四钱 块苓四钱 羌独活各一钱 竹沥半夏二钱 海桐皮四钱 炒竹茹一钱五分 桑枝四钱

例四 倪男 历节痛风，业经三月，刻下大势虽减，而两肩时仍酸痛，莫能抬举，腰腿亦走窜，咳则牵引，入夜少寐，脉滑，舌红。风寒痰湿久羁脉络而来，收效不易。

白归身二钱 怀牛膝一钱五分 川桂枝八分 西秦艽一钱五分 净橘络八分 油松节两个 威灵仙五钱 丝瓜络二钱 海风藤四钱 云苓神各三钱 五加皮四钱 桑枝四钱

例五 王男 历节痛风已久，时愈时发，发则骨节肿痛，脉沉滑，舌红苔白。风邪痰湿窜入脉络而来。最难速效。

当归二钱 川桂枝八分 原蚕沙四钱 羌独活各二钱 威灵仙四钱 净橘络八分 金狗脊四钱 五加皮四钱 云苓三钱 油松节三个 桑枝四钱（酒炒） 丝瓜络二钱（炙）

另：五倍子三两，研末，用醋调敷。

例六 柳男 历节痛风，四肢窜痛，不能移动，右手且肿，项强无以转侧；曾经寒热、滑泄。脉沉滑右数，舌苔滑白。风寒湿三邪交入经脉而来。

上川朴一钱　川桂枝八分　海风藤四钱　金狗脊四钱　炒苡仁五钱　原蚕沙三钱　五加皮四钱　羌独活各一钱五分　秦艽一钱五分　防风一钱五分　五积散五钱（包）

改方：加酒当归一钱五分，怀牛膝一钱五分。

二诊：历节风，手足肿痛大减，渐能步履，虚里跳动及惊惕多汗亦见退；惟便溏未实，不时腹痛，脉虚滑，舌白。络中风湿未清，脾阳又不运所致。

炒白术二钱　炙黄芪二钱　防风一钱五分　川桂枝八分　原蚕沙四钱　五加皮四钱　橘皮络各一钱　海桐皮四钱　金狗脊五钱　西秦艽一钱五分　云苓三钱　桑枝四钱（酒炒）　红枣三个

三诊：历节风，四肢肿痛大退，虚里跳动，惊惕自汗，腹痛便溏亦减，而胃纳又复疲，舌红起白苔。可见风湿未清，食物又欠节所致。

茅白术各二钱　海桐皮四钱　焦谷芽四钱　怀牛膝二钱　云苓三钱　炒苡仁五钱　川桂枝八分　秦艽一钱五分　五加皮四钱　大砂仁八分　生姜两片　干荷叶一角

按：以上四例，属于风寒湿痹证，均治以祛风散寒、除湿通络法，药用桂枝、威灵仙、羌独活、五加皮等为主。但因各例兼夹证有所区别，故处方也配用相应的药物。例三吴男，历节风虽久，而萌发仅一旬，为风寒湿痹夹有表邪，故加用豆卷、防风以疏风解表。例四倪男、例五王男，因风寒痰湿之邪久羁脉络，历节痛风时愈时发，故加用当归、橘络、丝瓜络以养血活络。例六柳男，病程中兼有脾阳不运，症见腹痛、便溏，故加用白术、云苓、谷芽以健脾助运；又见惊惕自汗，故配用玉屏风散以益气固表。

235

鹤膝风

例一 钱男 鹤膝风渐渐化脓，夜热胃呆，溲痛沥浊，脉细滑，舌红。肝肾两亏，湿热入络也。

潞党参三钱 泽泻二钱 炒苡仁五钱 炙黄芪三钱 大龟板八钱（先煎） 大熟地五钱 炒白术二钱 云苓三钱 怀牛膝二钱 川黄柏一钱五分 桑枝四钱 红枣三个

例二 孙童 鹤膝风肿痛半年，已将成脓，夜分寒热，脉弦数。极难着手之候。

孩儿参三钱 生黄芪二钱 香独活一钱 怀牛膝一钱五分 宣木瓜一钱五分 西秦艽一钱五分 丝瓜络二钱（炙） 甘草节八分 五加皮三钱 炒白术二钱 桑枝四钱 小金丹一粒（化服）

例三 林男 鹤膝风经治来，寒热清，胃纳复，膝上肿痛大减，惟交阴尚痛，痛甚则肌肉日削，脉细数。肝肾经血内夺，寒湿久羁经髓使然，最难速效。

潞党参三钱 炒茅术一钱五分 炒白术二钱 炒苡仁五钱 炙黄芪三钱 熟附片二钱 怀川膝各一钱五分 当归二钱 泽泻二钱 川桂枝八分 宣木瓜一钱五分 桑枝四钱 红枣三个

丸方：

大熟地三两（蒸熟捣入，勿炒，研） 当归二两 宣木瓜二两 香独活一两 巴戟肉二两 熟附片二钱 炒茅术一两五钱 炒白术二两

236

怀牛膝一两五钱　桂枝尖五钱　潞党参三两　淡苁蓉三两　炙乳没各一两　豨莶草四两　川萆薢四两　炙黄芪三两

　　上味为末，桑枝四两、红枣五两煎汤，熟地捣糊为丸。如不成丸，量加白蜜。每服三钱，开水下。

汗　证

例一　赵男　每日则头额之汗涔涔而下，且寒暑无间，十余年如一日，刻增握笔、用心亦汗出如雨，自觉热气升腾，舌边破碎，脉弦细而滑。此阴不敛阳，阳越于上，胃中又有湿热故也。拟当归六黄汤出入。

大熟地四钱　生黄芪五钱　川黄柏一钱五分　川黄连八分（酒炒）　大生地五钱　大麦冬二钱　生牡蛎一两（先煎）　怀牛膝一钱五分　粉丹皮一钱五分　云苓三钱　冬桑叶一钱五分

按：阴虚不能敛阳，阳越于上，故头额汗出。用当归六黄汤中之二地滋阴，生芪固表，连、柏清化湿热。引用桑叶颇妙。桑叶本能止盗汗，对头部汗出，其效更显。

例二　吴女　刺痧血出太多，气无所辅，腠理空疏，日夜出汗，脉细滑，舌心浮黄。亟为清养。

南沙参四钱　生黄芪五钱　怀牛膝一钱五分　肥玉竹四钱　炙甘草八分　云苓三钱　陈橘白一钱　炒苡仁五钱　大麦冬二钱　炒谷芽四钱　浮小麦四钱

按：清养方中加生黄芪补气走表，以实腠理而止汗。

例三　王男　猝然眩昏，嗣后则每夜盗汗如洗，脉滑数，舌苔浮腻。属在青年，乃火升阳不藏所致。

生石决六钱（先煎）　青蛤壳四钱（先煎）　杭菊炭二钱　云神

三钱　川黄柏一钱五分　炙甘草八分　大麦冬二钱　陈橘白一钱　料豆衣三钱　大白芍二钱　淮小麦三钱

按：本例阳潜火降则汗自止，与虚汗不同。

例四　孙男　阴气两亏，腠理不密，盗汗多，神疲，头眩，食少，形瘦，口渴，舌黄，脉细数左弦。最防再增呛咳。

大生地五钱　当归二钱　肥玉竹四钱　怀牛膝一钱五分　女贞子四钱　云神四钱（煅）　牡蛎八钱（先煎）　南沙参四钱　炙甘草八分　黄芪皮五钱　白蒺藜四钱　淮小麦四钱　红枣五个

按：先祖治疗汗证，决不拘执于自汗属阳虚、盗汗属阴虚之说。主要以症状、脉舌之表现，辨其阴阳虚实而施治。本门病例虽不多，但立法处方，已可见其治疗汗证之一斑。

脚 气

例一 王男 干脚气症，乃寒湿热邪，袭于肝脾之络，发时有如伤寒，乍发寒热，胸痞哕恶，肚腹气攻作痛，脉洪大，苔腻黄。宜疏肝和胃，宣邪通络。

左金丸八分 白蒺藜四钱 法半夏一钱五分 藿香一钱五分 当归二钱 香独活一钱 云苓三钱 西秦艽一钱五分 川牛膝一钱五分 陈橘皮一钱 大白芍二钱（桂枝五分拌炒） 佛手八分

例二 李男 脚气肿溃两月有余，脾土亏虚，气不胜湿，泛溢于肌肤，致成皮水，由脚及腹，面目浮肿，小水不畅。恙久正虚，气不化湿，防其上攻有喘急之患。姑从崇土渗湿，兼开太阳立法，俾经邪由水道下行。

当归二钱 炒茅术一钱五分 炒白术二钱 泽泻二钱 陈橘皮一钱 生苡仁五钱 猪苓四钱 连皮苓五钱 川桂枝八分 木防己四钱 怀牛膝一钱五分 净车前四钱 姜衣四分

按：为防气上冲心，亟用崇土渗湿，使经邪由水道而下泄。

例三 蒋男 脚气发于左腿，红肿作痛，腴间焮核，脉弦数，舌红。湿邪袭入血分，属在初起，仿鸡鸣散用意。

大豆卷四钱 海南子三钱 上银花四钱 川黄柏一钱五分 京赤芍二钱 川牛膝一钱五分 粉丹皮一钱五分 生苡仁五钱 香独

活一钱　甘草节八分　桑枝尖四钱

例四　郑男　脚气十余年，近来愈发愈勤，由左而右，足底肿痛，不良于行，傍晚尤甚，脉沉滑，舌白。脾肾两亏，寒痰湿热互结于络，最难拔根。

炒茅术一钱五分　炒白术二钱　川黄柏一钱五分　五加皮四钱怀牛膝一钱五分　香独活一钱　炒苡仁五钱　海桐皮四钱　川草薢四钱　桂枝尖八分　白茄根四钱　桑枝四钱

例五　陈男　湿脚气十年，发则寒热，右腿赤痛，胯间燃核，脉小数，舌红。湿热流入血分而来，拟丸剂图之。

大生地三两　怀牛膝二两　炒苡仁五两　泽泻一两五钱　当归二两　京赤芍二两　香独活一两　川黄柏一两五钱　五加皮四两粉丹皮二两　忍冬藤五两　甘草节八钱

上为末，桑枝四两、红枣五两，煎汤法丸。每服三钱，开水送下。

脚气发时服后方二三剂。

大豆卷四钱　怀牛膝一钱五分　川桂枝八分　忍冬藤五钱　粉丹皮二钱　赤苓四钱　木防己四钱（酒炒）　甘草节八分　香独活一钱　川黄柏一钱五分　丝瓜络二钱　桑枝四钱

例六　韩女　此次脚气发而未透，湿邪化火，逐日火升两次，面赤如妆，口渴喜饮，逾时即大汗如洗，其热即衰，舌苔厚腻，脉沉数，而关滑。拟苍术白虎汤加防己一法。

炒茅术一钱五分　肥知母一钱五分　川桂枝五分　云苓三钱陈橘皮一钱　生石膏六钱　汉防己三钱（酒炒）　生苡仁六钱　炙甘草五分　炒竹茹一钱五分

改方：加制半夏一钱五分。

二诊：进苍术白虎汤加防己一法，火升多汗已退，面烘耳

241

热亦折，舌苔久腻亦渐化，而仍口渴，湿热遏蕴阳明未楚也。守原法减其制。

炒白术二钱　陈橘皮一钱五分　泽泻二钱　藿香一钱五分　川石斛四钱　云苓三钱　制半夏一钱五分　炒苡仁五钱　西茵陈二钱　焦谷芽四钱　炙内金一钱五分　甘蔗五钱

三诊：脚气未透即退，积湿化热，火升多汗，面红耳热，舌根黄腻满布，口渴喜饮，脉沉数而滑。当从积湿化热例立法。

天花粉四钱　川石斛四钱　西茵陈三钱　云苓三钱　炒茅术一钱五分　川黄柏一钱五分　炒苡仁五钱　陈橘皮一钱　黑山栀二钱　泽泻二钱　冬瓜子皮各三钱　丝瓜络二钱（炙）

按：脚气有此变证，殊不多见。用苍术白虎汤加防己，辨证用药，收效迅速。

例七　周女　湿脚气延久，由足指而及足底，热如火燎，痛如针刺，一息难忍，不能任地，偶以冷水沃之则痛止；比增呛咳多痰，胸宇仄闷，月事不调；脉弦数，舌红。湿火久结二阴之络，渐窜血分，加感风燥，肺气不清，立法不能一律也。

中生地六钱　怀牛膝一钱五分　忍冬藤五钱　京赤芍二钱　粉丹皮二钱　白茄根四钱　炒苡仁五钱　丝瓜络二钱　大杏仁三钱　香独活一钱　桑枝四钱　枇杷叶三钱

另：三妙丸三两，每服三钱，开水下。

药后如咳止，原方去杏仁、枇杷叶，加黄柏、当归、防己。

按：白茄根有达足底之效。

例八　吕男　湿脚气复发，左足肚赤肿作痛，筋梗莫直，胯间瘀核，寒热交争，呕吐食物，脉小数，舌黄。值此湿土司令，当化湿宣邪。

大豆卷四钱　藿香一钱五分　川牛膝二钱五分　香独活一钱　生
苡仁五钱　京赤芍二钱　川桂枝八分　忍冬藤五钱　半夏曲二钱　炒
枳壳一钱五分　炒竹茹一钱五分　丝瓜络二钱

二诊：湿脚气已退，寒热已清，足肚赤痛亦止，余肿未
消，举动不利，脉小数而滑，舌苔浮黄，余湿未清也。

当归二钱　怀牛膝一钱五分　忍冬藤五钱　丝瓜络二钱　京赤
芍二钱　生苡仁五钱　西秦艽一钱五分　粉丹皮一钱五分　川黄柏一
钱五分　云苓三钱　桑枝四钱

另：三妙丸三两，每服三钱，开水下。

按：脚气有干、湿之分，以肿者为湿脚气，不肿者为干脚
气。先祖治疗脚气，宗古人鸡鸣散出入。湿热重者，三妙丸加
忍冬、防己、丹皮、赤芍之属；恶寒发热者，紫苏、豆卷为必
用之药。

虚 损

例一 谢男 咳经数年，痰极多，而作恶，气逆不舒，时常寒热，食少形瘦，盗汗甚多，间或滑泄，日来又增咽痛，切脉细数无力，舌红苔白。肺虚于上，肾亏于下，虚阳木火上升，灼液为痰，壮火食气，势有涉怯之虑。

南北沙参各三钱　生诃子肉一钱五分　大麦冬二钱　炙紫菀二钱　五味子八分　大白芍二钱　蜜炙桑叶一钱五分　川百合三钱（炒）　川贝母一钱五分　叭杏仁三钱　陈橘皮一钱　白石英三钱

另：八仙长寿丸三两，每服三钱，开水下。

二诊：日来咽痛已减，而痰仍多，黏于喉而难出，久咳黎明尤甚，不时寒热盗汗，舌白转黄，脉仍细数，左尺不静，夜分疑虑纷扰，寐中易于惊惕。肺肾两亏，心火肝阳偏旺，阴不敛阳，心不藏神，壮火食气，一派损怯见端，着手不易。

南北沙参各三钱　生诃子肉一钱五分　大麦冬二钱　云神四钱　生牡蛎八钱（先煎）　叭杏仁三钱　大生地五钱（蛤粉二钱炒拌松）　川贝母一钱五分　五味子八分　粉丹皮一钱五分　白石英三钱　枇杷叶三钱

三诊：两进清金滋水，咽痛呛咳就减，而清晨及日哺则咳仍甚，痰黏于喉，或呕恶，夜寐不酣，易于惊惕，疑虑交萦，胃呆食少，脉细数，舌红。水亏木旺，金为火灼之象，一派损怯见端，势无速效。

南沙参四钱　生诃子肉一钱五分　川贝母一钱五分　云神四钱
大生地五钱（蛤粉炒）　橘白一钱　怀山药三钱（炒）　炙紫菀二钱
大麦冬二钱　叭杏仁三钱　青盐半夏一钱五分　白石英三钱　榧子肉
一钱五分

四诊：夜分惊惕已减，渐能安枕，咳亦较平，而晨夕仍
甚，咽痛红点粒粒，脉虚数，舌红。水亏于下，火浮于上，水
火不能既济，于是水愈亏而木愈旺也，亟为滋降。

大熟地五钱（蛤粉二钱拌炒）　大麦冬二钱　生诃子肉一钱五分
南北沙参各三钱　乌玄参四钱　蜜炙桑叶一钱五分　川百合三钱（炒）
川贝母一钱五分　五味子八分　云神四钱　白石英三钱　凤凰衣一钱
五分

五诊：迭为滋降，火虽略降，顷又复升，夜分咽痛嗌干，
呛咳多痰，脉虚数而细，舌红，咽底化红点为红丝缕缕，阴火
不藏之据。拟王太仆灌根滋苗法。

大熟地五钱（蛤粉二钱拌炒）　五味子八分　白桔梗一钱　乌玄
参四钱　大麦冬三钱　生诃子肉一钱五分　马勃八分　北沙参四钱
炙甘草八分　云神四钱　叭杏仁三钱　白石英三钱　凤凰衣一钱五分

六诊：改进王太仆灌根滋苗法，滋其水源，脉数已减，咽
底红点转淡，而夜分仍干槁作痛，黎明盗汗，呛咳多痰。虚阳
初潜，真水未充，仍守原意更进。

北沙参四钱　大熟地五钱　大麦冬二钱　五味子八分　乌玄
参四钱　生诃子肉一钱五分　生牡蛎八钱（先煎）　生白芍二钱　蜜
桑叶一钱五分　米炒桔梗一钱　肥玉竹四钱　白石英三钱　凤凰衣
一钱五分

七诊：进王太仆灌根滋苗法，咽底红丝缕缕俱退，干槁较

虚
损

245

润，而久咳未减，痰极多，清晨盗汗益甚，脉虚数，舌红中剥。阴液久亏，虚阳上灼，非实火可比，最难速效。仍宜清金滋水，以潜虚阳。

西洋参一钱 大熟地五钱 乌玄参四钱 五味子八分 南北沙参各三钱 川百合四钱（炒） 生诃子肉一钱五分 大麦冬三钱 旱莲草四钱 蜜桑叶一钱五分 海蛤粉四钱 白石英三钱 鸡子清一个（入煎）

八诊：清金滋水，以潜虚阳，咽底干槁较润，而黎明尚痛，盗汗多，咳未折，痰尚多，寐尚惊惕，右脉数象渐平，胃纳略增。此虚阳初潜，阴液尚亏，前方既受，接进毋懈。

西洋参一钱 黄芪皮三钱 南北沙参各三钱 大麦冬二钱 五味子八分 怀山药三钱（炒） 川百合四钱（炒） 生诃子肉一钱五分 大熟地五钱 生牡蛎八钱（先煎） 云神四钱 白石英三钱 十大功劳三钱

九诊：迭进上病下取，咽底红丝缕缕大退，惟夜分尚干槁作痛，午后咳甚，痰难出而气粗，脉之弦象已平，沉取仍无力。可见虚阳就潜，真阴未充，水不济火，金水不能相生，势非旦夕可恢复也。仍仿原意出入。

大熟地五钱 南北沙参各三钱 怀山药四钱（炒） 大麦冬三钱 五味子八分 川百合四钱（炒） 生诃子肉一钱五分 参贝陈皮一钱 川贝母一钱五分 煅牡蛎八钱（先煎） 云神四钱 白石英三钱 冬虫夏草三钱

膏方：清金滋水，以潜虚阳。

南北沙参各四两 肥玉竹五两 大熟地五两 怀山药四两 白石英三两 枇杷叶四两 女贞子四两 旱莲草四两 叭杏仁四两 川贝母一两五钱 大麦冬三两 净萸肉一两五钱 煅牡蛎八两 生

诃子肉一两五钱　胡桃肉五两　白蜜八钱（收膏）

按：咳经数年，并见肺肾皆虚之证，所谓"久虚不复谓之损"，是为本例病机所在，故立法之初，就着手于"清金滋水"；继因伴见咽痛，红点、红丝迟迟不退，可见病象虽上在咽头，而致病之本却是肾亏于下，故改从王太仆"灌根滋苗"立法，亦即"上病下取"之义，意在壮水以制虚火，于是虚火不治而自平。但是虚火与实火的疗效有别，后者可以一泻而退，前者必须持续屡进，非旦夕可以恢复，故本例从四至九诊，以至后附膏方，其处方药味虽略有增删，而其立法则一，即"灌根滋苗"，清肺益肾，从而病情逐步改善。

例二　李男　久咳失音，咽关肿痛，饮水作呛，而干物反能容纳，其非实火可知，脉沉细，右手尤无力，舌苔浮白，日来又增便溏。脾肺肾三经大亏，虚阳上灼也。从"劳者温之"立法，循序渐进。

大熟地五钱（盐水炒）　煨诃子肉一钱五分　净萸肉一钱五分（盐水炒）　五味子八分　破故纸三钱（盐水炒）　川贝母一钱五分　炒於术二钱　北沙参四钱　炙乌梅一钱五分　白桔梗一钱　陈橘皮一钱　功劳子三钱　百药煎二钱

二诊：从"劳者温之"立法，便溏已止，咽关肿痛，饮水作呛如故，音嘶呛咳，嗌干，舌起黄苔，脉细数。脾气初固，肾水不升，肺阴不降也。引火归原一法，又非所宜，当守原意增损再进。

西洋参一钱　北沙参四钱　参贝陈皮一钱　生诃子肉一钱五分　大麦冬三钱　五味子八分　生牡蛎八钱（先煎）　马勃八分　大生地五钱（蛤粉炒）　川贝母一钱五分　猪肤三寸（入煎）　榧子肉二钱

三诊：便溏已止，呛咳亦减，而痰浊尚多，咽痛音嘶，饮

虚

损

247

食作呛，蒂丁作痛，日来小有寒热，幸胃纳如常，脉细数，舌苔复化。肾水不升，肺阴不降，虚阳上灼，炼液为痰也。当滋其下而润其上。

大生地五钱（秋石五分炒）　北沙参四钱　乌玄参四钱　五味子八分　生诃子肉一钱五分　女贞子四钱　白桔梗一钱　旱莲草四钱　参贝陈皮一钱　马勃八分　猪肤三寸（刮净脂入煎）

四诊：滋水清金，以抑肝木，木火虽暂退，而天一之水久亏，势非旦夕可恢复者。当仿前意更增六味地黄法，填补坎水，以谋进步。

大熟地五钱　怀山药三钱（炒）　川贝母一钱五分　五味子五分　生诃子肉一钱五分　云苓三钱　粉丹皮一钱五分　北沙参四钱　大麦冬二钱　乌玄参四钱　十大功劳三钱

按：本例是肺脾肾皆虚，上中下俱病。久咳失音，咽关肿痛，属肺为上；便溏，苔白，属脾为中；久病阴伤阳亢，属肾为下。但究其致病之本，则是肾亏于下，故首用"劳者温之"为法，而于滋肾中兼以温肾补脾（破故纸、於术）、酸涩固肠（煨诃子、乌梅），意在先温脾肾以止下利，待其利止，再投滋下（猪肤）润上（西洋参、麦冬、生地）之法，以使水升火降，咽痛自平。《伤寒论》中的猪肤汤，本治"少阴病，下利，咽痛"。本例初诊，就是下利与咽痛并见，但不首用猪肤者，因其下利属于脾虚，咽痛才属少阴虚火，若不先治脾，而用滋肾润肺，势必有碍中州，使利益甚。可见虽同具此症，而治之先后，却是取效之关键所在。

例三　周男　呛咳有年，肺络已伤，屡次失血，咽痛音嘶，痰鸣咯之难出，内热自汗，脉细数。症现一派传尸痨瘵之象，图治不易。

北沙参三钱　生诃子肉一钱五分　大麦冬二钱　五味子七分
川贝母一钱五分　冬桑叶一钱五分　炙乌梅一钱　肥玉竹四钱　白
桔梗一钱　怀山药三钱（炒）　枇杷叶三钱（去毛，炙）　凤凰衣一
钱五分

二诊：咽痛虽减，音嘶如故，呛咳痰鸣，咯之难出，潮热
自汗，屡次失血，脉细数，舌红。肺络大伤，肾阴复损，金水
不相生，虚阳上灼，入怯已深，图治不易。

北沙参四钱　大麦冬二钱　五味子七分　大熟地四钱（蛤粉炒）
马勃八分　白桔梗一钱　乌玄参三钱　川贝母一钱五分　肥玉竹四钱
叭杏仁三钱　榧子肉二钱

注：另嘱吃独瓣大蒜头，炖加麻油冰糖。又嘱吃榧子肉。

三诊：日来咽痛潮热虽减，而音嘶如故，呛咳痰鸣，屡次
失血，今又腹痛便溏，脉细数无力，舌赤如朱。肺脾肾三经大
亏，虚阳内灼，入怯已深，收效不易耳。

北沙参四钱　生诃子肉一钱五分　五味子八分　大麦冬二钱
川贝母一钱五分　白桔梗一钱　大熟地五钱（蛤粉炒）　冬桑叶一钱
五分　肥玉竹五钱　炙乌梅一钱　榧子肉二钱　凤凰衣一钱五分

膏方：以上方加紫河车三两（酒洗净）　莲子五两　川百合三
两　怀山药三两　大杏仁三两

例四　胡男　药后吐出黏痰数口，胸次为之开旷，咽关随
觉滑利，惟饮食仍作呛，音嘶近年，喉底肿突一块，饮咽不
利，便溏已实，两胁痛，脉尚虚滑细数，舌苔转黄。肺管已
裂，阴不上承，虚阳反上扰，灼液为痰之候，仍防入怯。

北沙参四钱　生诃子肉一钱五分　青蛤壳五钱　大麦冬二钱　乌
玄参四钱　川贝母一钱五分　旋覆花一钱五分（包）　白桔梗八分　马勃
八分（盐水炒）　苏子一钱五分　猪肤一块（约三寸长一寸宽，刮去油入煎）

虚
损

249

改方：加五味子四分。

二诊：日来咽痛已安，咽底肿突亦退，饮食作呛亦去，便溏已实，惟早晚尚咳甚，痰多白沫，左胁下又复作痛，咳则牵引，音嘶如故，脉数已减，舌黄转白。虚阳初潜，肺阴未复，声带久裂，未能发音。仍守猪肤汤用意。

北沙参四钱　五味子五分　生诃子肉一钱五分　白桔梗八分　大白芍二钱　乌玄参四钱　旋覆花一钱五分（包）　川贝母一钱五分　大麦冬二钱　法半夏一钱五分　猪肤三寸　新绛五分

例五　徐男　久咳，两月来尤甚，咽痛音嘶，喉右肿，饮咽不利，舌红中黄，嗌干，脉小数虚滑。肺阴已伤，气火虚阳上灼，延有涉怯之虑。

北沙参三钱　淡天冬三钱　米炒牛蒡子三钱　青蛤壳五钱　乌玄参四钱　白桔梗一钱五分　川贝母一钱五分　大杏仁三钱　冬桑叶一钱五分　瓜蒌皮四钱　生诃子皮一钱五分　枇杷叶三钱（去毛，炙）　凤凰衣一钱五分

二诊：日来音嘶渐响，而咽痛如故，饮咽不利，久咳嗌干，脉仍虚数而滑，舌红中黄。肺阴大伤，虚阳上灼，入怯可虑。

北沙参三钱　淡天冬三钱　白桔梗一钱五分　川贝母一钱五分　生诃子肉一钱五分　乌玄参四钱　马勃八分　大杏仁三钱　冬桑叶一钱五分　米炒牛蒡子三钱　枇杷叶三钱（去毛，炙）　凤凰衣一钱五分

三诊：日来音嘶渐响，咽痛已减，惟右喉尚红赤成片，甚则呕恶，脉虚数，舌红中黄，虚阳初潜，肺阴未复，水不上承，久延仍防涉怯。

北沙参三钱　淡天冬三钱　白桔梗一钱五分　川贝母一钱五分　叭杏仁三钱　法半夏一钱五分　马勃八分　乌玄参四钱　生诃子肉一

钱五分　**枇杷叶**三钱（去毛，炙）　**凤凰衣**一钱五分

按：以上两例，俱为虚阳上灼，肺阴大伤，皆见久咳、咽痛、音嘶等症，治法均以清润肺阴、化痰利咽为主。所不同者：胡男兼肾阴虚与痰阻气滞并存，故用猪肤以滋阴润燥，用苏子、旋覆花行气化痰；徐男则仅以清肺、化痰热为主，加牛子重在散结利咽，用米炒是缓其冷滑之性。

该两例在音嘶疗效方面，胡男是无效，而徐男则首方即效，三诊时音嘶、咽痛俱减。先祖对音嘶的诊治，是以前人"金实则不鸣，金破则无声"为依据。可见徐男音嘶为"金实"（但与风寒肺实证有别），胡男则为"金破"之类，故两例疗效不同。

例六　贺女　年已及笄，月事未通，逐日寒热，不汗而解，脉弦数而细，舌赤如朱，内热甚重，最防增咳。

当归一钱五分　**柴胡**一钱　**大白芍**二钱　**黑山栀**二钱　**青蒿**一钱五分　**大丹参**一钱五分　**炙鳖甲**八钱（先煎）　**粉丹皮**二钱　**香白薇**四钱　**炙甘草**五分　**生姜**一片　**红枣**三个

二诊：逐日寒热已退，食少嘈杂，年已及笄，水源未通，白带如注，脉弦数，舌红。虚象显然，入怯可虑。

当归二钱　**大丹参**一钱五分　**大白芍**二钱　**大生地**五钱　**粉丹皮**二钱　**香白薇**四钱　**青蒿**一钱五分　**炙甘草**五分　**银柴胡**一钱　**地骨皮**四钱　**乌贼骨**三钱（炙）　**大红枣**三个

另：四物丸。

例七　李男　久咳屡次咯红，右胁窜痛，上至肩井，甚则逐日寒热，其时或长或短，汗亦或多或少，脉弦细，舌红。肺肾之阴气久亏，阴阳不相维，为寒为热也。久延仍防涉怯。

虚
损

251

北沙参三钱　大白芍二钱　鲜首乌四钱　炙鳖甲六钱（先煎）
炙黄芪二钱　叭杏仁三钱　肥玉竹四钱　川贝母一钱五分　大麦冬二钱　当归二钱　十大功劳二钱　红枣三个

二诊：进黄芪鳖甲散用意，阴阳并补，逐日之寒热已减，汗亦较少，久咳曾咯红，右胁及肩井寸痛。肺络已伤，阴阳不相维也。守原意更谋进步。

北沙参三钱　炙黄芪二钱　炙鳖甲八钱（先煎）　肥玉竹四钱
鲜首乌四钱　粉丹皮二钱　炙甘草五分　当归二钱　川贝母一钱五分
法半夏一钱五分　大白芍二钱（桂枝三分拌炒）　十大功劳二钱　红枣三个

按：以上两例，均有逐日寒热，脉细弦，舌红无苔。所不同者：贺女因及笄之年，经事未通，是为阴、血皆虚，由虚生热；李男是久咳胁痛，屡次咯红，乃为肺肾阴、气俱伤，虚而生热。故前者用青蒿鳖甲汤滋阴清热为主，加服四物丸补血以调经；后者用黄芪鳖甲散加味，气阴两顾，荣卫同调。但贺女之闭经，李男之咳血，虽经上法治疗，当难毕全功于一旦，惟两例的逐日寒热症均收效显著，这对某些因虚损导致的劳热，确有可师之处。

例八　汤男　向有久咳宿患，痰多觉冷，又增逐日寒热，热则头痛，不汗而解，大肉瘦削，杳不思食，脉沉滑小数，舌红少苔。肺虚痰盛是其本，荣卫两伤是其标，非疟也。拟补中益气汤主之。

潞党参三钱　炙黄芪三钱　当归二钱　柴胡一钱　炒白术二钱
大杏仁三钱　陈橘皮一钱　云神四钱　大白芍二钱（桂枝三分拌炒）
炙甘草六分　煨姜两片　红枣三个

改方：因咽痛去桂枝一分、煨姜一片，加大麦冬二钱。

按：久咳痰多觉冷，逐日寒热，不开而解，舌红少苔，确是"肺虚痰盛是其本，荣卫两伤是其标"，用补中益气加味治其本，桂枝汤出入治其标，诚为标本兼顾之方。惜无复诊记载，仅录此以备一格。

例九 赵女 春间腰腹肿胀退后，调护失宜，入夜即发呛咳，痰难出而作恶，不得平卧，午后潮热，得汗则解，火升面绯，便溏溲热，遍体痛，月信不信，一月两至，切脉弦滑细数，舌红边蓝。血热肝旺，肺胃失和，而余湿积热未清之候。久延防涉怯途。

南沙参四钱　地骨皮四钱　银柴胡一钱　大杏仁三钱　炒苏子一钱五分　青蛤壳五钱（先煎）　淡天冬三钱　冬桑叶一钱五分　川贝母一钱五分　旋覆花一钱五分（包）　阿胶珠二钱　枇杷叶三钱（去毛，炙）

二诊：午后潮热，夜分自汗俱退，便结溲热已调，渐能平卧，惟久咳未折，痰难出而作恶，左畔头痛，脉弦滑细数，舌仍无苔。阴分积热初清，肺胃未和，木火易升也。久延防入怯。

南北沙参各三钱　旋覆花一钱五分（包）　淡天冬三钱　炒苏子一钱五分　川贝母一钱五分　炙紫菀二钱　冬桑叶一钱五分　地骨皮四钱　大白芍二钱　瓜蒌皮四钱　大杏仁三钱　银柴胡一钱

三诊：经治来，午后潮热及夜分自汗先退，久咳继减，渐能平卧，二便亦通调，痰多白沫，或作恶，右畔头痛，胃纳久疲，口泛甜味，舌红无苔，脉之弦数向平，重取尚少力。病经一年，阴土两亏，肝阳偏旺，肺胃失和，幸月事尚行，否则更易入怯。

南北沙参各三钱　旋覆花一钱五分（包）　法半夏一钱五分　川

虚

损

253

贝母—钱五分　淡天冬三钱　陈橘白—钱　生诃子肉—钱五分　怀
山药三钱（炒）　大白芍二钱　金苏子—钱五分　川石斛四钱　银
蝴蝶—钱

按：患者腰腹肿胀退后，入夜呛咳，不得平卧，痰难出而
作恶，午后潮热，诊断为血热肝旺，肺胃失和，余湿积热未
清。故以润肃降化为主，以使肺胃和调。清热只用银柴胡、地
骨皮、桑叶。药后潮热先退，咳渐减，卧渐平，症状有所改
善。综观其立法，寓意轻灵，虚实并治，无太过不及之弊。

例十　朱童　小儿病经一月，阴分暗亏，肺部余热未尽，
呛咳无痰，潮热夜甚，汗出齐腰而止，脉细数，舌红中黄。久
延防涉怯，先当肃肺调中。

南沙参三钱　川石斛三钱　大杏仁三钱　陈橘白—钱　炙甘
草五分　瓜蒌皮四钱　粉丹皮—钱五分　地骨皮三钱　云苓三钱
青蒿—钱五分

二诊：干咳无痰者渐有痰，潮热仍或来或往，汗出齐腰即
止，脉细数，舌红中黄。病经一月，阴分虽暗亏，而冒雨之湿
邪尚兜留不化，当变法图治。

大豆卷三钱　苏梗—钱五分　青蒿二钱　炙甘草五分　大杏仁
三钱　炒苡仁五钱　炙桑皮二钱　正滑石四钱　地骨皮四钱　薄橘
红八分　枇杷叶三钱（去毛，炙）　鲜姜衣三分

三诊：变法图治，汗出就畅，两足清冷亦和，潮热退时亦
楚，干咳亦渐有痰，舌心腻苔未脱，脉细数。童年病经一月，
阴分日伤，而冒雨之湿邪解而未尽，未宜滋补，当再化湿
祛热。

大豆卷三钱　炙甘草五分　赤苓三钱　大杏仁三钱　正滑石四
钱　泽泻二钱　薄橘红八分　方通草八分　怀牛膝—钱五分　炒苡

仁五钱　炒白术二钱　枇杷叶三钱　姜皮三分

　　按：小儿素质原为易虚易实。本例病虽经月，阴分暗亏，但因冒雨留湿，以致表邪重于阴虚，故用化湿透达，得畅汗而潮热退楚。可见体虚留邪，虽虚亦不宜滋补，必得先攘其外，而后安其内，这与"急则治标，缓则治本"的治疗原则是一致的。

　　例十一　虞男　昨晚又复寒热，历一昼夜不清，汗颇多，渴不喜饮，舌渐起苔，脉细数而滑。阴气久衰，荣卫不和，易感新寒；惟足肿厌食，或呛咳，与老年殊非所宜。

　　生首乌四钱　当归二钱　酒炒柴胡八分　连皮苓四钱　川贝母一钱五分　炙甘草五分　大杏仁三钱　法半夏一钱五分　陈橘白一钱　黄芪皮三钱　炒白术二钱　生姜一片　红枣三个

　　二诊：昨日辅正逐邪，寒热已退，而汗仍多，神疲气怯，胃纳不甘，惟咳已减，大腑亦通，舌之中后两端更起腐苔，脉沉小无力，两足肿。一派虚象，亟为培理。

　　潞党参三钱　炙黄芪三钱　酒炒当归二钱　川桂枝五分　炙甘草五分　陈橘白一钱　云苓三钱　法半夏一钱五分　川贝母一钱五分　炒谷芽四钱　煨姜二片　红枣三个

　　三诊：日来寒热已止，汗亦收，渴亦折，大腑亦通，惟口舌干槁无津，胃呆神疲，两足肿，脉沉小无力。阴气两衰之据，亟为益气生阴，和中调胃。

　　潞党参三钱　炙黄芪三钱　大麦冬二钱　鲜首乌四钱　云苓神各二钱　炒谷芽四钱　五味子五分　陈橘白一钱　炒於术一钱五分　半贝散二钱（包）　炙甘草五分　煨姜二片　红枣三个

　　四诊：进调补法，颇能安受，咳痰亦减，大腑迭通，且渐溏薄，寒热之势虽减，而汗仍多，神疲气怯，两足肿，胃呆食　**虚损**

255

少，舌根浮黄，脉虚数而滑。阴气两衰，一派虚象，亟为培补，先收其汗。

潞党参三钱　炙黄芪三钱　炒於术一钱五分　五味子五分　大白芍二钱（酒炒）　川桂枝五分　煅牡蛎五钱（先煎）　鲜首乌四钱　云苓神各三钱　陈橘白一钱　炙甘草五分　煨姜二片　红枣三个

五诊：亟投温补，颇合机宜，自汗已收，寒热亦止，腑行之溏薄亦转厚，咳痰亦减，脉之数象亦平，惟重取仍无力，两足肿，舌根浮黄反化。其能受补可知，守原意更进毋懈。

潞党参三钱　炙黄芪四钱　炒於术二钱　鲜首乌四钱　怀牛膝一钱五分　云苓神各三钱　五味子五分　炙甘草八分　陈橘白一钱　焦谷芽四钱　煨姜二片　大枣三个

如寒时加当归二钱，热甚加炙鳖甲六钱。

六诊：据述胃纳复疲，二便仍齐来，两足肿，咳未已，口干少津。据此种种见症，脾肺二经之气不足也。

东洋参一钱五分（土炒）　煨诃子肉一钱五分　炒於术一钱五分　炙甘草五分　五味子五分　炙黄芪四钱　大砂仁八分　益智仁一钱五分（盐水炒）　连皮苓四钱　炒谷芽四钱　煨姜二片　大枣三个

按：本例阴气本亏，加感新寒，故初以扶正祛邪为主；俟因寒热一度中止，而气阴两伤，脾胃俱虚之象显著，乃转以益气生阴、和中醒胃，兼予和调荣卫。在治程中，虽曾再见寒热，但从二至五诊，均守此法未变，终使热止、汗收，便溏转厚，其为虚能受补可知。但在六诊病案中，记有胃纳复疲、二便齐来、口干少津、两足仍肿等症，可见气阴与脾胃俱虚，这和单一不足之证尚有区别之处。故立法转从益气温脾、固肠醒胃为治，以使气足津生，中运复职，于是水道通调，清浊分行。不用温阳健运者，因其非单一脾弱阳虚，而是阴阳皆不足

256

之证，只温阳势必损及阴津，故而统筹兼顾，免致顾此失彼。

例十二　陈男　向日好饮，胃中酒湿本重，酝酿为痰，假肺道而出；咳曾呕血成碗成盂，血止咳不已，痰多作恶，又增咽痛，饮咽不利，日形消瘦，脉细数，舌白不渴。非阴虚火旺者可比。

南沙参四钱　生诃子肉一钱五分　金苏子一钱五分（炒）　川贝母一钱五分　云苓三钱　旋覆花一钱五分（包）　法半夏一钱五分　薄橘红八分　炒苡仁五钱　五味子五分（干姜二分同打）　白石英三钱

二诊：从温养肺胃，以化湿痰立法，咽痛已减，咳呕亦折，痰亦易出，惟清晨仍黏白如饴，日形消瘦，曾经失血，切脉沉细小数，右寸关似有弦意，舌白转黄，仍不作渴。可见湿痰初化，虚阳又将上升。以原方略增润肃为事。

南沙参四钱　生诃子肉一钱五分　金苏子一钱五分（炒）　炒苡仁五钱　法半夏一钱五分　大麦冬二钱　云苓三钱　川贝母一钱五分　五味子五分（干姜二分同打）　炙紫菀二钱　大杏仁三钱　白石英三钱　冬瓜子四钱

三诊：日来久咳已减，痰出亦易，惟咽痛复甚，饮咽不利，曾经失血，脉沉细小数，重取无力，舌心浮黄。肺肾两亏，酒湿化痰，虚阳上升，延有肺花疮之害。姑为清金滋水，降摄虚阳。

南北沙参各三钱　生诃子肉一钱五分　五味子五分　白桔梗一钱　玄参心一钱五分　云苓三钱　大熟地五钱　大麦冬二钱　生甘草七分　川贝母一钱五分　白石英三钱　凤凰衣一钱五分

按：本例有好酒与咳血盈盂病史，就诊时血止咳在，痰多作恶，并发咽痛、消瘦，故称"非阴虚火旺者可比"。其诊断依据主要为"舌白不渴"，因而立法以温养肺胃而化痰湿为

虚
损

257

先。五味子（五分）用量大于干姜（二分），取其敛肺止咳与温化寒痰两顾，意在收中有散。此法选经两用，确能"咳减，痰化"。惜乎本为肺肾两亏，其酒湿所化之痰初祛，虚阳因而上升，故转以清金滋水，肺肾同调，以使水承阳潜，咽痛自平。可见"效不更方"与"随证应变"，均宜用得其时，不能固执一面。

注：肺花疮即喉癣。

例十三 吕女 荣阴久亏，虚阳上灼，肝胃失和，心悬、自利，火升面绯，头眩懊㤪，莫可名状，或吞酸呕恶，脉弦数虚滑，似有雀啄，舌红边紫。种种见端，俱难速效。

北沙参三钱 生牡蛎一两（先煎） 炙乌梅一钱五分 云神三钱 当归二钱 炙甘草五分 白蒺藜四钱（盐水炒） 炒枣仁四钱 清阿胶二钱 大白芍二钱 金橘皮三个 连心莲子十粒

二诊：心悬、自利已减，而仍懊㤪莫名，头眩作恶，脉弦数略平，舌本仍紫如猪肝。荣阴大亏，虚阳上灼也。暴脱可虑。

潞党参三钱 炙黄芪二钱 生牡蛎一两（先煎） 大白芍二钱 云神三钱 当归二钱 阿胶珠二钱 大麦冬二钱 炙乌梅一钱五分 炒枣仁四钱 龙眼肉五个

三诊：进归脾法懊㤪大减，心悬作恶、头眩、自利俱退，舌紫如猪肝亦转红，惟又增呛咳，脉弦数，善饥多汗，面浮足肿。枝节丛生，殊难着手。

北沙参三钱 炙黄芪三钱 大麦冬二钱 五味子五分 大白芍二钱 阿胶珠二钱 生牡蛎一两（先煎） 肥玉竹四钱 川贝母一钱五分 云神四钱 连心莲子十粒

四诊：迭进归脾汤出入，心悬懊㤪、头眩作恶及呛咳大减，舌质如猪肝者亦转红，惟仍腹胀，善饥多汗，足肿。肝脾两伤，仍守原制。

潞党参三钱　炙黄芪三钱　炙乌梅一钱五分　炒枣仁四钱　当归二钱　大麦冬二钱　柏子仁四钱　阿胶珠二钱　云神四钱　大白芍二钱　炙甘草七分　红枣三个

按：荣血久亏，虚阳上灼，故见头眩火升，心悬懊恼；脉道荣血周流不利，是以舌紫如猪肝，脉来似有雀啄；肝胃不和，以致吞酸呕恶。本例治法，初用养阴潜阳以宁心，柔肝以和胃。药后仅心悬自利减轻，余症如故；致投益气生血、宁心养肝，用归脾汤加减，诸症减轻，可见就诊之初，虽然头绪纷繁，而其要害则为气不生血，心肝失养，用归脾汤加味，关键在于补气生血，以使心肝得血而各司其职，诸症不治而自平。四诊案载腹胀，足肿，善饥多汗仍在，是为肝脾两伤，速效难图之证，与一般湿困脾虚犹有不同之处。

又："雀啄"是怪脉之一，谓其脉来如鸟雀啄食，止而复作。本例之出现雀啄脉，可能是一时性的歇止脉，因为除初诊记载"似有雀啄"之外，二至四诊均未续见。

例十四　许男　久咳曾失血，时常寒热，日形消瘦，又增自利自汗，胸膺空洞，辘辘有声，脉虚数无力，舌光无苔。肺肾先伤，脾土复薄，土不生金，化源将竭也。暴脱可虑。

潞党参三钱　炙黄芪三钱　大麦冬二钱　五味子七分　炒於术二钱　川贝母一钱五分　大白芍二钱　煅牡蛎一两（先煎）　煨诃子肉一钱五分　参贝陈皮七分　太阴元精石四钱　莲子十粒

二诊：昨从培补肺脾肾三经立法，尚能安受，自汗自利俱减，咳亦折，胸膺仍空洞如无物状，食后辘辘有声，脉之数象较平，重取仍无力，舌心光亮。阴阳并亏，化源将竭。守原意

虚

损

259

更谋进步。

潞党参三钱　炙黄芪三钱　大麦冬二钱　五味子七分　大熟地五钱（盐水炒松）　煅牡蛎一两（先煎）　怀山药三钱（炒）　云神四钱　炙甘草八分　炒於术二钱　煨诃子肉一钱五分　太阴元精石四钱

另：两仪膏每服一匙，开水化下。

又：别直须一钱、大麦冬一钱五分、五味子三分，代茶。

按：肺脾肾三经大亏，阴阳并损，化源将竭，确有暴脱之险，除培补法外，别无良策。元精石有敛阴助阳、扶危拯逆之功。

例十五　朱女　便泄已久，五更尤甚，腹痛胃呆，久咳多痰，内热口干，幸胸次无甚阻碍，切脉细数而滑，重取无力，舌红无苔。肺肾久亏，脾土复薄，津结为痰，假肺道而出，颇难两顾，姑为培土生金，调中化痰。

南沙参三钱　煨诃子肉一钱五分　川贝母一钱五分　法半夏一钱五分　炒苡仁五钱　白扁豆三钱（炒）　益智仁一钱五分（盐水炒）　陈橘皮一钱　怀山药三钱（炒）　大白芍二钱　云苓神各三钱　干荷叶一角

二诊：便泄已减，久咳亦折，而痰仍多，口泛甜味，经以口甜为脾瘅，脾土久伤可知；脾气不运，土不生金，肺气自燥，脉细数无力，舌质光剥，阴分亦伤，颇难着手，仿原意更进一步。

南北沙参各三钱　川石斛四钱　大白芍二钱　炙乌梅一钱五分　蜜炙橘皮一钱　新佩兰二钱　米焙麦冬二钱　云苓神各三钱　煨诃子肉一钱五分　怀山药三钱（炒）　川贝母一钱五分　干荷叶一角

按：久泄、久咳，肺肾皆亏，脾土复薄，治用补脾为主，兼以调中化痰。但脾久不健，生化之源不足，势必导致肺气自燥，故二诊又以益肺养阴与补脾固肠并用，意在清源塞流，标本兼顾。以其口甜，称为"脾瘅"，仿《内经》"治之以兰，除陈气也"之意，故加用新鲜佩兰。但本例毕竟非由"肥甘"过度而转"消渴"，却是由于脾虚而致肺虚，故配用干荷叶以升发脾胃清阳，治仍重在脾胃。

杂 症

例一 王女 土衰木旺是其本，气郁化火是其标。肝胃不和，火升灼热，则左畔头痛，呕吐吞酸，腹痛下利，脉虚弦左郁，舌红中黄。幸经事如常，血分无病。先当和胃泻肝。

左金丸八分（包煎） 当归二钱 大白芍二钱 云神三钱 炙乌梅一钱五分 法半夏一钱五分 广皮一钱 南沙参三钱 白蒺藜四钱 合欢皮三钱 金橘饼两个（过口）

二诊：药后颇能安寐，头痛、腹痛、下利俱减，惟午后又猝然昏晕多汗，作恶或吐酸水，脉转沉缓，心悬，舌红。一派虚象，肝胃失和，阴不敛阳也。久延非宜。

南沙参三钱 炙乌梅一钱五分 大白芍二钱 合欢皮三钱 白蒺藜四钱 生牡蛎一两（先煎） 法半夏一钱五分 炒枣仁四钱 宣木瓜一钱五分 云神三钱 莲子七粒（连心皮）

三诊：今午又复眩晕，幸未如昨日之甚，顾已汗出如洗，心悬不寐，懊憹烦扰，气从少腹上逆于咽，则呛咳不已，易于呕吐，脉反虚弦，舌红少苔。此血不荣肝，冲气不安于海，而上升之候也。转以滋降、镇摄为宜。

大熟地五钱 灵磁石四钱（煅，合炒） 当归二钱 云神四钱 生牡蛎一两（先煎） 生黄芪三钱 潼白蒺藜各二钱 旋覆花一钱五分（包） 天麦冬各二钱（连心） 代赭石四钱（煅） 大白芍二钱 紫

石英三钱

四诊：昨为滋降镇摄，今午未复眩晕多汗，呕吐亦止，少腹气冲作呛亦退，惟腹部又复烧热如燎，舌根木硬，冷痰阻咽，咯之不得出，脉虚眩，舌光。冲气初平，虚阳初潜，木火伤元也。原方更进为宜。

北沙参三钱　远志肉一钱五分　甘草八分（水炒）　大熟地五钱　生牡蛎一两（先煎）　潼白蒺藜各二钱　大白芍二钱　大麦冬二钱　锁阳三钱　清阿胶二钱（蛤粉四钱拌炒）　云神三钱　紫石英三钱

五诊：迭进滋阴摄阳之剂，眩晕及少腹气冲作呛，少腹热如火燎，上及大腹者均退，惟仍嘈杂懊憹，汗出如蒸，衣被俱为之湿，阴不敛阳可知，舌硬略软，渐起灰苔，是虚阳灼液成痰之候。

北沙参三钱　云苓神各三钱　大熟地五钱　大麦冬二钱　川贝母一钱五分　锁阳三钱　生牡蛎一两（先煎）　清阿胶二钱　玄参心四钱　大白芍二钱　鸡子清一个（冲）

按：本例阴本不足，虚阳易动，初用柔肝（乌梅、白芍）理气（陈皮、金橘），和胃降逆（左金、半夏），只能和调肝胃，以使腹痛、下利得减，但不能平敛虚阳。究其骤发昏晕、心悬、多汗、呕恶等，症象虽多，其本皆缘虚阳冲动所致。故自二诊至四诊，转以滋阴（熟地、阿胶、鸡子清、天麦冬）以固本，镇摄（生牡蛎、紫石英）以潜阳；并配用温补肾阳的锁阳，是为了更完善的补阴，正如张景岳所谓"善补阴者，必于阳中求阴，则阴得阳升而泉源不竭"。可见本例立方的配伍组成，可谓"善补阴者"。其中由于兼有"冷痰阻咽，舌根木硬"，故用蛤粉以化痰软坚。

例二　孙男　肾督久亏，肝阳夹痰热内扰，尾闾至发际俱

杂

症

263

跳跃作响，盗汗肢冷，两腿时或紧掣如物裹，脉弦滑，舌黄。极难速效。

　　淡苁蓉四钱　潼白蒺藜各三钱　女贞子四钱　大白芍二钱　黑大豆四钱　粉丹皮一钱五分　怀牛膝一钱五分　净橘络八分　煅牡蛎八钱（先煎）　猪脊筋一条

　　按：如此见证极少见到。肾督虽亏，而又肝阳夹痰热内扰。脉弦滑，舌黄，是其辨证的主要关键。立法不宜过温。猪脊筋有补肾督之功。

　　例三　胡男　水不涵木，肝阳上升，痰湿横阻于络，于是枝节多端，脘胁痛胀，左畔头痛，不时萌发，比增两臂酸楚，脉弦滑，舌苔苍黄。火象显然，不宜温化。当为柔肝通络，以化湿痰，惟无速效可图。

　　生石决八钱（先煎）　刺蒺藜四钱　煅瓦楞八钱　丝瓜络二钱（炙）　橘络八分　杭菊炭二钱　明天麻一钱五分　块苓三钱　大白芍二钱　川郁金二钱（矾水炒）　荷叶筋一团　炒竹茹一钱五分（酒炒，先煎代水）

　　例四　孙男　骨小肉脆，早岁多病，可见先天既亏，后天又薄。后天者，脾也。脾之生化无权，食少气怯，遍体痛，腰膂尤甚，切脉细数带滑，舌苔浮白，舌质绛红，腑行不爽。此阴虚而胃乏和降使然，当从清养调中入手。

　　南沙参四钱　怀山药四钱（炒）　女贞子四钱　黑大豆四钱　白蒺藜三钱　云苓神各三钱　川石斛四钱　大砂仁八分　炒於术二钱　炒谷芽四钱　莲子七粒

　　按：培后天以补先天，非脾胃健运，不克有济。

　　例五　任男　病经一年，始而两手指节发出蜣螂蛀，湿痰入络可知；继之神志昏瞀，语言错乱，时常呕吐食物，吐时小便自遗，笑时则不禁，大便燥结，从来不能自由更衣；比增两腿拘挛，不得移动，尾闾席疮溃烂，腘胵紫肿。切脉左手弦滑，尺部濡细小数，右手虚滑少力，舌白唇红。肾元大亏，无以司其二便，水不涵木，风阳自动也。枝节纷繁，根蒂已深，极难着手之候。姑为润肾清肝，化痰利窍。

淡苁蓉四钱　云神四钱　川贝母一钱五分　郁李仁四钱　远志肉一钱五分　净橘络八分　生白芍二钱　竹沥半夏一钱五分　莲心麦冬各二钱　怀牛膝一钱五分　海参肠一条（剪开酒洗）

二诊：病之原委，已载昨方，可见病由肝而肾，而肠，而胃，当时未能寻出源绪，以致病延日深；刻下二便无知，肾不司其职，机窍关节，处处皆有痰浊蒙蔽，其阳无以清明，浊阴更肆猖獗也。考日下治法，必先润阴化痰，以通肠腑久锢之路为是。

淡苁蓉四钱　火麻仁四钱　郁李仁四钱　云苓神各三钱　冬葵子四钱　净橘络八分　炒枳实二钱　竹沥半夏一钱五分　怀牛膝一钱五分　旋覆花一钱五分（包）　海参肠一条　更衣丸三钱（另下）

三诊：午后进润肾化痰，以通肠腑，未药之先，即兀兀欲吐，药后果然食物药汁倾囊而出，未能达到肠腑，腑仍未通，夜来火升面绯，烦扰不寐，或猝然叫喊，脉亦更数而滑，舌苔仍较黄。壅仄肠胃之痰浊，寸藉气火以升腾，姑从苦辛通降立法。

姜川连五分　姜半夏一钱五分　炒枳实二钱　陈橘皮一钱　旋覆花一钱五分（包）　云神四钱　全瓜蒌五钱　炒竹茹一钱五分　郁李仁四钱　更衣丸三钱（另下）

四诊：昨进润肾化痰，以通肠腑，药入适吐，晚间改进苦辛通降，虽未复吐，而舌本未伸即作呕恶，痰不易出，肺气阻

杂症

265

仄可知。夫肾虽司二便，而肺与大肠相表里，能通调水道，下输膀胱，肺与胃以膜相连，所谓肺病久延必及胃，肠与胃又相属，于是治节不行，传送失职。今拟丹溪开提肺气法，兼参润肾之品。

白苏子一钱五分（炒）　瓜蒌皮四钱　大杏仁三钱　淡苁蓉四钱　炙紫菀三钱　竹沥半夏一钱五分　旋覆花一钱五分（包）　淡天冬三钱　炒竹茹一钱五分　枇杷叶三钱（去毛，炙）　芦根五钱

拟古人珠珀散法，奠安神志，兼化痰浊，卧时每服五分，用朱拌灯心十茎，煎汤调服。

珍珠一钱　上血珀一钱　川贝母二钱

上味研取极细末，须至无声为度。

再用松香置净桶内，以皂角煎汁，冲入净桶，熏肛门，如仍未通，再用田螺夹肛门。

五诊：昨日改用丹溪开提肺气法，参润肾之品，兼进珠珀散，奠安神志，夜分颇能安枕，今晨更衣，得燥粪如栗者磊磊，舌心黄苔随脱，痰涎上泛亦顿少，舌本能伸，右脉寸关两部尚滑数，肠胃积蕴仍未全清，肺之降输力尚未能称其职也。仍守肃其上而润其下一法。

西洋参一钱　淡苁蓉一钱　怀牛膝一钱五分　净橘络八分　白苏子一钱五分（炒）　云神四钱　瓜蒌皮四钱　淡天冬三钱　竹沥半夏一钱五分　旋覆花一钱五分（包）　大荸荠五个（打）　陈海蜇五钱

六诊：月余不更衣，用丹溪开提肺气，佐以润肾，计得便四次，始结继溏，而仍黏腻，腹鸣辘辘，足征肠腑余浊未清，气运未知，痰涎上泛，气逆善噫，胃尚未和可知；席疮溃烂，两腿拘挛，手指骨节高突，神志或明或昧，此肾虚肝旺，痰浊

久羁机络也。关脉滑数已减。刻当和胃运中，化痰安神。

南沙参三钱（米炒）　旋覆花一钱五分（包）　远志肉一钱五分
陈橘白一钱　陈橘络八分　炒於术一钱五分　潼白蒺藜各二钱　云神
四钱　竹沥半夏一钱五分　大砂仁七分　怀牛膝一钱五分　生谷芽四钱
（荷叶包刺孔）

又后服方第一：

前方服二三剂后，如胃纳日增，而腑气又不见通，则服
此方。

西洋参一钱　远志肉一钱五分　旋覆花一钱五分（包）　淡苁
蓉四钱　川贝母一钱五分　怀牛膝一钱五分　陈橘皮一钱　陈橘络八
分　竹沥半夏一钱五分　云神四钱

后服方第二：

此后如腑通胃旺，惟神志未清，两腿尚拘挛，则服此方十
剂再议。

西洋参一钱　淡苁蓉四钱　云苓神各三钱　大麦冬二钱　怀牛
膝一钱五分　远志肉一钱五分　旋覆花一钱五分（包）　净橘络八分
冬瓜子四钱　煅龙齿五钱（先煎）　竹沥半夏一钱五分　桑枝尖四钱

搽席疮方：

熟石膏一两　大梅片三分　真濂珠二分　轻粉四分　上血珀五
分　炙乳没各一钱　白占二钱　飞滑石一两　赤石脂二钱

上味如法研取极细末，后入片和匀。

镇心安神丸：

大生地五钱（酒炒）　上川连一钱（酒炒）　上濂珠五分　雄
黄三分　西牛黄三分　橘红一钱　炒枣仁四钱　陈胆星二钱　当归
二钱　西洋参三钱　上血珀一钱　云苓三钱　天竺黄三钱

上味研取细末，蜜水法丸，朱砂为衣，每服五十粒，米饮

杂

症

267

送下。

按：病起机窍、关节皆为痰浊蒙蔽，外为蜷（螳）螂蚀，内为神昏、语乱；更有复杂之处，在于病经一年，肾元久伤，失去二便通调之职，于是肠腑传导无能，痰浊由壅滞而成便结。此时已为当病之急，故立法在枝节纷繁中着手于润肾清肝、化痰利窍，重点在于润通（苁蓉、麻仁、郁李仁、海参肠、更衣丸），以使腑气得通，痰浊方有可去之路。无奈本例便结，非大积大聚的腑实证可比，难施峻下猛攻之法，故润之不通，乃谋投丹溪开提肺气之法（苏子、蒌皮、紫菀），与润肾共进，取"肺与大肠相表里"的关系，以冀上焦一开，而下焦可通。痰蒙机窍，用润通腑气之法，仅是痰浊有出路的一面，而不是腑气一通，其痰浊可以顿消。因此拟古人珠珀散法，安定神志，化痰开窍，与润通法同用，可以统筹兼顾，相得益彰。用松香与皂角汁熏肛门，用田螺夹肛门，其给药方法虽不同，但目的皆为辅助通便而设。后服方一、方二，及镇心安神丸方，皆以清化机窍痰热为主，兼以润通和胃。

注：田螺夹肛门的用法，是将鲜田螺口对准肛门（外面加压固定），待肛门温度熏入田螺口内，于是田螺自然排出清凉黏液，可以润滑肛肠，促其燥粪易于排出。如初用无效，可以连续更换，直至燥粪畅通为度。当时是外用通便的有效方法，且无任何副作用。

例六 王男 热而不寒为瘅疟，寒而不热为牡疟。牡疟半年，既愈之后，脘中痞硬有形，青筋暴露，状如瀖心痰；比增食入不畅，呕吐酸水痰涎，大腑通而不爽，切脉沉弦细滑，舌红苔黄。阴土已伤，痰湿毗搏于中，肝胃不和，既非噎膈，又非单腹。当疏肝和胃，运中通下。

姜川连五分　姜半夏一钱五分　瓦楞子八钱（煅）　大白芍二钱（吴萸五分拌炒）　上川朴一钱　青陈皮各一钱　炒枳实一钱五分　鲜薤白四钱（打）　旋覆花一钱五分（包）　全瓜蒌五钱　刺蒺藜四钱　姜汁三滴（冲）　白莱菔汁半瓦匙（冲）

另：莱菔子五钱　金香附五钱　陈橘皮三钱　皮硝二两　五积散一两

炒热布包，熨脘中痞满处。

按：牝疟半年，阴土固伤，中阳失运，肝胃失和，痰湿毗搏不化，以疏肝和胃，运中通下法治之，颇合病机，加用外熨之辅助疗法，亦甚相宜。

例七　王男　去秋发时痧起见，始而四末麻痹，继之骨节酸楚作痛，入冬则觉偏体痛，如冷珠滚盘，则洒洒恶寒，两腿如冷水下注，症态蹊跷，延绵半载有余，脉沉缓而滑，舌白中剥。伏邪由气入荣，阳不外卫所致。速效难求。

当归二钱（酒炒）　川桂枝八分　怀牛膝一钱五分　陈橘皮一钱　云苓三钱　炙黄芪二钱　炒白术二钱　羌独活各一钱　青防风八分　炙甘草八分　煨姜两片　红枣三个

另：补中益气丸一两，每服三钱，开水下。

二诊：从伏邪由气入荣，阳不外卫立法，遍体如冷珠走窜，两腿如冷水下注者俱减，二便通调，胃也渐复，惟昨又复梦泄，舌心红剥作干，脉细数，沉分缓滑。肾阴已亏，而伏邪仍陷于荣，荣卫之周流失职也。

酒当归二钱　川桂枝八分　云神三钱　大生地五钱（酒炒）　炙甘草八分　炒白术二钱　川杜仲五钱　炙黄芪二钱　左秦艽一钱五分　青防风八分　红枣三个

三诊：经治来，两腿如冷水下注已退，遍体如一粒冷珠走

269

窜亦减其半，二便亦通调，惟四末及头部又不时窜痛，脉转弦细而数，舌红根剥。阴气已伤，伏邪乘陷血分，荣卫不和所致。既已获效，率由旧章。

大生地五钱（酒炒）　忍冬藤五钱　丝瓜络二钱（炙）　粉丹皮一钱五分　川桂枝五分　原蚕沙二钱　羌独活各一钱　赤苓四钱　别直须一钱五分　炒白术二钱　炙甘草七分　荷叶筋一团　红枣三个

四诊：历治以来，两腿如冷水下注，遍体如一粒冷珠走窜作痛俱减，二便亦利，惟仍头晕耳鸣，腰背痛，脉弦细右数，舌红根灰。所陷血分之邪已达，肾阴尚亏，肝阳偏旺。当再滋水抑木，兼通络脉。

大生地五钱　女贞子四钱　白蒺藜四钱（盐水炒）　川石斛四钱　云苓三钱　川杜仲五钱　料豆衣四钱　甘杞子二钱（盐水炒）　怀牛膝一钱五分　丝瓜络二钱（炙）　杭菊炭一钱五分　桑寄生三钱

按：时痧之后，阳不外卫，腠理空疏，易为邪凑，故体痛如冷珠走盘，凛寒、腿冷等，皆是因虚受邪，由气入营所致，故立法以扶正（芪、术）祛邪（防风）两顾，方从玉屏风加减，更以当归配桂枝，调和营卫，以使深伏之邪，由扶正祛邪而鼓邪外出，营卫和调。迭经重复此法，诸症均有减轻。俟因肾阴尚亏，肝阳偏旺，故转以滋阴平肝，兼通络脉为法，标本兼顾，正邪并图。

例八　周男　心肾久亏，水不济火，龙奋于泽，猝然自觉身体暴大，未几即解，心悬多疑，善惊惕，少寐，脑鸣，脉沉细，两关弦，舌红苔白。幸无痰浊乘于其间，先当滋水潜阳，交通心肾。

大熟地四钱　大麦冬二钱（朱染）　煅龙齿五钱（先煎）　大

白芍二钱　云神四钱　远志肉一钱五分　杭菊炭二钱　甘杞子二钱（盐水炒）　白蒺藜四钱（鸡子黄拌炒）　首乌藤四钱　连心莲子十粒

另：杞菊地黄丸一两、磁朱丸一两，和匀。

又珠珀散，每服五分，开水下。

例九　邵男　肝肾之阴血久亏，痰湿乘虚袭于脉络，两腿破胭脱肉，两手骨节浮肿，不得移动，大便久结不利，面戴阳光，一派阴虚夹痰见端，非风寒入络可比。业经半载有余，势难速效之候。亟为滋肾清肝，化痰通络。

大生地五钱　制豨莶四钱　淡天冬三钱　川石斛四钱　丝瓜络二钱（炙）　杜切茯苓四钱　料豆衣四钱　净橘络八分　左秦艽一钱五分　怀牛膝一钱五分　千年健四钱　竹沥一两（冲）　地龙一钱五分（炙）

改方去天冬、地龙，加淡苁蓉三钱、肥玉竹二钱、桑枝四钱。

例十　沈男　秋间湿温后，右膝痹痛，误以阳和加淫羊藿，鼓动相火，湿热乘犯二阴，阳事易兴，会阴穴瘦痛，筋掣谷道，坐立不安，切脉弦细小数，两关滑，舌苔腐腻。当清肝化湿，导龙入海。

龙胆草三钱（酒炒）　川黄柏一钱五分（盐水炒）　粉丹皮一钱五分　云苓四钱　大生地五钱　泽泻二钱　生甘草八分　生白芍二钱　川楝子一钱五分　黑山栀二钱　净车前四钱（盐水炒）　灯心十茎

例十一　赵男　运气按摩，气有偏胜，阴不济阳，气火上升，上犯肺络，春初曾经呛咳失红，刻增逐日潮热，入夜不汗而解，头昏，心悸少寐，咽干舌燥，食后或腹鸣作胀，畏火羞明，月必梦泄数次，切脉左寸关弦细，右手数，两尺濡软而

271

滑，舌红苔浮。水愈亏而木愈旺，心肾失交通之妙用耳。先当育阴以济阳，抑木以清金。

北沙参四钱　大龟板八钱（炙）　粉丹皮一钱五分　川石斛四钱　煅龙骨五钱（先煎）　大麦冬二钱　云神四钱　大生地五钱（秋石五分炒）　川黄柏一钱五分（盐水炒）　生白芍二钱　莲子十粒（连心皮）

按：以上两例均以火亢为病，其不同点在于火有虚实之分。沈男是因误服温散回阳（阳和汤）与温壮肾阳（淫羊藿）之剂，以致少阳相火妄动，与湿热共乘前后二阴，清肝泻火（龙胆草、黄柏）与利湿清热（泽泻、车前、山栀）共进，以使火降、热清、湿祛。赵男是由运气按摩，气火偏亢，水为火耗，属于虚火妄动，故从育阴（生地、麦冬）潜阳（龟板、龙骨）、滋阴降火（黄柏、秋石），以使阳潜火降，上不犯肺络，下不扰龙雷，于是咳嗽、潮热、遗精等症，皆可相应平复。由此可见，沈、赵两例，病有虚实之分，立法有泻火与滋潜之别。

例十二　陈男　先天得气之偏，左肢小于右，左耳亦小，腰部细，右畔偏高，善怒不言，脉沉数，右部小，晨起面有油光，舌质光剥，而胃纳如常，且善饥，惟便结耳。

大生地五钱　怀牛膝一钱五分　黑料豆四钱　远志肉一钱五分云神四钱　女贞子四钱　楮实子四钱　淡苁蓉四钱　制黄精三钱　川石斛四钱　净橘络八分　炒竹茹一钱五分　连心莲子十粒

另：知柏地黄丸二两，每服三钱，开水下。

二诊：药后便中杂痰甚多，神志稍灵，渐能言语，左肢小于右已久，可见先天得气之偏，右脉已起，面有浮光，舌质光剥，阴不足而阳有余之象。

大生地五钱　大麦冬二钱　云神四钱　远志肉一钱五分　煅龙齿五钱（先煎）　黑料豆四钱　楮实子四钱　大白芍二钱　净橘络八分　白蒺藜四钱　炒竹茹一钱五分　九节菖蒲五分　莲子十粒

三诊：经治来，神志日清，言语灵活，胃纳亦充，面部浮光亦敛，脉亦起，惟左肢小于右者已久，由先天得气之偏，当再补阴潜阳，兼化宿痰。

南沙参四钱　大麦冬二钱　黑料豆四钱　远志肉一钱五分　煅龙齿四钱（先煎）　大白芍四钱　女贞子四钱　净橘络八分　大生地四钱　云神四钱　九节菖蒲五分　白蒺藜四钱　连心莲子十粒

四诊：神志日清，言语灵活，惟左肢久小于右，右胁高于左，仍为先天得气之偏。拟膏方调治。

大生地五两　黑料豆四两　女贞子四两　云神四钱　肥玉竹五两　怀牛膝二两　远志肉一两五钱　净橘络八分　别直须一两五钱　川石斛四两　南烛子二两　楮实子四两　桑枝尖五两　红枣五两

上味取浓汁，文火熬糊，入白文冰十四两收膏。

按：肢体畸形，并见阴不足、阳有余，且杂宿痰内蒙为患，故不仅外貌异常，且神志语言亦欠灵活，确为少见之症。经投育阴潜阳，兼化宿痰为法，浮越之虚阳由阴复而阳潜，神志与语言皆由痰化而渐复正常。阳亢本可泻火，痰蒙亦可攻逐，本症不用此法，而用滋潜、清化，其主要依据是"面有浮光，舌质光剥"。

例十三　韩男　肝家气火有余，心肾之阴不足，胃中又有痰浊，阳浮于上，阴不下递，肠腑之降化失职，于是头目昏眩，或觉空痛，恶见阳光，胸膺气痹，仄仄不舒，脉弦细而滑，舌苔浮黄而腻。病经已久，虚实同巢，最难速效。

南沙参四钱　生石决八钱（先煎）　大白芍二钱　旋覆花一钱

五分（包）　杭菊炭二钱　云苓三钱　白蒺藜四钱　竹沥半夏一钱五分　远志肉一钱五分　陈橘白一钱　灵磁石三钱（煅，先煎）　冬瓜子四钱

改方：去石决，加鲜薤白四钱、瓜蒌皮五钱。

二诊：昨为降摄虚阳，调化痰气，胸膺气痹较展，头目尚昏眩空痛，恶见阳光，便结，善惊惕，舌苔浮黄，腐腻不清，脉仍弦细而滑。胃中久结痰浊未化，肝家气火上升，阴不敛阳，故难速效。

南沙参四钱　杭菊炭二钱　生牡蛎八钱（先煎）　云苓神各三钱　川贝母一钱五分　陈橘白一钱　川郁金二钱　旋覆花一钱五分（包）　竹沥半夏一钱五分　瓜蒌皮四钱（姜汁炒）　白蒺藜四钱（盐水炒）　冬瓜子四钱　灵磁石四钱（先煎）

按：本例病久气郁化火，阴虽渐伤，惜乎胃有宿痰未化，故治以清化痰热与宣痹（瓜蒌、薤白）为主，兼以潜阳（石决、白芍）。唯有气畅、痰化，才能放手育阴以潜阳，若育阴过早，则难免阻仄气机，壅滞宿痰，亦即所谓"实实"之误。

例十四　颜男　小腹及腰俞胀痛，入夜则甚，卧则较平，痛时水声辘辘，饮食二便如常，其病不在肠胃，而在肝肾可知，脉缓滑，两关细数，舌红中黄。寒湿化水，久羁肝肾之络。速效难图，法当温里。

白归身二钱　川楝子一钱五分（醋炒）　青木香七分　川杜仲四钱　泽泻一钱五分　云苓三钱　鹿角霜三钱　炒白术二钱　小茴香八分　怀牛膝一钱五分（酒炒）　大白芍二钱（吴萸五分拌炒）　海参肠二钱（剪开酒洗）

二诊：进疏肝益肾、理气化浊，少腹及腰俞胀痛俱退，水声辘辘亦减，惟立则气坠，腰腹作胀，差幸饮食二便如常，可

见其病不在肠胃，而在肝肾之络也。前方既能安受，当率旧章，更谋进步。

淡苁蓉四钱　鹿角霜三钱　白归身二钱　大白芍二钱　川杜仲四钱　小茴香八分（盐水炒）　川楝子一钱五分（醋炒）　炒白术二钱　炙黄芪二钱　怀牛膝一钱五分（酒炒）　陈橘白一钱　陈橘络八分　海参肠二钱（剪开酒洗）

例十五　张男　湿热沉于下，风阳浮于上，两足踝久肿，或酸痛，不良于行，牙关肿痛，开合不利，项强顾盼无以自如，胃纳久疲，腹鸣或作胀，脉沉数细滑，舌苔腐白。极难合治，收效不易也。

当归二钱　怀牛膝一钱五分　羌独活各一钱　左秦艽一钱五分　白芷片八分　云苓三钱　炒苡仁五钱　木防己三钱（酒炒）　白茄根四钱　白蒺藜四钱　地肤子四钱　桑枝四钱

另：僵蚕三钱（炒）　白芷片三钱　莱菔子三钱（炒）

上味研细末，白蜜调糊，入葱液三滴，调成饼，贴于颊车穴。

小儿惊风

例一 王童 始而吐利，继之惊搐目直，角弓反张，呛咳痰鸣，舌苔黄腻，脉不起。症属险要，姑从急惊为治。

薄荷一钱　西枳实一钱五分（炒）　川郁金二钱　射干一钱五分　云苓三钱　瓜蒌皮四钱　炒僵蚕二钱　连翘二钱　双钩藤四钱　天竺黄一钱五分　炒竹茹一钱五分　荸荠汁一瓦匙（冲）

二诊：惊风手搐目直，角弓反张，呛咳痰鸣，舌苔黄腻。风痰尚重，犹在险途。

羚羊角二分　明天麻八分　双钩藤四钱　川郁金一钱五分　天竺黄一钱五分　炒僵蚕二钱　炒枳实一钱五分　云苓三钱　连翘二钱　薄荷一钱　炒竹茹一钱五分　金戒指一只（先煎代水）

三诊：惊风虽定，两目仍上视，痰鸣有声，舌苔浮黄。风痰留结不化，闭逆可虑。

莱菔子二钱（炒）　射干一钱　双钩藤四钱　瓜蒌皮四钱　前胡一钱　大杏仁三钱　炒枳实一钱五分　连翘二钱　薄荷一钱　炒竹茹一钱五分　芦根八钱

例二 吴童 孩提不时惊搐，角弓反张，口角流涎，逾时甫退，历一昼夜，必数十次，舌白，关紫。当从定惊息风入手。

薄荷炭一钱　炒僵蚕二钱　杭菊花二钱　明天麻八分　白蒺

藜三钱　天竺黄一钱五分　煅龙齿五钱（先煎）　炙蝎尾八分　炒竹茹一钱五分

二诊：孩提惊搐不已，左肢尤甚，口角流涎，日夜数十次。最难着手，原以息风定惊为事。

羚羊片二分（磨冲）　双钩藤四钱　明天麻一钱　炒僵蚕二钱　云苓四钱　天竺黄一钱五分　煅龙齿五钱（先煎）　炒麦芽四钱　炙甘草五分　炒竹茹一钱五分　金戒指一只（先煎代水）

例三　钱童　小儿水泄如注，既止之后，肢冷目陷，角弓反张，自汗溲少，口干舌灰，扪之无津，烦扰不能畅哭。热蕴于中，阳不分布，延有慢脾风之害。

姜川连四分　川桂枝六分　淡干姜三分　大白芍一钱五分　炒白术二钱　炙甘草五分　正滑石四钱　炒麦芽四钱　赤苓三钱　灶土一两（荷叶包扎刺孔，煎代水）

二诊：昨进泻心汤加桂枝，肢冷随和，口渴及自汗亦减，舌苔灰黑亦略有津，惟仍角弓反张，两目深陷，入夜又忽肢冷。阳气郁遏，里热未清，仍属险候。

姜川连四分　川桂枝六分　正滑石四钱　淡干姜三分　炒麦芽四钱　炙甘草五分　酒子芩一钱五分　姜半夏一钱五分　新会皮一钱　生姜一片

三诊：迭进泻心汤出入，肢冷已和，舌心黑色已退，惟烦扰未除，脉小数。此阳明寒热虽解，而宿痰未尽，阳气未和所致。

姜川连四分　藿香一钱五分　姜半夏一钱五分　薄橘红一钱　炒枳实一钱五分　炒谷芽四钱　正滑石五钱　云苓三钱　姜竹茹一钱五分　姜汁三滴　荸荠汁一瓦匙（冲）

按：脾阳为水泄所伤，热蕴于中，阳不外布，虚实夹杂。

277

当此之际，用泻心法加桂枝，颇为中旨。

例四 郭童　乳子久病，枝节多端，刻增叫喊内吊，角弓反张，乳汁不入，舌苔又复腻黄，便闭溲少。本元日伤，痰热阻胃，慢惊可虑。

南沙参三钱　炒谷芽四钱　炒枳实一钱五分　橘络八分　双钩藤四钱　法半夏一钱五分　明天麻八分　薄荷一钱　射干一钱五分　瓜蒌皮四钱　枇杷叶三钱（去毛，炙）

麻　疹

先祖认为本病病因不外乎一是天行不正之气，二是相互传染。其病机主要是热蕴肺、胃、肠三部，甚则热毒化火，上干喉、龈、口、舌，或与痰热搏结，内蒙清窍，或由蕴热下迫肠腑，发为下利。

在辨证方面，麻疹初起，热后透疹贵速，疹没贵迟。疹色鲜艳红活者，为顺；若色紫为热毒内盛，伴见气粗痰鸣，是为肺气失宣，热毒痰瘀交病，为重；黑色者，是为热毒炽盛，多为不治。麻疹以热毒为病居多，加之小儿阴本不足，因此发疹过程，津、阴极易受伤，所以常易出现化燥伤阴之证。本病下利，多为"暴注下迫，皆属于热"之类，是肺热移于大肠，与伤寒下利尚有不同之处。

麻疹的治法，初起侧重于发表透邪，一般是以辛凉透表为主；麻疹将透之际，则发表与透疹（升、葛、牛子、茅根）并用，促其疹透邪解。清法是用于透疹之际以及透疹之后，侧重于清泄里热，防其化燥、化火。如清热解毒（银、翘）、清气宣肺（麻、杏、石、甘）、肺胃两清（升麻、石膏）、清化痰热（蒌、贝、竹茹）等。在具体运用时，有一证一法，也有一证几法，皆是因证而异。滋阴生津法，常用于麻疹热邪化燥伤阴之际，具有"养阴退阳"之意。下法常用于腑浊积热

麻
疹

成实之证，由于腑实有轻重不同，故在下法中有轻泻和润通之别。此外，对治痘与治疹的区别，古有"疹喜清凉，痘喜温暖"之说。先祖认为，此说只能用于常，不足应其变。临证施治，必得辨清寒热虚实，因证制宜，不能固执此说，以应无穷之变。

例一 赵童 麻痧由传染而来，发而不透，气粗，哭不出声，咳亦不畅，脉伏肢冷，兼之下利，干呕。伏邪甚重，闭逆可虑。

麻黄五分 射干一钱五分 净连翘二钱 白桔梗一钱五分 川通草八分 薄荷一钱 大杏仁二钱 炒枳壳一钱五分 炒麦芽四钱 姜皮三分 白茅根四钱

二诊：麻痧复透，哭声能出，惟遍体色紫，粒点不分，肢冷自利，干呕呛咳。是乃余邪未楚也，大有舟小载重之虑。

前胡一钱 葛根一钱五分 大杏仁三钱 炙桑皮一钱五分 连翘二钱 酒子芩一钱五分 射干一钱五分 薄荷一钱 川通草八分 炒枳壳一钱五分 白茅根四钱

三诊：麻痧幸复透出，肢冷亦和，干呕及痰亦减，舌起砂黄苔。伏邪已渐达之象，以原方进步可也。

前胡一钱 白桔梗一钱五分 桑白皮一钱五分 射干一钱五分 川通草八分 马兜铃三钱（炙） 橘红一钱 连翘二钱 炒麦芽四钱 炒竹茹一钱五分 枇杷叶三钱（去毛，炙）

四诊：麻痧复形透布，哭声亦畅，惟仍呛咳神疲，舌心尚黄。肺胃痰热未清，以开化为治。

前胡一钱 射干一钱五分 白桔梗一钱五分 薄橘红一钱 桑白皮一钱五分 川通草八分 金苏子一钱五分（炒） 炒麦芽四钱 炒竹茹一钱五分 鲜姜皮三分 枇杷叶三钱（去毛，炙）

按：麻疹来自传染，既感之后，外发不透，内陷已将闭逆，故哭声不出、下利、干呕、肢冷、脉伏等象相继产生。本证治法，初则重在透疹开肺，以使邪透肺宣、疹布、声出。及其麻疹在透布过程，而下利、肢冷犹在，仍坚持透邪为主，不用温阳、复脉之法者，以其为邪闭，非真阳不足可比。在用药方面，初用麻黄、射干开利肺气，薄荷、茅根、姜衣解表透疹；继则去麻、射，加葛、芩以表里两清，配茅根共具透疹之功。

例二 金童 时痧传染而来，壮热气粗，呛咳声嘶，痧子骤隐，面色紫晦，腑通黏浊，舌红中黄。伏邪留结肺胃，症属险要，亟为开化。

麻黄五分 大杏仁三钱 黑山栀二钱 连翘三钱 白桔梗一钱五分 川通草八分 生甘草五分 薄荷一钱 前胡一钱（蜜炙） 炒竹茹一钱五分 枇杷叶三钱（去毛，炙） 青荷叶一角

二诊：药后汗畅热清，痧子未能外现，呛咳声嘶，咽底腐点成片，伏邪留结肺胃所致，仍在畏途。

前胡一钱 射干一钱五分 大力子三钱（炒） 青升麻七分 南花粉四钱 连翘二钱 生甘草八分 川通草八分 酒子芩一钱五分 象贝母三钱 炒竹茹一钱五分 枇杷叶三钱（去毛，炙）

另：六神丸七粒，开水化服。

三诊：经治后，表热已清，呛咳亦减，惟痰多，声嘶未响，咽底尚腐白。伏邪留结未清，肺气不利耳！仍未可许坦途。

前胡一钱 白桔梗一钱五分 青升麻五分 生甘草五分 马勃八分 橘红八分 象贝母三钱 法半夏一钱五分 南花粉四钱 大力子三钱（炒） 炒竹茹一钱五分 枇杷叶三钱（去毛，炙）

麻疹

281

四诊：日来热清咳折，声嘶渐响，惟痰尚多，蒂丁复腐较大。肺胃积热未清，深虑再生枝节。

瓜蒌皮四钱　白桔梗一钱五分　象贝母三钱　橘红八分　连翘二钱　大杏仁三钱　前胡一钱　生甘草五分　炒僵蚕一钱五分　射干一钱五分　炒竹茹一钱五分　枇杷叶三钱（去毛，炙）

五诊：蒂丁腐白已退，声嘶不响，而又复发热，咳嗽不爽，痰多，脉小数。病后食物欠节而来，亟为疏泄。

前胡一钱　白桔梗一钱五分　大杏仁三钱　法半夏一钱五分　薄橘红八分　炒六曲四钱　炒枳壳一钱五分　象贝母三钱　青蒿一钱五分　香豆豉四钱　川通草八分　鲜姜皮三分

六诊：蒂丁腐白已退，声嘶亦响，惟仍烦扰，入夜尤甚，咳不爽，痰多，脉小数。肺胃余热积痰尚重，犹虑再生枝节。

瓜蒌皮四钱　白桔梗一钱五分　炒谷芽四钱　大杏仁三钱　正滑石五钱　炒枳实一钱五分　橘红八分　炙内金一钱五分　海南子二钱　炒竹茹一钱五分　灯心十茎

按：壮热气粗，呛咳声嘶与痧子骤隐，面色紫晦并见，良由邪热留肺，气道失宣，治用开化为先，以麻黄、杏仁、桔梗、前胡，意在侧重开肺达邪，以使肺气宣通，邪从表泄；待其汗畅热清，咽底腐点成片，此为肺胃积热上干，故转以清咽解毒、降化痰热为治。本证选用升麻，意在既清上干之热毒，又透内伏之热邪，免致遏伏内陷。五、六两诊，改投疏解透泄、清热化痰以及消导等法，皆因痧后肺胃积痰积热未清，复为食滞所阻，故以急则治标。

例三　裴童　痧邪内隐，复发白㾦，呛咳气粗，角弓反张，项向后吊，自利不渴，脉小数不扬，舌红苔白。一派内陷见端，症属险要。

麻黄五分　川桂枝五分　大杏仁三钱　淡子芩一钱五分　薄橘红一钱　炙甘草五分　姜半夏一钱五分　象贝母三钱　白桔梗一钱五分　连翘三钱　鲜姜皮四分

二诊：今日角弓反张、项向后吊俱退，自利亦止，而呛咳气粗，脉不畅，舌红中黄。渐渐出险之象，当疏解透化。

前胡一钱　象贝母三钱　双钩藤四钱　白桔梗一钱五分　川通草八分　薄橘红一钱　法半夏一钱五分　瓜蒌皮四钱　炙桑皮一钱五分　大杏仁三钱　姜皮三分

按：痧隐痦透，并发角弓反张，项向后吊，用麻黄汤加味一剂而效，其非肝风内动，而为表郁可知。此证固为少见，而用此法施治者亦不多见，故选录以备一格。

以上三例，在痧疹闭郁方面有其相同之处，所以都用过以麻黄为主的宣肺达邪之法。但因各例病程中证候演变的不同，故全程治法也各随证而异。赵童是痧发未透，内陷已将闭逆，故着手即侧重开肺透疹，及至麻痧复透，肺气渐宣，乃转以表里两清为治。金童是痧发即隐，邪热留肺，故初起重在开肺达邪，以使邪从表泄；待其汗畅热清，但积热又上干咽底，故转以清咽解毒为法；后因痧后食复，又从急则治标，以消滞化痰善其后。裴童是痧隐痦透，并发角弓反张，非因内风，而为表郁，故用辛温宣肺达邪，一剂而角弓反张即退。

例四　林童　麻疹初透，面部红晕成片，壮热神迷，呛咳痰鸣，轧牙自利，脉不应指，舌绛边黄。时邪深袭肺胃，渐从热化，症属非轻，拟升麻石膏汤加味。

生石膏八钱（先煎）　青升麻八分　连翘三钱　大杏仁三钱　白桔梗一钱　冬桑叶一钱五分　川通草八分　生竹茹一钱五分　瓜蒌皮四钱　云苓三钱　活水芦根一两（去节须）

麻疹

283

二诊：昨进升麻石膏汤加味，麻痧甫透，红晕成片，脉已起，壮热神迷，呛咳自利，气逆痰鸣，幸轧牙已止，舌本尚绛。伏邪积热未清，转当清宣肃化。

瓜蒌皮二钱　连翘二钱　上银花三钱　荆芥一钱　酒子芩一钱五分　粉葛根一钱　大杏仁二钱　象贝母二钱　薄橘红八分　赤苓三钱　方通草八分　鲜芦根一两（去节须）

三诊：麻痧已透，轧牙气粗及自利俱退，舌绛转红，苔黄转白，惟表热仍未清，汗不畅，脉尚数。肺部伏邪尚未全透，当再疏化。

薄荷一钱　青升麻八分　粉葛根二钱　大杏仁三钱　连翘三钱　银花三钱　前胡一钱　川通草八分　酒子芩一钱五分　橘红八分　炒竹茹一钱五分　芦根五钱（去节须）

四诊：始进升麻石膏汤，继进升麻葛根汤，麻痧甫透，气粗轧牙及诸险象俱退，表热亦清，惟咳未折。肺部余氛未楚，当再肃化。

天花粉三钱　瓜蒌皮四钱　上银花三钱　连翘三钱　大杏仁三钱　象贝母三钱　川通草八分　生甘草八分　白桔梗一钱　炒谷芽四钱　枇杷叶三钱（去毛，炙）　芦根五钱（去节须）

改方：加马兜铃三钱（炙）。

五诊：麻痧诸恙俱退，咳未已，舌心尚黄腻。肺部痰热未清，当肃化，以善其后。

瓜蒌皮三钱　白桔梗一钱　薄橘红一钱　大杏仁三钱　大贝母一钱五分　炒麦芽四钱　云苓三钱　川通八分　冬桑叶一钱五分　地骨皮二钱　炒竹茹一钱五分　枇杷叶三钱（去毛，炙）

按：麻疹以透为顺，全身并发诸症，一般常在疹布后而相应减退，可是本例透疹时，但却壮热神迷，呛咳痰鸣，自利，

284

舌绛，可见邪热已不在浅表，而已深伏于内，渐从热化，故初拟升麻石膏汤加味，一清肺胃之热，一透深伏之邪；继则转为清宣肃化，务求伏邪外达，积热内清。待至内热渐清，但有表热少汗，良由肺部伏邪尚未尽去，故改进升麻葛根汤加味，以疏表、清化两顾，是亦因势利导之法也。

本例也是痧疹邪热内陷，但与前三例有别，此为邪已深伏，而不在浅表，故治法亦殊。

例五 王童 痧子未透即隐，初伏肺胃，于是呛咳气粗，痰不得出，脉浮弦而滑，舌根腻黄。风邪为痰浊所搏之象，以开化为宜。

麻黄六分 瓜蒌皮四钱 前胡一钱 马兜铃四钱（炙） 桔梗一钱五分 大杏仁三钱 川通草八分 橘红八分 炙桑皮一钱五分 枇杷叶三钱（去毛，炙） 姜皮三分

例六 吴童 痧发未透，时邪内陷，将迫心包，壮热不为汗解，谵妄烦扰，舌赤干绛，舌根干黄而厚，脉不应指。表里俱病，症属极险，勿忽视之。

鲜生地六钱 酒子芩一钱五分 大杏仁三钱 正滑石五钱 南花粉四钱 黑山栀二钱 香豆豉四钱 薄荷一钱 连翘二钱 炒枳实一钱五分 炒竹茹一钱五分 梨皮四钱

另：牛黄清心丸一粒，开水化服。

按：以上两例，俱为痧子未透即隐。其不同之处在于：王童是风邪痰浊搏结之初，病邪尚在轻浅，故治以开化（麻黄、蒌皮）为法，以使邪透肺宣；吴童是表邪、痰热未罢，内陷将迫心包，势为表里皆病，故立法以滋阴透邪（薄荷、豆豉、鲜生地）、清心、化痰热（牛黄清心丸、枳实、竹茹）为主，意在表里两清。

麻
疹

285

例七 何童 痧子七日，热从内陷，痰鸣，壮热无汗，神迷轧牙，龈腐流血，脉弦数，舌苔砂黄无津。已从燥化，症属极险。

鲜石斛四钱（切，杵） 连翘三钱 青蒿二钱 薄荷一钱 大杏仁三钱 黑山栀二钱 南花粉四钱 川通草八分 酒子芩一钱五分 赤苓四钱 炒竹茹一钱五分 梨皮四钱

例八 孙童 麻痧内陷，遍体起皮，肢冷，呛咳烦扰，口干自利，脉伏，舌红无津。势将化燥，症属极险。

鲜生地八钱 青升麻八分 连翘二钱 上银花四钱 黑山栀二钱 大杏仁三钱 南花粉四钱 肥知母一钱五分 酒子芩一钱五分 瓜蒌皮四钱 梨皮四钱

按：以上两例皆为痧子邪热内陷，津阴两伤。不同点是：何童是邪不外解（壮热无汗），津已内伤（舌苔砂黄无津），故用辛凉（薄荷、青蒿）以解其外，甘寒（鲜石斛）清热于内，以使邪透而津不伤；孙童为邪热内陷（肢冷、脉伏），化燥伤阴（舌红无津），故以升陷护阴（升麻、鲜生地）、清热解毒（银、翘）为法，以图救阴、清解两顾。

例九 丁童 痧后大势渐退，而表热仍未全清，得汗亦不解，呛咳痰鸣，呻吟烦扰，舌心灰黄，舌尖破碎，脉滑数。邪热留结肺胃，内陷可虑。

生石膏五钱 青升麻八分 南花粉四钱 连翘二钱 黑山栀二钱 大杏仁三钱 川通草八分 炒枳实一钱五分 酒子芩一钱五分 薄荷一钱 炒竹茹一钱五分 芦根一两（去节须）

例十 孙童 麻痧由传染而来，遍体罗列，壮热足冷，呛咳烦扰，龈床肿痛，脉滑数。邪热郁遏肺胃，势颇未定，以辛凉透达为先。

286

生石膏五钱（先煎）　　青升麻八分　　薄荷一钱　　连翘二钱　　大杏仁三钱　　大力子四钱（炒）　　冬桑叶一钱五分　　川通草八分　　桔梗一钱五分　　白茅根四钱

按：以上两例均为痧后邪热留结肺胃，皆用升麻石膏汤以清透肺胃之热。其配伍区别是：丁童配用导化痰热（枳实、竹茹）与内清里热（山栀、黄芩、连翘）合用，以使邪透热清；孙童是配用辛凉透达（薄荷、牛子、桑叶、茅根）为主，意在清透郁遏于肺胃之邪，使能先从外透里清，防其郁遏内陷。

例十一　陈童　麻疹后邪热未清，口舌破碎，咽喉红点粒粒，咳不爽，漫热，脉细数。肺胃积热未清，亟为清解。

鲜石斛四钱（杵）　　瓜蒌皮四钱　　青升麻五分　　连翘二钱　　酒子芩一钱五分　　云苓三钱　　大杏仁三钱　　白桔梗一钱　　南花粉三钱　　生甘草五分　　枇杷叶三钱（去毛，炙）　　梨皮四钱

二诊：今日表热已清，口舌破碎亦减，惟咳不爽，音嘶，四末清冷不和，脉细数。麻疹后，邪热留结肺胃，肺气不利，仍防内陷。

瓜蒌皮四钱　　大杏仁三钱　　白桔梗一钱　　鲜石斛三钱　　象贝母三钱　　方通草八分　　冬桑叶一钱五分（蜜炙）　　生甘草八分　　薄橘红八分　　炒竹茹一钱五分

三诊：今日肢冷已和，表热未清，惟咳未爽，音嘶不响，舌边腐烂。痧后邪热留结肺胃，肺气不利，不宜再生枝节。

鲜石斛四钱（杵）　　云苓三钱　　冬桑叶一钱五分　　生甘草七分　　瓜蒌皮四钱　　川通草八分　　炒竹茹一钱五分　　大杏仁三钱　　白桔梗一钱　　象贝母三钱　　枇杷叶三钱（去毛，炙）　　灯心十茎

四诊：麻疹肢冷已和，音嘶渐响，舌边腐烂亦退，而咽喉

两旁又起白腐，饮咽不利，且复发热，足见余邪未楚，久延须防阴伤胃弱，正不胜任耳！

鲜石斛四钱（杵）　天花粉三钱　山豆根三钱　连翘三钱　象贝母三钱　酒子芩一钱五分　白桔梗一钱五分　乌玄参四钱　青升麻五分　生甘草五分　淡竹叶三十片

五诊：今日咽喉腐白大退，音嘶渐响，肢冷亦和，惟表分或清或热，脉细数。肺胃之阴已伤，而余邪尚未清肃，不宜再增枝节。

鲜石斛三钱（杵）　天花粉三钱　大杏仁三钱　象贝母三钱　白桔梗一钱　山豆根三钱　生甘草七分　大力子三钱（炒）　乌玄参三钱　生谷芽四钱　炒竹茹一钱五分　枇杷叶三钱（去毛，炙）

六诊：经治来，咽底腐白已脱，饮咽渐利，声嘶亦响，肢冷亦和，惟午前尚潮热，傍晚方退，阴气已伤可知，不宜再生虚波。

南沙参三钱　川石斛三钱　地骨皮三钱　白桔梗一钱　瓜蒌皮四钱　生甘草五分　生谷芽四钱　大杏仁三钱　云苓三钱　生竹茹一钱五分　枇杷叶三钱（去毛，炙）　甘蔗一两（劈）

按：痧后邪热留结肺胃，外则为身热时盛时衰，犯肺则成咳嗽、音嘶，上干喉、舌，则为喉舌腐碎。较复杂之处在于"四末清冷不和"，故称"仍防内陷"。立法以肺胃两清为主（黄芩、梨皮清肺；鲜斛、甘蔗、花粉清胃），兼以清化痰热（蒌、贝、竹茹），配用升麻，是加强肺胃两清药品的清热解毒功能，并具透达伏邪，以清余氛的作用。

缪仲淳有云："痧疹不宜依证施治，惟当治本。本者，手太阴、足阳明二经之邪热也，解其邪热则诸证自退矣。"本证所现症状虽有在表、在肺、上干喉舌等不同，而先祖辨证立法，是以肺胃两清为主，可见其收效之因在于"治本"。

例十二　胡女　麻痧后，肺部余邪未清，咳不爽，声重不清，气粗，两颧绯赤如妆，便中带蛔一条，脉沉数右滑，舌苔腐黄，肠胃亦热。亟为开化上焦。

冬桑叶一钱五分　大杏仁三钱　薄橘红一钱　前胡一钱五分（蜜炙）　白桔梗一钱　象贝母四钱　射干二钱　瓜蒌皮四钱　马兜铃一钱五分（炙）　金沸草一钱五分　活水芦根一两（去节须）

二诊：今日面绯及咳痰俱退，气粗，牙轧有声，表分且烧热。可见痧邪尚留伏肺胃，欲化为火，而为痰压也。当再开达伏邪，以清肺胃痰火。

鲜石斛四钱（杵）　青升麻七分　瓜蒌皮四钱　大杏仁三钱　象贝母四钱　白桔梗一钱五分　炙桑叶一钱五分　马兜铃一钱五分（炙）　蜜橘红一钱　酒子芩一钱五分　活水芦根一两（去节须）

三诊：昨以升麻达伏邪，石斛清胃热，轧牙就退，表热就清，脉之数象亦折，舌苔更黄。肺胃伏邪已有外达之机，惟余痰积热未楚耳！

鲜石斛四钱（杵）　薄橘红一钱　白桔梗一钱　大杏仁三钱　酒子芩一钱五分　象贝母四钱　瓜蒌皮四钱　炒竹茹一钱五分　南花粉四钱　枇杷叶三钱（去毛，炙）　活水芦根一两（去节须）

四诊：痧后伏邪就清，表热亦楚，脉数亦折，惟腑未复通，舌苔尚黄腐未脱。肺胃余热未清，当再清化可也。

南花粉四钱　象贝母四钱　白桔梗一钱　瓜蒌皮四钱　冬桑叶一钱五分　鲜石斛四钱（杵）　大杏仁三钱　马兜铃一钱五分（炙）　薄橘红一钱（蜜炙）　生谷芽四钱　云神四钱　枇杷叶三钱（去毛，炙）　生竹茹一钱五分　芦根一两

按：麻疹后身热，气粗，咳嗽声重，便中带蛔，舌苔腐

麻

疹

黄，其为肺、胃、肠三部皆热可知，至于"两颧绯赤如妆"，是由邪热未解所致，与阴虚火旺当有不同。原案二诊有："痧邪尚留伏肺胃，欲化为火，而为痰压也。"故立法以"开达伏邪，以清肺胃痰火"，用升麻达伏邪，石斛清胃热，是为治疗本证的重点，待其伏邪渐透，身热就轻，乃转从清化余痰积热以善其后。四诊时诸症均退，"惟腑未复通"，立法为"当再清化"，药用蒌、贝、橘红、竹茹、花粉、鲜斛等，不兼用通化者，因胃肠热重为主，无腑实之据，故无需通导。

例十三 蒋男 痧疹遍体丛发成片，而未及两足，且麻痹不仁，表热并不壮，两目露白，自汗，谵妄，烦扰，舌本强，舌苔黄垢满布，协热下利，小溲浑赤，脉小数，重取少力。胃阴日伤，伏邪为痰热所困，慎防内陷。

大麦冬二钱 香白薇四钱 云神四钱 瓜蒌皮四钱 益元散五钱（包） 大杏仁三钱 黑山栀二钱 连翘三钱 远志肉一钱五分 炒竹茹一钱五分 灯心二十茎

二诊：今日舌之前端灰黄已腐化，后端尚灰腻而厚，脉较数，左脉久按似不了了，痧疹或隐或现，两足仍麻痹无知，不时自汗，伏邪为痰热束缚，渐从热化，熏灼于胃，则善饥自汗也。仍防内陷，亟为清凉达化为要。

南花粉四钱 益元散五钱（包） 大麦冬二钱 鲜石斛四钱（切） 黑山栀二钱 连翘三钱 大杏仁三钱 云神三钱 炒竹茹一钱五分 炒枳实一钱五分 鲜梨皮四钱

另：神犀丹，石菖蒲泡汤化服。

三诊：昨用清凉达化法，尚合病机，神烦谵妄俱减，自汗亦少，痧疹亦红晕，舌苔前半已化，后端转形灰砂，脉亦起，右手亦清了，独两足仍麻痹少知觉。可见俱由热化，理宜桂枝白虎法，惟自汗已收，可取其义，不用其方。

鲜石斛四钱（切）　云神四钱　南花粉四钱　黑山栀二钱　炒枳实一钱五分　肥知母二钱　大麦冬二钱　大杏仁三钱　益元散五钱（包）　瓜蒌皮四钱　生竹茹一钱五分　活水芦根二两（去节须）

四诊：迭进清凉达化，阳明积热日见排泄，谵妄日平，自汗亦少，惟瘰尚汗出津津，疹㾦颇见红晕，如蚊迹成片，舌心灰黑日化，左脉沉分尚数。阳明积热及余蕴化而未清，故两腿尚木也。

鲜石斛四钱（切）　肥知母二钱　南花粉四钱　大杏仁三钱　玄参心四钱　云苓三钱　忍冬藤五钱　正滑石五钱　炒枳实一钱五分　连翘三钱　生竹茹一钱五分　活水芦根二两（去节须）

五诊：迭进甘寒凉化以来，症情已渐站定，脉亦明了，惟仍滑数，舌苔反形灰腻，间或谵妄。邪热日化，阳明腑浊尚留蕴之候。守原意接近为是。

鲜石斛四钱（切）　大麦冬二钱　黑山栀二钱　炒枳实一钱五分　玄参心四钱　鲜生地一两　南花粉四钱　正滑石五钱　云神四钱　肥知母二钱　大杏仁三钱　炒竹茹一钱五分　活水芦根一两五钱（去节须）

六诊：昨因脉又暴数，原方更增鲜生地，谵妄已休，自汗亦止，脉亦转为小数，右脉且见软，舌苔前半已化，后端仍灰，腑未复通，两足仍麻痹不仁。可见阳明邪热渐罢，而络热及腑浊未清也。

大麦冬二钱　鲜石斛四钱（切）　大杏仁三钱　川通草八分　正滑石五钱　瓜蒌子四钱（打）　炒枳实一钱五分　云神四钱　朱连翘三钱　生竹茹一钱五分　活水芦根一两（去节须）

七诊：风涛已定，化险为夷，谵妄自汗俱止，脉数亦安，

麻

疹

291

舌根黑色日化，舌尖较昨略赤，肌表微热，两足仍麻痹未和，腑未复通。据此见象，当再清涤余热，佐以润腑。

香白薇四钱　肥知母一钱五分　鲜石斛四钱（切）　炒枳实一钱五分　瓜蒌子四钱（打）　大杏仁三钱　正滑石五钱　云苓三钱　炒麦芽四钱　炒竹茹一钱五分　梨皮四钱

八诊：燎原之势虽减，惟余炎未减，舌苔黑燥已脱，绛红未去，两腿麻痹未除，其络热未楚，经气未能流行之象。清润其阴，兼通脉络。

鲜石斛三钱（切）　丝瓜络二钱　肥知母二钱　陈橘络八分　大杏仁三钱　生谷芽四钱　云神四钱　瓜蒌仁四钱（打）　忍冬藤五钱　炙甘草四分　炒竹茹一钱五分　荷叶筋一团

九诊：痧疹之化燥，及诸多枝节，均次第剪除殆尽，舌心灰黑尽退，且起腐白苔，大腑未复通，两足仍麻痹不仁，脉之数象已安。法当通腑通络。

川石斛三钱　大杏仁三钱　火麻仁四钱　云神四钱　瓜蒌仁五钱（打）　怀牛膝二钱　净橘络一钱　炒谷芽四钱　炒苡仁五钱　泽泻一钱五分　大荸荠四个（打）　陈海蜇八钱（洗）

药后腑尚未通，另服麻仁丸五钱。

十诊：病后大腑两旬未通，少腹之左右稍有拒按，鼓之有膨声，舌苔转黄，黏腻不清，脉小数。肠胃积蕴尚多，屡进麻仁丸无效，当为化浊通幽。

生军四钱　火麻仁四钱　大杏仁三钱　上川连一钱　炒枳实二钱　云苓三钱　泽泻二钱　瓜蒌仁五钱（打）　正滑石五钱

十一诊：昨进小承气，大腑畅通三次，污秽颇多，腹痛不已，按之尚满，肠腑积蕴未尽可知，幸舌苔已腐化，舌心一条已转黄，右关尚数。病久本元日伤，姑再调中化浊，兼之通导。

姜川连四分　焦楂肉四钱　全瓜蒌五钱　炒枳实二钱　炒谷芽四钱　炒六曲四钱　正滑石五钱　大杏仁三钱　大白芍二钱（酒炒）　云苓三钱　脾约麻仁丸四钱（另下）

十二诊：今日大腑未见复通，惟矢气而已，少腹按之磊磊，舌苔复转黄，寐中多汗，两足仍无汗，脉已软数。据此见象，肠角余蕴未清，本元因久病而伤矣。当再通化，以观是否腑通。

全瓜蒌六钱　海南子二钱　炒枳实二钱　大杏仁三钱　火麻仁四钱　炒谷芽四钱　焦山楂四钱　正滑石五钱　上川连五分　脾约麻仁丸四钱（另下）

十三诊：昨晚及今晨大腑又续通两次，且有积粪成块者数枚，而腹仍少觉胀满，舌之后端仍板黄，寐中多汗，及腰即止，脉沉滑无力。久病本元已伤，而余蕴仍未尽，不必再攻，姑仿隔三例立法。

上川连四分（土炒）　全瓜蒌六钱　细青皮一钱　怀牛膝一钱五分　炒枳壳二钱　焦山楂四钱　云神四钱　焦谷芽四钱　大杏仁三钱保和丸四钱（入煎）　大荸荠三个　陈海蜇八钱（洗）

按：成年遍体丛发痧疹，未及两足，就诊时已是伏邪为痰热所困，胃阴日伤，主症见表热虽不壮，但却谵妄烦扰，自汗，下利，舌本强木，苔布黄垢。故从一诊至五诊，迭由清凉达化，进而至于甘寒凉化，兼用神犀丹以清热开窍、凉血解毒。及至阳明邪热渐清，而腑浊与络热未罢之际，因此自六诊之后，则以清涤余热为辅，重点在于通腑，而其通腑之法，乃由润导而至轻攻，不用峻攻者，因其久病正伤，峻猛攻逐于本元不利。在此阶段，大便先后共畅行两次，于是腑浊下趋，风涛平定。最后用连、蒌加雪羹汤、保和丸,缓通导化,以清余氛。

以上三例,在透疹中均有胃热或胃实热之象,但由于各例的发展趋势不一,因此所涉及的脏腑却同中有异,治法也不尽相同。陈童是肺胃俱热,化火上干,立法以肺胃两清、透达伏邪为主,待肺胃热清,上中诸证自除。胡女是痧邪留伏肺胃,欲化为火,而为痰压,立法以开达伏邪,两清肺胃痰火。蒋男是成年患痧疹,疹布未透,伏邪为痰热所困,内蒙清窍,故治法先由清凉达化,继则甘寒凉化,兼以清热开窍;及其胃热渐清,腑浊下踞,故最后立法侧重通腑泄浊。

例十四 周男 痧子屡发,发则必先腹痛,继则自利,寒热交争,必得痧子透发而后已,业经十余年,脉沉滑,舌苔白腻满布。伏邪为寒湿所困,拔根不易。

上川朴一钱 藿香一钱五分 川桂枝八分 炒茅术二钱 荆芥一钱五分 酒子芩一钱五分 大白芍二钱(吴萸三分拌炒) 广木香八分 炒枳壳一钱五分 赤苓四钱 生姜两片 五积散三钱(包或以荷叶包)

丸方:

炒茅术一两五钱 炒白术二两 羌独活各一两 云苓二两 泽泻一两五钱 大白芍一两五钱(吴萸一钱炒) 荆芥一两 当归二两 酒子芩一两五钱 广木香八钱 青防风一两 川桂枝六钱 炙甘草五钱 炒枳壳一两五钱

上为末,生姜一两五钱、红枣五两,煎汤法丸。每服三钱,开水下。

按:此例系幼时发麻疹未透,而以冷水洗拭,以致伏邪为寒湿所困,深伏纠缠不透,延经十余年。温化寒湿,宣达伏邪,是属正治。在麻疹病例中实属仅见之候。

热入血室

先祖对本病病因病机的认识，认为所谓"热入血室"，是指邪热涉及血室而为病者。前贤有经水"适来"、"适断"之分，无非言其邪之与血两相为病，有在经在腑、属虚属实之别。验诸临证，不论在经、在腑，均为属实者多，属虚者少，纵有虚象，亦限于热盛而津、阴耗伤所致。而经事"不期而至"者，是属血热者多，其传营内陷，势多迅速。所谓"血室空虚"，是言邪陷血室之因，非是热入血室之果。

对本病的治法，一般是轻者立足于透邪，选方以叶天士所推崇的陶氏小柴胡汤为主，师其法而不执其方；重者则按入营、动血、内陷、动风、瘀阻、腑结等不同，而有清营、凉血、开窍（包括清心、化痰）、息风、破瘀、攻下等不同治法。总之，本病与一般温病的治法，是始异终同。"始异"是指邪热与月经并见的阶段，立法选方虽以透邪为主，但不是运用一般的辛凉、辛温以解表透邪，而是多用和解少阳之法。"终同"是指在传变过程中，其立法选方，与一般温病传变的治法基本相同。

例一 丁女 温邪一候，热逼营分，经事先期，壮热烦扰，无汗气粗，谵妄作恶，舌苔砂黄，尖边干绛，脉小数不应指，两寸不了了。有化燥及厥闭之虑，亟为清营达邪。

295

鲜生地一两　柴胡梢一钱　香白薇四钱　川郁金二钱　青蒿二钱　黑山栀三钱　粉丹皮三钱　佩兰二钱　益元散五钱（包）　炒竹茹一钱五分　鲜藕二两（切）

二诊：昨用清营达邪，神识更迷昧不楚，谵妄喃喃，少腹仍拒按，五心烦扰呕恶，舌质红绛，苔黄根灰，两脉虽数，而久取至数俱不了了。可见瘀滞结于下焦，邪热陷入营分，渐传心包，势将生风，而成痉厥。姑以犀角地黄法挽之。

乌犀角八分（先煎）　香白薇四钱　川郁金二钱　粉丹皮三钱　鲜生地一两（切）　大杏仁三钱　京赤芍二钱　连翘心三钱　炒竹茹一钱五分　鲜藕二两（切）

另：至宝丹一粒，化服。

三诊：昨进犀角地黄汤法，泄其营分之邪热，兼进至宝丹，通其神明，今晨神志就清，语言明了，午后又复神迷，舌本强硬，舌心更干，舌根灰黄如故，惟舌苔前半之黄色已脱，脉之至数渐清，而尺尚欠明了。种种见象，乃营分之邪热尚未达出，渐从热化，而神志为蒙也。当守原方更进。

乌犀角八分　粉丹皮三钱　鲜生地一两　鲜石斛四钱（杵）　云神四钱　生栀子三钱　童木通一钱五分　香白薇四钱　川郁金二钱　连翘心三钱（朱染）　炒竹茹一钱五分　活水芦根二两

四诊：今日大便通行两次，小水亦行，神明又复清了，惟尚乍明乍昧，右脉至数已清，左部反不若昨之明了，舌质更绛，幸舌心干槁已减，营分之邪热尚在初化，虑直犯心包。宜守原方为治。

鲜生地一两　上川连八分　南花粉四钱　生栀子三钱　净连翘三钱　全瓜蒌六钱　乌犀尖八分　玄参心四钱　香白薇四钱　鲜石斛四钱　细木通一钱五分　活水芦根二两

五诊：今日神识仍属或明或昧，谵妄喃喃，傍晚形寒肢冷，旋即微热，迭经数日，舌灰黄前半已退，舌质仍绛赤少津，左脉仍不了了。邪热留伏二阳，传入营分，刻下似欲由二阳而达，否则逆入心包。姑先清营达邪，顺其性而利导之可也。

鲜生地一两（水泡，切）　香白薇四钱（朱染）　云神四钱　瓜蒌皮四钱　黄郁金二钱　香豆豉四钱（水泡，同生地合杵）　黑栀子三钱　粉丹皮三钱　净连翘三钱（朱染）　大杏仁三钱　甜川贝二钱　生竹茹一钱五分　活水芦根二两

六诊：昨进清营达邪、化痰泻热，今日傍晚热退再起，且曾恶寒，幸未几即解，大腑虽略通，但脘下及少腹仍胀满；咳呛有痰，声嘶渐响，神识仍不清，舌复起苔，腻黄且垢。良由邪从少阳外达不果，中上二焦又为痰浊所搏。转以开泄太阴、清化痰热，以冀邪透热解、痰浊下趋。

生石膏八钱　杏仁三钱　桂枝八分　白薇四钱　射干三钱　瓜蒌皮四钱　川贝一钱五分　炒竹茹一钱五分　梨皮四钱　鲜姜衣三分

另：保赤散两服。

七诊：昨于开泄、清化中兼用保赤散两服，药后大便即通燥粪，但少腹更觉拒按；神志较前略清，两脉幸已了了，舌苔黄燥，舌红尖赤，咳嗽多痰，甚则气促如喘，恶寒已罢，身热犹在。可见入营之邪初有外解之机，肺气失降，痰热内踞，腑气仍实。延有虚者愈虚，实者益实之虞。法从脏腑并治，顾阴于未竭之时，以宣白承气汤加味。

生石膏一两　生大黄三钱　杏仁三钱　瓜蒌皮四钱　知母三钱　川贝母三钱　生竹茹二钱　射干三钱　鲜石斛五钱　麦冬三钱　活水芦根二两

八诊：投宣白承气汤加味，药后腑气畅通两次，身热步减，咳痰气促渐少，神志亦渐清，惟少腹犹拒按，两脉数，舌上黄燥之苔已向后退，且略有津润，尖仍红赤。痹阻于上中二焦之痰热初具降化之机，腑踞宿积尚未尽去，津阴耗伤未复。再以原方减其制。

原方生大黄改为制大黄二钱，生石膏改八钱，去射干、竹茹，加海蛤粉四钱、白薇四钱。

九诊：药后腑气又通燥粪一段，少腹拒按渐轻，热已减，痰出色黄，舌上黄浊之苔日化，舌质红绛，津犹未尽复。转用五汁饮为法，以泻热存阴。

梨汁　藕汁　荸荠汁　鲜生地　芦根

先将芦根、生地杵汁，和入前三汁内，再将芦根生渣煎汤，频频与之。

按：温邪一候，症见壮热无汗，烦扰谵妄，舌苔砂黄，尖边干绛，经事先期。此为"热入血室"中热迫营血之证，与《金匮要略》之经水"适断"、"适来"相较，是属更甚一层。因"经事先期"者，实即不期而至，且本病非属伤寒传变，而是温邪传营，故称"热迫营血"。初诊以柴胡、白薇、青蒿、佩兰与鲜生地、鲜藕同用，其意在于"入营犹可透热转气"，故病初立足于透。其与张仲景所称"热入血室"而用小柴胡汤主治者有所不同。盖温邪入营，不从外透，有瞬即内陷之虑。故本例初诊虽用清营达邪之剂，仍未能截其传营入陷心包之变。二诊因乃改投犀角地黄法加服至宝丹，以清热、凉血、开窍。三诊见其神迷、谵妄等象，已转为"乍明乍昧"，因而守原法再进。四、五诊时，除神识仍然半明半昧外，而数日来又迭见形寒肢冷，旋即微热，当即认为邪由"二阳"入

298

营，刻又欲从"二阳"而达，因乃转用黑膏汤（豆豉、鲜生地同杵）加清热化痰之品，清营达邪，以因势利导。六诊所见为欲从外达之邪固未尽透，中上二焦复为痰浊搏结，故立法一是从辛寒（石膏）清化中稍配辛温（桂枝）以领邪外出；一是借用儿科导痰开闭的下法（保赤散组成以巴豆、朱砂为主），以使痰浊下趋，并为进一步下导而消息病机。七诊时，脏腑同病之象已具（咳喘痰多，便通燥粪，少腹拒按），故用宣白承气汤为主（石膏、大黄、杏仁、蒌皮），脏腑合治。由于热盛痰搏，津阴俱伤，故配用津阴两顾之品（知、麦、鲜斛），以使腑踞痰热清除，津阴不为枯竭。药后腑畅通，热步减，痰少神清，故八诊从原方减其制，以清涤余氛。及至邪热日清，津伤待复之际，故九诊改仿五汁饮立法，侧重救阴，以防邪去而阴伤不复。

本例共历九诊，立法三经转折：一是因势利导，透其入营之邪。从初诊就立足于透，继则用黑膏汤以清营达邪，用石膏与桂枝以领邪外出。二是不失时机地应用清热、凉血、开窍之法。此所谓"直须凉血散血"，故两用犀角地黄，一用至宝丹，乃能截其迫血、内陷之径。三是脏腑合治，以清泻肺热，通导腑结。适时应用下法，可起到"釜底抽薪"的作用。总之，根据病情演变，随证使用透、清、下三法，是为本例毕全功的关键。

例二 刘女　热入血室，将及一月，表热虽退，汗虽畅，白痦虽透，大腑虽迭通，而病情仍有进无退；耳聋神迷，入夜谵妄，渴不多饮，少腹痞满拒按，脉滑数无伦，舌苔黄垢满布，邪热为痰浊蒙蔽于窍络，积瘀结滞又交搏于中，欲化燥而不得，势有内陷之虑。

299

生军五钱（后入）　　桃仁泥三钱　　制半夏一钱五分　　江枳实一钱五分　鲜生地一两（切）　　川郁金二钱　　生楂肉四钱（玄明粉三钱化水炒）　　上川朴一钱　　香白薇三钱　　云神四钱　　竹沥一两（冲）　　姜汁三滴（冲）

二诊：昨进桃仁承气汤加竹沥、半夏，开化机窍之痰，得下两次，杂有血质，神识虽渐清，谵妄未已，少腹仍有拒按意，脉之滑数已减，舌苔转黄而松，根端尚腻。可见肠胃余蕴未清，中宫痰浊尚未尽化。当此际也，不宜接下。姑为化痰泻热，以导余积。

鲜生地一两（切）　　法半夏二钱　　江枳实一钱五分（炒）　　川贝母二钱　　全瓜蒌六钱　　云神四钱　　生楂肉三钱（玄明粉三钱化水炒）　粉丹皮二钱　　香白薇三钱　　川郁金二钱　　竹沥一两（冲）　　姜汁两滴（冲）

三诊：先进桃仁承气汤，加入开化痰浊之品，得下污秽两次，杂有血质，脐上痞硬已退，脐下仍胀满拒按，幸烦扰谵妄就解，神志就清，耳听亦较聪，惟右脉复数，舌苔灰黄。下焦瘀浊甫去其半，中焦邪热为痰纠结也。当再荡涤其余蕴。

生军四钱（后入）　　姜川连五钱　　全瓜蒌六钱　　法半夏二钱江枳实二钱（炒）　　川郁金二钱　　生楂肉三钱（玄明粉三钱化水炒）大杏仁三钱　　粉丹皮二钱　　赤苓四钱　　炒竹茹一钱五分　　藕二两（切片）

四诊：昨又复予攻下，得下两次，色赤质腻，仍不多，胸腹虽已平软，而少腹仍痞满，舌苔更形腐浊且厚，间有谵语，耳听幸渐聪，脉之数象亦折，不时自汗。可见病久正伤，而下焦之积蕴，方腐化未泄，将来最防虚不可补，实不可攻之害。趁此时机，仍以承气下夺为要务。

生军五钱（后入）　　姜半夏一钱五分　　上川朴一钱　　赤苓四钱
炒枳实三钱　大杏仁三钱　炒楂肉四钱　小青皮一钱　全瓜蒌六钱
玄明粉四钱（再后入）

五诊：昨又接进大承气汤加味，虽又得利五次，溏结交
杂，顾仍不多，脐下及少腹仍胀满，按之痛，惟耳听渐聪，谵
妄已少，自汗已止，舌苔复腻，左脉尚数。中焦痰浊、下焦瘀
滞，俱有化机。当为清通导化，仿古人隔二隔三法可也。

生军五钱　全瓜蒌六钱　炒枳实一钱五分　云苓三钱　炒楂肉
四钱　制半夏一钱五分　小青皮一钱　大杏仁三钱　正滑石五钱
炒竹茹一钱五分　大荸荠四个　陈海蜇一两（洗淡）

六诊：昨为清通导化，仿承气小其剂，得下两次，秽浊倍
多于前次，且杂血块一枚，少腹痞硬及拒按俱退，谵妄亦更
少，耳听亦渐聪，独脘膺尚仄闷、按之痛，不思纳谷，切脉右
关尚数，下焦瘀浊虽去，中焦痰浊未清，胃气未和之候。当缓
其攻，先为宣中化浊，启发胃气。

全瓜蒌六钱（姜汁炒）　　法半夏一钱五分　　川郁金二钱　旋覆花
一钱五分（包）　　江枳实一钱五分（炒）　　云苓三钱　炒楂肉四钱　小
青皮一钱　炒谷芽四钱　大荸荠四个（杵）　　陈海蜇一两（洗淡）
炒竹茹一钱五分

七诊：从进桃仁承气汤，得下污秽血块后，少腹痞满拒按
已退，耳听已聪，谵妄已止，惟脘膺之下尚痞板，腿足痛，胃
纳未增，舌苔灰黄而浮腐不实，舌前转白，左脉尚数。足见下
焦瘀浊已去，中焦痰浊未清，胃不得和耳。当化浊宣中。

鲜薤白四钱　全瓜蒌六钱　旋覆花一钱五分（包）　　川郁金二
钱　云苓三钱　新会皮一钱　法半夏一钱五分　炒枳实一钱五分　大
杏仁三钱　炒谷芽四钱　炒竹茹一钱五分　大荸荠四个（杵）　　陈

海蜇一两（洗淡）

八诊：经化浊宣中，阳明腑实及痰热内蒙之象俱退，独脘膺未舒，舌苔腐浊未脱。守昨意接进。

原方去谷芽，加甜川贝一钱五分。

九诊：胃纳稍增，臀部赤肿作痛，舌苔仍腐白垢厚。中焦瘀滞尚未廓然。原方更增和血通络。

原方去川贝、竹茹、郁金，加赤芍二钱、大贝三钱、橘络一钱、丹皮一钱五分。

十诊：热入血室月余，诸多枝节已解，独脘中仍痞满，拒按作痛，胃纳未开，舌苔灰黄，厚腻满布，下体痛，不能转动，脉之滑大已安。可见血分之邪热已有下夺而去，惟中焦之痰滞牢结未化，胃气不得和降耳。再以苦辛通降为事。

上川朴一钱　上川连五分　全瓜蒌六钱　大杏仁三钱　薄橘红一钱　云苓三钱　炒枳实二钱　姜半夏一钱五分　炒谷芽四钱　炒竹茹一钱五分　脾约麻仁丸八钱（布包杵入煎）

十一诊：舌上灰白苔大化，后半仍垢浊不宣，大腑欲通未遂，杳不思食。守昨方进步。

原方去川连、谷芽，加莱菔子三钱、川郁金二钱。

十二诊：今日复行干粪两节，通而不畅，仍有坠胀欲便之状，痰咯颇多，仍未思食，脉沉分复数，舌苔仍灰白，腐垢满布。余蕴似尚不少，仍以宣中导下为事。

莱菔子三钱（炒）　上川朴一钱　炒枳实一钱五分　全瓜蒌六钱　鲜薤白四钱　炒谷芽四钱　薄橘红一钱　海南子三钱　姜半夏二钱　大杏仁三钱　云苓三钱　荸荠汁一两（澄粉冲）　姜汁三滴（冲）

另：更衣丸二两，开水送吞。

十三诊：黎明大腑又复行两次，纯属燥粪，且不少，脘中胀满拒按俱退，渐知索食知饥矣；舌苔前半亦渐脱，后端尚灰腻，脉之数象大平。据此见象，中宫痰浊尚未尽去，不过不宜再行攻下。当和中化浊，保其胃气，将来能自由腑通最妙。

旋覆花一钱五分（包）　法半夏一钱五分　新会皮一钱　炒枳实二钱　冬瓜仁四钱　全瓜蒌六钱　川贝母一钱五分　炒谷芽四钱　云苓三钱　大杏仁三钱　荸荠四个（杵）　陈海蜇八钱（洗淡）

十四诊：大腑迭通之后，胃纳增而复减，痰多涎沫，口舌觉燥，而又不渴，舌苔后端仍灰垢高突，脉之数象已平，惟滑如故。可见阳明痰浊仍未尽去，胃气不和。当再化浊宣中，以和中胃。

鲜薤白四钱　全瓜蒌六钱　莱菔子三钱（炒）　姜半夏一钱五分　大杏仁三钱　云苓三钱　省头草二钱　新会皮一钱　藿香一钱五分　炒谷芽四钱　炒枳实二钱　佛手八分

十五诊：药后又复吐痰，午后能知饥索食，舌苔前半腐白而薄，后端灰腻高突。中焦痰浊余湿初化，原方更入辛通之属。

原方去全瓜蒌、鲜薤白、杏仁、佛手，加厚朴花一钱、保和丸六钱（包）、姜一片。

十六诊：改进辛温开化，脘畅神清，得吐痰浊不少，舌苔灰浊腐白。原方出入。

上川朴八分　姜半夏一钱五分　焦谷芽四钱　新会皮一钱　省头草二钱　莱菔子三钱（炒）　白蔻五分（炒）　云苓三钱　炒苡仁五钱　炒枳实二钱　佛手七分

十七诊：痰吐颇多，舌苔灰白垢腻日薄，肠腑积蕴化而未尽。宗昨法增通腑之品。

303

上川朴—钱　陈橘皮—钱　大杏仁三钱　姜半夏—钱五分　炒枳实二钱　全瓜蒌五钱　干薤白四钱　云苓三钱　泽泻二钱　炒谷芽四钱　脾约麻仁丸五钱（杵，包入煎）

十八诊：舌之前半白苔已化，后端尚灰黄，腑未复通，时时欲便。再以润通为主。

油当归二钱　全瓜蒌六钱　泽泻二钱　姜半夏—钱五分　炒枳实—钱五分　炒谷芽四钱　京赤芍二钱　大麻仁四钱　粉丹皮—钱五分　云苓三钱　炒竹茹—钱五分　更衣丸三钱（另吞）

十九诊：经治来，各恙俱退，腑气迭通，舌苔灰黄已化，后端之灰垢亦步化，独胃尚未复，间或烦满呕恶，下部肿处略可重按，脉尚数。胃中痰浊未尽，运行未力也。

旋覆花—钱五分（包）　云苓三钱　法半夏—钱五分　炒苡仁五钱　陈橘皮—钱　陈橘络八分　京赤芍二钱　泽泻二钱　怀牛膝二钱　大贝母三钱　炒谷芽四钱　姜竹茹—钱五分

按：本例病起于热入血室，就诊时已期历一月，虽经畅汗热解、痦透、腑通，但耳聋神迷，入夜谵妄，少腹痞满拒按，脉滑数无伦，舌苔黄垢满布仍在，显是痰蒙窍络，瘀滞互结中下二焦，故首用桃仁承气汤以破血下瘀，配半夏、竹沥化机窍之痰，配生地、白薇以清血热。自二至五诊，由于中焦痰浊、下焦瘀滞留蓄而成腑实证候，故迭经选用轻重不同的下夺方法，以使腑踞之宿垢逐步排泄。当下焦瘀浊方去，中焦痰浊未清，胃气未和之际，故六诊转以缓其下夺，采取宣中化浊、启发胃气为法。无奈中焦郁阻痰浊一经形成，势难骤化，故从七至九诊，几用瓜蒌薤白与雪羹为主，以荡涤胸中痰热垢浊，使能循次下降，自然趋化。十至十一诊，以其脘中痰滞虽具趋化之机，惜仍有便通不果之象，因而再以苦辛通降（连、朴、麻仁丸）为主，这也是因势利导之法。十二诊时，虽曾腑通燥粪两节，但有不爽、欲便之感，故从原方增投更衣丸二两，继续缓下，以清余氛。十三至十六诊，因其再度缓下之后，腑浊初清，中焦湿浊弥漫，欲使胃气复苏已为当务之急，故立法改为芳香化浊、调中和胃。十七至十八诊，是继芳香化湿之后，肠腑积蕴尚有残留，故从原方复加润通之品，以搜剔肠角宿垢，直至腑气迭通，而改用和胃调中以善其后。

本例共历十九诊，起病虽为热入血室，但从经治过程分析，是属湿温反复的病证。其治疗立法，始终着眼于化痰降浊、荡涤通导。在辨证上主要依据是腻苔不化，脉来不虚。立法上采取通导与化浊交替使用，必要时乃两法并投，不因其病程一月而顾虚碍实。设非辨证准确，立法灵活，焉能化险为夷！

例三 江女 热入血室，未提血分之邪，遽尔下夺，得下三次，邪热略泄，而少腹仍拒按有形，胸膺之上仄闷，呕恶，清涎上泛，今又先寒后热，未几即从汗退，疹瘖杂出，而又不透，脉沉细右滑，舌根白灰。伏邪仍留血分，暑湿又结阳明，痰气相搏，营卫失和也。先当宣中达邪。

柴胡八分 大杏仁三钱 川桂枝五分 焦山楂四钱 姜半夏一钱五分 省头草三钱 川郁金二钱 粉丹皮二钱 京赤芍二钱 旋覆花一钱五分（包） 姜竹茹一钱五分 青荷叶一角

二诊：昨为宣中达邪，汗出颇多，寒热随退，胸膺仄仄已展，入夜又觉烧热，肢末尚欠和，皮外并不热，呕恶，清涎上泛，脉沉细小滑，舌苔转为腐白满布，口秽作甜。一派伏邪为痰湿所困之象，非温化辛宣不可。

上川朴一钱　新会皮一钱　焦茅术一钱五分　旋覆花一钱五分（包）　姜半夏一钱五分　白蔻五分（杵）　佩兰三钱　云苓三钱　川郁金二钱　姜竹茹一钱五分　九节菖蒲八分　佛手八分　生姜两片

三诊：迭进温化辛通，夜分烧热及口秽作甜俱退，舌苔腐垢满布亦化，根端尚黄板一块，胸膺时觉闷逆，或复作呃，脉沉细渐滑。胃中湿浊日清，痰气尚或搏结也。守原意减制主之。

焦茅术一钱五分　白蔻五分（杵）　大白芍二钱（沉香二分拌炒）　省头草三钱　旋覆花一钱五分（包）　新会皮一钱　姜半夏一钱五分　云神三钱　川郁金二钱　姜竹茹一钱五分　生姜两片　佛手八分

四诊：夜分烧热及胸膺板仄俱退，口秽亦去，而甜味未折，今晚又忽嘈杂，咯红一口，舌苔前半虽宣，根端尚垢，脉沉细无力。胃气日伤，痰湿又未尽去，气运未和之象。转拟化浊调中。

旋覆花一钱五分（包）　郁金炭二钱　瓜蒌皮四钱　煅瓦楞八钱　云神四钱　生谷芽四钱　大白芍二钱　陈橘皮一钱　法半夏一钱五分　新绛五分　佛手五分

按：本例热入血室之邪，不仅失透失宣，且因误下而致暑湿痰气搏结中焦，营卫失于和调，故中见胸闷、呕恶，下见少腹拒按，外见疹痦杂出，舌根见灰白等。立法首用宣中达邪，以使里宣外泄。俟因寒热随汗解之后，痰湿困阻之象毕陈，故口秽作甜，舌苔腐白，外不热而内觉烧，因此二诊侧重芳香温化，以图湿化浊清，变中焦为清旷之区。三诊时，湿困诸症已渐减退，舌上腐垢之苔亦化，故原法减制续进。四诊是以化浊调中为主，以使气调胃复。

306

例四 李女 时邪热入血分，经事来而不多，疹又不透，或热或退，脘痞拒按，咳不爽，痰极多，神迷谵妄，舌质红绛，脉小数，指搐，耳听不聪。有内陷生风之害。

香白薇四钱 鲜石斛四钱（杵） 薄荷一钱 黑山栀三钱 川郁金二钱 瓜蒌皮四钱 大杏仁三钱 香豆豉四钱 连翘三钱 枳实一钱五分 荷叶一角

另：神犀丹一锭，分两次服。

二诊：进神犀丹，烦躁虽减，热仍未清，神迷谵妄，疹子渐回，脘腹痞硬拒按，舌不起苔，肢搐耳聋，小水自遗，大便秘结，脉滑数。里蕴未化，渐将内陷生风，殊为险要。姑再双解。

柴胡梢一线 黑山栀二钱 法半夏一钱五分 川郁金二钱 香白薇四钱 竹茹一钱五分 炒枳实一钱五分 连翘三钱 大杏仁三钱 瓜蒌皮四钱 石菖蒲八分 凉膈散五钱（包）

三诊：今日疹复透，惟色紫不鲜，表热复解，神安能卧，谵妄亦止，顾腹满拒按，大腑未通，舌白渐布，且有津润，脉滑数。邪滞层层搏结，仍在险途。

上川朴八分 法半夏一钱五分 炒枳实二钱 大杏仁三钱 香白薇四钱 川郁金三钱 全瓜蒌五钱 云神四钱 炒竹茹一钱五分 石菖蒲八分 凉膈散五钱（包）

四诊：热入血室，经下夺后，神清烦止，舌质起津，右脉亦起；惟表热仍未楚，血分之热未清。尚虑再生波折。

鲜生地八钱（切） 鲜石斛四钱（杵） 川郁金三钱 黑山栀三钱 南花粉四钱 粉丹皮二钱 赤芍二钱 白薇四钱 大麦冬二钱 肥知母二钱 芦根一两

五诊：热入血室经治来，腑通神清，舌前红绛亦减，后半

307

复黑，午后烧热，未得汗而解，少腹下后仍痞，脉右寸部不楚。血分余邪尚重，不宜屡增枝节。

　　鲜生地一两　焦山楂四钱　黑山栀三钱　川郁金二钱　青蒿二钱　粉丹皮三钱　大杏仁三钱　香白薇四钱　南花粉四钱　瓜蒌皮四钱　炒竹茹一钱五分　芦根一两

　　按：时邪热入血分，症见经来量少，身热起伏，脘痞拒按，咳痰极多，神迷谵妄，肢搐耳聋，舌质红绛等，皆为势将内陷生风之象，故首方用辛凉甘寒合法（薄荷、豆豉、鲜石斛），存阴解表，兼用神犀丹，以清营达邪。但在药后邪热不从外解（疹渐回，热未清），反从里结（脘腹拒按，便结溲遗），由热盛而致内风翕翕（谵妄，肢搐）。此时，若只透表不攻里，或是只攻不透，都不能两顾表里，惟有表里双解（柴胡、白薇、凉膈散），以使邪热从外透里泄，于是内风随邪热透泄而平息。三诊所见，是大腑未通，苔又白布，可见邪滞层层搏结，故改加枳、朴、蒌、夏合凉膈散，一宣中，一下导，以之化浊涤垢，两清余氛。四、五诊为血分余热未清，故侧重存阴清热，竣其全功。

　　上列四例，俱为热入血室之证，但在演变过程中，其辨证施治却各有不同。例一丁女，初为热迫营血，瞬即势将从营内陷，故二用犀角地黄，一用至宝丹，以清热、凉血、开窍为主。本病错综复杂阶段是为入营之邪外达未尽，而中上二焦痰热搏结又盛，以致表里、肺胃同病，故在治疗上由因势利导引邪外出，转而运用清肺、通腑，终以"釜底抽薪"而去病。例二刘女，是病起热入血室，病历一月后才就诊于先祖。当时表现为痰蒙窍络，瘀滞互结中下二焦，故首用破血下瘀（桃仁承气）与化痰浊、清血热并用；继因本例是痰湿垢浊，层层搏结于中下二焦，故迭经化痰降浊、荡涤通导，交错反复使用，直至宿垢尽除，气调胃复而臻康复。例三江女，是当热入血室之际，前医治疗欠当，既失表失宣，更且误下，以致暑湿痰气搏结中焦，营卫失于和调，故首方侧重宣中达邪，继因热随汗解之后，痰湿困阻中焦之象显著，故始终着眼于芳香化湿，理气和胃，直至湿化胃复而愈。例四李女，为热入血室中的邪不从表透而反成里结，且有内陷生风之症，故首用存阴解表、清营达邪（神犀丹）为法，继因表里俱急，由热盛而风生，故改用表里双解，以使邪从外透里泄，从而热挫风平。及其风涛初定，而邪热与湿滞层层搏结膈上，不从下趋，故改用宣中、下导，以化浊、涤垢，两清余氛。

月经不调

例一 姚女 月事先期，甚则一月两至，且延绵时日，赤白带淋漓，腰痛，少腹胀，加以久咳，痰难出，入夜内热，脉弦滑而数，舌苔苍黄。血虚肝旺，湿热乘入血分，冲带不调。先当清肝保肺，凉血化湿。

大生地五钱（炙） 煅牡蛎八钱（先煎） 乌贼骨四钱（炙）大白芍二钱 白归身二钱 北沙参三钱 清阿胶二钱（蒲黄五分拌炒珠） 白蒺藜四钱 丹皮一钱五分（炒黑） 冬桑叶一钱五分 炒苡仁五钱 莲房二钱（炙）

另：乌鸡白凤丸四粒，每以一粒去壳陈酒化，开水过口。

例二 袁女 女性以肝为先天，肝藏血，肝旺则气火内灼，藏守无权，血不安乡，于是月事先期，延绵时日不净，少腹或胀痛，血色不正，或内热，或肢冷，口渴，舌红，胃呆便结。一派热象，最忌增咳。先当柔肝调经，而安血络。

当归二钱 紫丹参一钱五分 川郁金二钱 佩兰一钱五分 云苓三钱 炙甘草五分 大白芍二钱（桂枝三分拌炒） 大生地四钱（炙松） 金香附一钱五分（醋炒） 炒谷芽四钱 金橘皮四个 红枣三个

另：八味逍遥丸二两、四物丸一两，和匀，每服三钱，开水下。

例三　刘女　湿热窜入血分，血不归经，屡次便血，间或脱肛，月事先期且多，胸胁气痛，或咽痒，呛咳多痰，两足若痿软，则不能安卧，心中筑筑，午后腹胀，舌苔不时黄腻满布，左脉浮弦，右手沉数。血热肝旺，藏守无权，暴崩可虑。先当清肝肃肺，以安血络。

大生地五钱（炙炭）　当归二钱（土炒）　阿胶二钱（蒲黄八分炒）　怀牛膝一钱五分　云苓神各三钱　南沙参四钱　川贝母一钱五分　炒苡仁五钱　大白芍二钱　地榆炭四钱　橘红八分（盐水炒）冬瓜子四钱　藕二两（切）

例四　李女　冲为血海，任主胞胎，二脉隶乎肝肾。阴亏血少，虚而生热，肝火易升，土受木制，阳明不和，以致胸膺不舒，巅顶掣痛，肝热则血无归，冲任之气亦复不摄，经事先期，色紫，平素谷食不旺。夫胃为五脏六腑之海，经脉之大源，一身气血皆赖乎此。血为心之主，心荣大亏，少寐易惊，经谓诸痛发心脾二经者是也。拟从心脾二经立法调治。

白归身二钱　生白术二钱（芝麻拌炒）　怀山药三钱（炒）　川断肉四钱　柏子仁四钱　合欢皮四钱　煅龙齿五钱（先煎）　大白芍二钱　佩兰一钱五分　陈橘皮一钱　红枣三个

常服方：培养心脾，以调冲任。

潞党参三钱　炒於术一钱五分　潼沙苑四钱（盐水炒）　白归身二钱　炒枣仁四钱　柏子仁四钱　川杜仲三钱　川续断三钱　云神三钱　紫石英三钱（煅）　红枣三个

例五　姜女　经期落后已久，甚则二三月一行，出阁之后，更八阅月不行，腹中既不胀痛，又无痞硬，饮食如恒，形体日丰，脉弦滑，舌苔白腻。一派痰阻气运，冲脉不行之象。于生育最有关系。亟为化痰理气、和血调经。

当归二钱　大丹参二钱　生香附一钱五分　法半夏一钱五分　乌贼骨四钱（炙）　块苓四钱　大白芍二钱　延胡索一钱五分　怀牛膝一钱五分　橘皮络各一钱　川郁金二钱　降香片八分

例六　舒女　屡惯半产，冲带两伤，血不荣肝，气火交迫，经事愆期，少腹筋梗作痛，牵及乳部，不时内热，食少脘仄，带下淋漓，头眩腰酸，脉弦细小数，舌红苔黄。虚而生热，当养血和肝，以调冲带。

当归二钱　大丹参一钱五分　乌贼骨四钱（炙）　大白芍二钱　白蒺藜四钱　大川芎八分　大生地五钱　云神四钱　粉丹皮二钱　茺蔚子四钱　川楝子一钱五分　金橘皮三个　红枣三个

例七　吴女　月事后期已久，刻下已年余不行，腹胀作痛，惟腰俞酸楚，五年不育，脉滑舌白。痰浊久羁下焦，冲任不调也，非血虚经闭可比。

当归二钱　大白芍二钱（吴萸五分拌炒）　金香附一钱五分（醋炒）　五灵脂三钱（醋炒）　青陈皮各一钱　川断肉四钱　云苓三钱　法半夏一钱五分　藏红花五分　延胡索一钱五分（酒炒）　川楝子一钱五分（醋炒）　佛手花八分

另：四制香附丸二两、二陈丸一两，和匀，每服三钱，开水下。

例八　顾女　迭经小产五次，冲带二脉暗伤，任脉复损，少腹筋梗作痛，月事后期，色淡如水，内热轧牙，脉弦细而数，舌红无苔。血愈少而肝木愈旺，先当养荣清肝，再调八脉。

白归身二钱　大丹参一钱五分　川杜仲四钱　女贞子四钱　大生地五钱（藏红花五分合炒）　旱莲草四钱　大白芍二钱（吴萸三分拌炒）　细青皮一钱（醋炒）　川楝子一钱五分（醋炒）　炙甘草八分　桑寄生

312

三钱　红枣三个

另：益母八珍丸三两，每服三钱，开水下。

例九　张女　气血凝滞，肝胃不和，气逆善噫，月事不调，或先或后，少腹痛，或作胀，白带多，头眩肢困，脉弦细，舌红。得于小产后，冲带二脉已伤，先当和里。

当归二钱　大丹参二钱　大白芍二钱（吴萸五分拌炒）　金香附一钱五分（醋炒）　白蒺藜四钱　大川芎八分　云神四钱　茺蔚子三钱　大生地五钱（红花四分炒）　乌贼骨四钱（炙）　佛手花八分　红枣三个

例十　孙女　荣卫不调，积湿化水，水与气搏，腹部膨胀，不时水声辘辘，搅扰不安，月事或先或后，切脉沉弦而滑，舌苔腐而黄。业经一年，难收速效，调畅为先。

当归二钱　大丹参一钱五分　旋覆花一钱五分（包）　白蒺藜四钱　大白芍二钱　沉香曲一钱五分　泽泻一钱五分　云苓三钱　台乌药一钱　大腹皮四钱　降香片八分　香橼皮一钱五分

另：沉香顺气丸二两，每服二钱，开水下。

例十一　卜女　漏红三月，或带黄水，脘闷作恶，面黄厌食，日晡潮热，口渴，舌苔糙黄满布，脉沉细无力。血虚湿热乘之，血不安位，肝脾失调，冲任无约束也。

大生地五钱（炙炭）　乌贼骨三钱　炮姜炭五分　乌梅炭一钱　旱莲草三钱　大白芍二钱　香附炭一钱五分（醋炒）　煅牡蛎五钱（先煎）　当归二钱　阿胶珠二钱（蒲黄五分拌炒）　莲房二钱（炙）

另：乌贼骨丸一两，每服二钱，开水下。

二诊：今日潮热未来，脘次尚不畅，腻痰上泛则作呕，加之漏红三月，或带黄水，今又化为赤白带，淋漓且多，脉仍沉细无力，重取小数，舌苔仍糙黄满布。阴血久亏，湿热乘虚袭

313

入血分所致，未宜滋补，清养分渗为先。

当归二钱　香白薇三钱　地骨皮三钱　大白芍二钱（桂枝三分拌炒）　银柴胡一钱　炙鳖甲八钱（先煎）　粉丹皮一钱五分　青蒿一钱五分　炙甘草七分　云苓三钱　青荷叶一角　炒竹茹一钱五分

三诊：日来潮热已清，赤白带淋漓亦少，惟又复漏红，或带黄水，脘仄不畅，黏痰上泛则作恶，胃纳不甘，切脉沉细少力，舌苔满布已宣。血分之湿热初清，肝胃未和，阴土日伤之候。刻当和胃清肝，以涤余热。

南沙参三钱　川石斛三钱　地骨皮四钱　粉丹皮二钱　乌贼骨四钱（炙）　香白薇四钱　当归二钱　大白芍二钱　焦谷芽四钱　陈橘白一钱　云苓三钱　金橘皮四个

四诊：经治来，潮热大清，赤白带及漏红亦已，惟黄水尚多，脘仄胃呆，黏痰上泛则作恶，脉沉细而滑，舌苔已化，舌心尚腻。阴分之热虽清，冲带湿浊未净，肝胃未和也。

潞党参三钱　当归二钱　乌贼骨四钱（炙）　大白芍二钱　焦白术三钱　粉丹皮一钱五分　川石斛三钱　陈橘白一钱　云苓三钱　焦谷芽四钱　干荷叶一角　红枣三个

例十二　张女　年甫十三，月事初行，血块磊磊，入夜尤甚，月余不已，脉弦数鼓指，舌苔腐白。冲海积热不清，不宜久延。

当归二钱　大丹参一钱五分　大生地五钱（炙炭）　京赤芍一钱五分　蒲黄炭一钱五分　香附炭一钱五分　阿胶珠二钱　粉丹皮一钱五分　荆芥炭一钱　炙甘草八分　旱莲草三钱　血余炭一钱五分　红枣三个

二诊：月事淋漓已止，腹中尚或作痛，舌白口干。年甫十三，患此症者亦仅见。当再和荣调经，以善其后。

大生地五钱（炙炭）　　当归二钱　川郁金二钱　大丹参一钱五分（炒）　　金香附一钱五分（炙炭）　　白蒺藜四钱　炒丹皮一钱五分　炙甘草五分　荆芥炭一钱　大白芍二钱　莲房三钱（炙）　　红枣三个

另：四物丸三两，每服三钱，开水下。

痛　经

　　例一　任女　结婚六载，未兆梦兰，经前腹痛，腹右及腰部酸楚抽掣，月事先期，淡而且少，脘仄胃呆，内热如蒸，心烦口渴，脉弦数，右关尺兼涩，舌红中黄。气瘀凝滞，荣卫失和，冲任不调所致。速效难求。

　　当归二钱　丹参一钱五分　五灵脂三钱（醋炒）　炮姜八分　大生地五钱（红花五分拌炒）　川楝子一钱五分（醋炒）　金香附一钱五分（醋炒）　怀牛膝一钱五分（酒炒）　大白芍二钱（吴萸五分拌炒）　延胡索一钱五分　云苓三钱　陈艾绒八分　红枣三个

　　例二　姜女　月事先期，色黑且少，腹痛作胀，状如怀子，入夜痛甚，两足为之屈曲不伸，胃呆作恶，便结不通，脉弦细而数，舌红中黄。热结血分，肝胃失和也。

　　当归二钱　大白芍二钱（吴萸五分拌炒）　宣木瓜一钱五分　刺蒺藜四钱　五灵脂二钱（醋炒）　大丹参一钱五分　川楝子一钱五分（醋炒）　延胡索一钱五分　金香附一钱五分（醋炒）　细青皮一钱　五香丸三钱（开水另服）

　　二诊：药后便结已通，少腹痛亦减，惟痛时两足尚屈曲不伸，胃呆作恶，月事先期，色黑且少，脉弦细，舌红中黄。热结血分，肝气横逆而来，当守原意更进。

　　当归二钱　炙乌梅一钱五分　延胡索一钱五分　金香附一钱五分

316

（醋炒）　怀牛膝一钱五分　大白芍二钱（吴萸五分拌炒）　川楝子一钱五分（醋炒）　白蒺藜四钱　五灵脂二钱（醋炒）　宣木瓜一钱五分　细青皮一钱（醋炒）　五香丸二钱（开水另下）

例三　虞女　经事不调已久，或三月一来，或五月一至，腹胀作痛，少腹尤甚，不时头痛，易于呛咳，脉弦细，舌红无苔。此血虚生热，荣卫不和，加以肝失条达，气火易于升腾，故其十年不育者，即坐斯弊也。

当归二钱　大丹参一钱五分　乌贼骨四钱（炙）　大白芍二钱（吴萸三分拌炒）　南沙参四钱　粉丹皮一钱五分　云神四钱　白蒺藜四钱　佩泽兰各二钱　冬瓜子四钱　金橘皮三个　藕二两（切片）

例四　费女　屡惯小产，每值三月而堕，腹痛，经行时尤甚，寒热干呕，头目眩痛，两足酸楚，脉弦细，舌苔白滑。冲带二脉已伤，荣卫失和，肝气横梗而来。势无速效。

当归二钱　大丹参二钱　大白芍二钱（吴萸五分拌炒）　金香附一钱五分　大川芎八分　佩兰二钱　炮姜八分　炙甘草八分　白蒺藜四钱　川楝子一钱五分（醋炒）　延胡索一钱五分　佛手八分　生姜一片

经行时腹痛甚，原方加五灵脂二钱，若有寒热，加柴胡八分。

另：八味逍遥丸、四制香附丸各二两，和匀，每服三钱，开水下。

例五　谈女　室女经来，必寒热交作，少腹胀痛，平昔易于吐食，或带血丝，头眩，胃呆，脉弦细左数，舌红无苔。血热气滞，肝胃不和而来，法当调畅。

当归二钱　大丹参一钱五分　醋炒柴胡一钱　川楝子一钱五分（醋炒）　金香附一钱五分　粉丹皮一钱五分　大生地五钱（炙）

痛

经

317

炙甘草八分　乌梅炭一钱　大白芍二钱　白蒺藜四钱　藕二两　红枣三个

例六　张女　经来腹痛，少腹胀，血块磊磊，寒热呕吐，脉沉涩，舌苔浮黄。血瘀气滞、肝胃失和之候。

当归二钱　五灵脂二钱（醋炒）　金香附一钱五分　白蒺藜四钱　大白芍二钱（吴萸五分拌炒）　大丹参二钱　延胡索一钱五分　柴胡八分（醋炒）　川郁金二钱　川楝子一钱五分（醋炒）　炮姜八分　陈艾绒八分　红枣三个

闭 经

例一 李女 经居五年，不时腹痛，心悬，内热，脘仄，头眩，不时恶寒，脉弦细，舌光。血虚气滞，营卫不和。先以调畅为事，非血瘀经闭者比也。

当归二钱 大丹参一钱五分 大生地五钱（红花五分拌炒） 金香附一钱五分 大白芍二钱 白蒺藜四钱 大川芎八分 云神四钱 女贞子三钱 粉丹皮一钱五分 金橘皮三个 红枣三个

例二 焦女 经居六年，每值春秋两季，前阴必肿痛，不得移动，自溃流血及黑污而后退，内热脘痞，舌质光绛，脉弦滑。肝阳夹湿热下注冲海而来，此症诚少见之候。拟龙胆泻肝法。

龙胆草二钱 细木通一钱五分 怀牛膝一钱五分 当归二钱 柴胡梢八分 泽泻一钱五分 川楝子一钱五分 生甘草八分 粉丹皮一钱五分 中生地五钱 赤苓四钱 藕二两

二诊：进龙胆泻肝汤，前阴肿痛及流脓血虽减，而发时反勤，二便不利。据述经居六年，每年必发数次。结瘀积湿，久结下焦，冲脉不通，假此而泄也。症属仅见。

生军五钱（后入） 中生地六钱 当归二钱 怀牛膝一钱五分 桃仁二钱（杵） 黑山栀二钱 延胡索一钱五分 赤芍二钱 川楝子一钱五分 赤苓四钱 粉丹皮一钱五分

319

例三 王女 经居年半，腹大有形，状如怀子，不时攻痛，溲后沥浊，咽梗呕吐，头昏眩晕，脉滑，舌苔腐腻。湿痰气瘀，互结不化之候。速效难求。

当归二钱 金香附二钱 青陈皮各一钱 延胡索二钱 大白芍二钱（吴萸三分拌炒） 大丹参二钱 乌贼骨四钱（炙） 云苓三钱 川郁金二钱 炮姜八分 陈艾绒八分 佛手八分

改方：加白蒺藜四钱。

另：菩提丸二十粒，每服五粒，开水下。

二诊：药后下利痰浊颇多，经居年半遂通，腹大如怀子已十去其六，溲后沥浊亦少，惟腹痛不已，咽梗或呕吐，脉弦滑，舌苔腐腻。气瘀初化，肝胃未和之候。

当归二钱 大丹参二钱 青陈皮各一钱 金香附二钱 白蒺藜四钱 黑山栀二钱 姜半夏一钱五分 乌贼骨四钱（炙） 大白芍二钱（吴萸五分拌炒） 云神四钱 冬瓜子四钱 佛手八分

另：二陈丸、四物丸各二两，和匀，每服三钱，开水下。

例四 李女 始而停经六月，即猝然崩血甚多，既止后，又年余不行，腹大有形，状如怀子，按之痞硬，脉沉数，舌苔黄腻满布。湿热窜入血分可知，非血枯经闭可比。

当归二钱 大丹参二钱 川郁金二钱 中生地五钱（红花五分合炒） 炒茅术一钱五分 小青皮一钱 赤苓四钱 大白芍二钱 桃仁泥二钱 马鞭草一钱五分

另：菩提丸二十四粒，每服六粒，开水下。

例五 黄女 经居年余，并无腹痛结痞等患，惟食少或作胀，右腿麻痹，足底火燎，痰多难出，或眩晕，夜分多梦，脉沉滑，舌苔腐腻。此痰热阻络，荣卫无以流行，际此秋令，不宜增咳。

320

当归二钱　大丹参二钱　大白芍二钱　粉丹皮二钱　云神四钱　净橘络八分　怀牛膝一钱五分　芫蔚子三钱　藏红花五分　刺蒺藜四钱　月季花七朵　红枣三个

例六 顾女　去冬丧失所天，怨哀郁结，气血凝滞不行，经居半载有余，右少腹结痞，日以益大，按之痛，甚则攻窜呕吐，寒热头痛，脉弦细，舌黄。气郁化火，柔调为先。

当归二钱　大白芍二钱　左金丸八分　川郁金二钱　金香附一钱五分　大丹参二钱　川楝子二钱（醋炒）　延胡索一钱五分　小青皮一钱（醋炒）　旋覆花一钱五分（包）　刺蒺藜四钱　佛手花八分

另：八味逍遥丸二两、四制香附丸一两，和匀。每服三钱，开水下。

例七 周女　年已三十有三，水源一经未通，而每月必腹痛，腹左痞硬，食少作恶，或吐痰水，脉弦细，舌白。荣卫不调，斯为得天地之偏者，收效不易。

当归二钱　大丹参二钱　炮姜五分　上肉桂五分　大白芍二钱（吴萸五分拌炒）　金香附一钱五分　醋炒青皮一钱　姜半夏一钱五分　旋覆花一钱五分（包）　刺蒺藜四钱　佛手八分　红枣三个

另：四制香附丸三两，每服三钱，开水下。

二诊：年已三十有三，地道一经未通，而每月必腹痛者数年，少腹痞硬，脘闷作恶，口碎，舌白转黄，脉弦数。冲带不通，斯得天地之偏者。刻下当疏肝和胃，以调荣卫。

左金丸八分　大白芍二钱　当归二钱　大丹参二钱　白蒺藜四钱　细青皮一钱　五灵脂三钱（醋炒）　川楝子一钱五分（醋炒）　云苓三钱　延胡索一钱五分　月季花四朵

闭经

321

倒　经

　　例一　朱女　倒经数年，每月由左鼻而出，腹中先痛，间吐食物酸水，脉弦细，舌红。当从肝胃两治。

　　当归二钱　大丹参二钱　川郁金二钱（炒炭）　延胡索一钱五分　川楝子一钱五分　白蒺藜四钱　大白芍二钱（吴萸三分拌炒）　大生地五钱　生香附一钱五分　新红花八分

　　例二　马女　血热，肝失条达，痰气又搏结于中，每值经行，必先鼻衄，遍体痛，两乳痛，少腹结胀，脐突，或音嘶，或胁下痛，脉弦滑，舌苔浮黄。业经数年，难图速效。

　　当归二钱　大丹参一钱五分　川郁金二钱　青陈皮各一钱　大白芍二钱　川楝子一钱五分（醋炒）　旋覆花一钱五分（包）　川断肉四钱　白蒺藜四钱　柴胡一钱（醋炒）　云苓三钱　金橘叶二十片　红枣三个

　　例三　华女　倒经由鼻口而出，按月以行，血块磊磊，少腹胀满，脘闷厌食，左耳流脂，脉弦细，舌红中黄。肝家气火上升，冲脉不通所致。当清肝泄热，导血下行。

　　鲜生地八钱　桃仁泥一钱五分　藏红花五分　大丹参二钱　粉丹皮一钱五分　郁金炭二钱　怀牛膝一钱五分　黑山栀二钱　京赤芍二钱　当归二钱　藕二两　佛手八分

　　另：八味逍遥丸二两、四物丸二两，和匀。每服三钱，开水下。

322

崩　漏

例一　程女　崩漏已久，八脉皆伤，气从下陷，肛坠，尾闾胀，便结，不寐，少腹急胀，脉沉滑细数，舌红苔白。业经已久，势无速效可图。

淡苁蓉三钱　当归二钱　大生地五钱（炙炭）　旱莲草三钱鹿角霜三钱　大白芍二钱（吴萸三分拌炒）　炙黄芪三钱　炮姜炭五分　大丹参一钱五分　炙甘草八分　香附炭一钱五分　紫石英三钱

另：补中益气丸二两、黑归脾丸二两，和匀。每服三钱，开水下。

例二　彭女　漏红数年，或多或少，血块磊磊，或带下，少腹坠痛，脘闷冷涩上泛，脉沉细，舌红根白。冲带两伤，年已四旬有六，暴崩可虑。

当归三钱　大白芍二钱（吴萸三分拌炒）　香附炭一钱五分　炮姜炭八分　大丹参一钱五分　大生地炭五钱　五灵脂二钱（醋炒）炙甘草八分　旱莲草四钱　云神四钱　血余炭一钱五分　红枣三个

另：黑归脾丸二两，每服三钱，开水下。

例三　朱女　始而经居五月，刻下猝然崩漏如注，血块磊磊，腹大虽减，右畔尚结痞有形，按之痛，外痔肿突作痛，两足肿，日来又增左半头痛，脉虚弦右芤，舌苔腐白满布。积瘀未清，肝阳暴升，风湿乘袭也，症殊夹杂。

323

荆芥炭一钱　大生地五钱（炙炭）　　大川芎一钱五分　大白芍二钱　当归二钱　大丹参一钱五分　白蒺藜四钱　川楝子一钱五分（醋炒）　清阿胶二钱（蒲黄六分拌炒珠）　　香附炭一钱五分　荷蒂四个

改方：加炮姜五分。

二诊：经治漏红虽少，秽水如鱼肠者尚多，前阴坠胀已退，逐日寒热将清，头痛十去其七，舌苔亦化，脉转虚滑小数。湿瘀日化，营卫未和，腰前痛，下元暗亏矣。不宜生枝。

当归二钱　大川芎一钱　大白芍二钱　白蒺藜四钱　川断肉四钱　云苓神各三钱　乌贼骨四钱（炙）　　大丹参一钱五分　厚杜仲五钱　焦白术二钱　佛手八分　红枣三个

例四　陈女　荣阴久亏，肝乏藏守之职，血不归经，不时崩漏，或杂血块，少腹痛，心悬头昏，脉弦细而数，舌质光绛。当清荣柔肝，调其冲任。

大生地六钱（炙炭）　当归二钱　大白芍二钱　阿胶珠二钱　血余炭一钱五分　云神四钱　五灵脂二钱（醋炒）　炙甘草七分　旱莲草四钱　煅牡蛎六钱（先煎）　香附炭一钱五分　莲房三钱（炙）

带 下

例一 赵女 赤白带如注，少腹攻窜，或作痛，腰俞酸楚，头痛，心悬，内热，少寐，脉沉细而弦，舌苔浮黄。冲带两亏，湿热下注也。

大生地五钱（炙炭） 当归二钱 川楝子一钱五分 川萆薢四钱 乌贼骨四钱（炙） 清阿胶二钱（蒲黄八分拌炒） 大白芍二钱 云苓神各三钱 川杜仲四钱 粉丹皮一钱五分 香附炭一钱五分（童便炒） 石莲肉二钱

另：松石猪肚丸二两、乌贼骨丸四两，和匀。每服三钱，开水下。

例二 王女 产后带下如注，腰俞酸楚，月事后期且少，内热多汗，脉弦数，舌苔浮黄满腻。血虚积湿下注，冲带不调而来。治当摄化并施。

大生地四钱（炙） 川杜仲三钱 焦白术二钱 泽泻一钱五分 白归身二钱 煅牡蛎五钱（先煎） 云苓三钱 乌贼骨三钱（炙） 车前子二钱（盐水炒） 大丹参一钱五分 女贞子三钱 桑寄生二钱 红枣三个

例三 张女 白带淋漓已久，色黄如脓，或带赤色，腰俞痛，脉滑舌黄。湿浊久结下焦，冲带二脉失司所致。

焦白术二钱 乌贼骨四钱（炙） 川萆薢四钱 泽泻一钱五分

325

川杜仲四钱　云苓三钱　川断肉四钱　煅牡蛎八钱（先煎）　白归身二钱　桑螵蛸三钱　桑寄生二钱　红枣三钱

例四　何女　每值经之前后，则头目眩痛，遍体抽掣酸楚，腰俞痛，白带多，气逆咽梗，胸背痛，或仄满，右脉弦数，舌红苔白。荣卫两亏，冲带二脉失职，肝胃不和而来。难收速效。

当归二钱　大丹参一钱五分　川断肉四钱　白蒺藜四钱　大生地五钱（红花四分拌炒）　大白芍二钱（桂枝三分拌炒）　大川芎一钱　鸡血藤胶一钱五分（或酒冲化）　旋覆花一钱五分（包）　乌贼骨四钱（炙）　川杜仲四钱　桑寄生二钱　红枣三个

另：八味逍遥丸一两、四物丸三两，和匀。每服三钱，开水下。

例五　林女　不时干呕者十余年，遍体酸楚作痛，赤白带甚多，且有秽味，经来腹痛，口黏痰腻，脉小数而滑，血虚肝旺。湿热侵入血分，冲带不调而来。

当归二钱　大白芍二钱　大生地五钱（炙炭）　乌贼骨四钱（炙）焦白术二钱　泽泻一钱五分　阿胶珠二钱　大丹参一钱五分　女贞子四钱　云苓二钱　炙莲房三钱　红枣三个

另：八味逍遥丸二两、四物丸二两，和匀。每服三钱，开水下。

例六　虞女　六旬外年，始患赤白带交杂，继沥黄浊甚多，溲勤数而作痛，气从下坠，少腹胀，尾闾酸楚，脉虚数，舌红中黄。肝肾之阴气久亏，湿浊乘虚下注，冲带二脉不调也。久延非宜。

大生地五钱　白归身二钱　川杜仲四钱　煅牡蛎五钱（先煎）大白芍二钱　泽泻一钱五分　川草薢四钱　云苓三钱　乌贼骨四钱

（炙）　焦白术二钱　　川楝子一钱五分　　莲子七粒

二诊：高年赤白带，化为黄水，淋浊不已，小溲勤数，点滴作痛，少腹胀，气坠，下及尾闾，脉虚细小数，舌心浮黄。肝肾久亏，湿热乘虚下注，冲带不调，最难速效之候。

大生地五钱（炙炭）　　鹿角霜二钱　　大白芍二钱　　青升麻六分炙黄芪二钱　　大麦冬二钱　　白归身二钱　　川楝子一钱五分　　云苓三钱泽泻二钱　　莲子十粒（连心）

另：补中益气丸二两、滋肾丸一两，和匀。每服三钱，开水下。

疝 气

例一 邵男 寒疝年余，愈发愈勤，偶尔蔬食则随发，腹左痞硬，气逆攻窜，甚则阴茎吊痛，呕吐酸水黏涎，四末厥冷，失气则散，脉沉细而滑，舌根腐白。肾虚肝旺，寒气久客厥少之络，肠胃不和而来，铲根不易。

当归二钱 大白芍二钱（吴萸五分拌炒） 川楝子二钱（醋炒） 青木香八分 青陈皮各一钱 台乌药一钱五分 炒茅术三钱 上桂心五分 小茴香一钱 姜半夏一钱五分 云苓三钱 川椒五分 生姜两片

二诊：寒疝发时之势大减，惟仍不能蔬食，脾肾真阳已衰，寒气久客不祛，肠胃不和，拟丸方图治。

潞党参二两（姜汁炒） 炒茅术二两 炒白术二两 上桂心五钱 姜半夏一两五钱 炮姜五钱 鹿角霜二两 大白芍二两（吴萸五钱拌炒） 云苓二两 胡芦巴一两五钱 青陈皮各一两 川楝子一两（醋炒） 炙甘草五钱 青木香六钱 川椒五钱

上为末，煨姜二两、红枣五两，煎汤法丸。

例二 管男 水疝即湿疝，延今已久，痛从囊起，后及腰俞，数日一发，寒热交争，既退之后，囊外起皮，间或滑泄，阳事易兴，切脉沉数细滑，此肾虚木旺，湿热留结下焦也。

当归二钱 川楝子二钱 大白芍二钱（吴萸五分拌炒） 青木香一钱五分 香独活一钱 胡芦巴三钱 生苡仁五钱 怀牛膝一钱五分

柴胡一钱　川黄柏一钱五分（酒炒）　炙甘草八分　宣木瓜一钱五分　枸橘梨一个

二诊：水疝肿痛俱减，惟仍五日一发，寒热交争，滑泄已减，阳事易兴，脉沉数，舌黄。非寒疝可比。

当归二钱　大白芍二钱（吴萸五分拌炒）　川黄柏一钱五分（盐水炒）　生苡仁五钱　陈橘核三钱（炙）　泽泻二钱　大贝母四钱　川楝子二钱　煅牡蛎五钱（先煎）　川萆薢四钱　胡芦巴三钱　荔枝核四钱

三诊：水疝复发，甚则囊肿而痛，后及腰俞，逾五日必寒热交作。经云：三阳为病，发寒热，其传为癫疝是也。当从肾虚肝旺，湿热久结于络立法。

当归二钱　大白芍二钱（桂枝五分拌炒）　柴胡一钱（醋炒）　香独活一钱　怀牛膝二钱　生苡仁五钱　淡吴萸八分　泽泻二钱　云苓三钱　炙甘草五分　炙甲片二钱　川楝子二钱

例三　章男　筋疝年余，发则少腹筋梗，痛掣睾丸，小水点滴不爽，寒热迭作，脉沉滑，舌白。向日好饮，寒湿下注，郁而化热，交结厥少之络，拔根不易。

当归二钱　柴胡一钱　大白芍二钱（吴萸五分拌炒）　川楝子一钱五分　云苓三钱　青木香一钱五分　泽泻二钱　宣木瓜三钱　怀牛膝一钱五分　甘草梢八分　丝瓜络二钱（炙）　生姜两片

另：补中益气丸三两，每日三钱，开水下。

例四　王男　气疝又复举发两月有余，睾丸或大或小，气逆于上，则胸腹胀满，矢气则退，二便不利，饮食减少，脉沉细而滑，舌苔黄腻。湿随气陷，调化为先。

当归二钱　大白芍二钱（吴萸三分拌炒）　川楝子二钱　青木香一钱五分　胡芦巴三钱　小茴香八分（盐水炒）　陈橘皮一钱　陈橘

疝
气

329

络八分　云苓三钱　泽泻二钱　炒苡仁五钱　台乌药一钱五分　荔枝核三钱（炙，打）

二诊：气疝，睾丸或大或小及气逆则胸腹胀满俱减，两胁当胀，不耐久坐，二便已利，胃纳未复，脉弦滑，舌苔尚黄腻。余湿未清，而随气陷也。

当归二钱　大白芍二钱（沉香二分炒）　焦白术二钱　小茴香八分（盐水炒）　台乌药一钱五分　白蒺藜四钱　炙黄芪二钱　青木香一钱五分　川杜仲三钱　怀牛膝一钱五分　桑寄生二钱　红枣三个

另：补中益气丸三两，每日三钱，开水下。

例五　潘男　狐疝延久，日来萌发益甚，腰俞酸楚，咳则尤甚，痰无多，头目或眩痛，幸胃纳尚充，切脉左手弦滑鼓指，舌苔黄腻。水亏木旺，痰湿乘虚下注，气运不和之候。调肃和理为先。

南沙参四钱　白苏子二钱（炒）　川杜仲四钱　炒苡仁五钱　怀牛膝一钱五分　旋覆花一钱五分（包）　青木香五分　净橘络一钱　净橘核三钱　白归身二钱　云苓三钱　丝瓜络二钱（连子炙）　桑寄生三钱

二诊：今日舌苔满腻已化，左脉弦数亦减，而滑如故，狐疝不时坠胀，则腰脊酸楚，不能久坐。肝肾之阴气久亏，痰湿乘虚下注也。姑为培补肝肾，理气通络。

白归身三钱　鹿角霜二钱　川杜仲四钱　炙黄芪三钱　怀牛膝二钱　金狗脊五钱　桑寄生三钱　左秦艽二钱　净橘络一钱　云苓三钱　猪脊筋一尺（破开洗）　红枣三个

例六　朱男　癫疝延久，睾丸日以益大，阳具紧缩，水道不利，脉沉滑，舌苔浮黄。肝肾两亏，湿热下注之候。速效难求。

当归二钱　川楝子二钱　胡芦巴三钱　川黄柏二钱　川桂枝八分　炒苡仁六钱　云苓三钱　炒茅术二钱　炒白术三钱　怀牛膝一钱五分　泽泻二钱　枸橘梨一个

二诊：通阳化浊，以治癫疝。

当归一两五钱　怀牛膝一两五钱　熟附片一两　上肉桂五钱　胡芦巴一两五钱　川椒五钱　炒茅术一两五钱　炒白术二两　淡苁蓉一两　云苓三两　青木香六钱　炙甘草五钱　泽泻二两　川楝子二两　青陈皮各一两

上为末，蜜水泛丸。

例七　王男　冲疝延久，由右少腹上冲心而痛，辘辘有声，痰涎上泛，食入或作噎，便结，小溲勤数，脉虚弦，两尺濡细，舌红而光。心肾两亏，肝气横梗，冲气因之上逆也。拔根不易。

当归二钱（小茴香五分炒）　大白芍三钱（吴萸五分拌炒）　胡芦巴三钱　怀牛膝一钱五分　川杜仲四钱　青木香七分　潼白蒺藜各三钱　台乌药二钱　上肉桂五钱（去皮切）　川楝子二钱（醋炒）　云苓三钱　荔枝核三钱（炙，打）

二诊：冲疝痛势虽减，痛时由少腹上冲心而痛，坐卧不安，食少胃呆，气鸣则散，或作噎，痰涎上泛，或便结溲勤，切脉虚数而细，重取少力，舌红无苔。病起忧劳抑郁，心肾虽亏，肝木多郁，冲气因之上逆也。

潞党参三钱　炒白术二钱　潼白蒺藜各三钱　川楝子二钱　小茴香五分（盐水炒）　上肉桂五分　云苓三钱　大白芍二钱（沉香二分拌炒）　台乌药二钱　旋覆花一钱五分（包）　荔枝核三钱（炙，打）

另：补中益气丸三两，每日三钱，开水下。

例八　江男　偏疝发后，气分已虚，余湿未尽，少腹急

疝

气

331

胀，气从下陷，脘下不畅，痰多食少，日形消瘦，脉虚数而细，舌苔糙白。肾虚肝逆，调中化浊为先。

潞党参二钱（姜汁炒）　焦白术二钱　怀牛膝一钱五分　大砂仁八分　大白芍二钱（吴萸三分拌炒）　炙甘草五分　小茴香八分（盐水炒）　云苓三钱　泽泻二钱　青木香八分　补中益气丸三钱（包）

二诊：两进调中化浊，少腹胀、气从下陷已退，腑通未爽，脘次不畅，胃纳未复，间或口泛甜味，脉弦细。肠胃湿浊初清，肝气横逆未和也。

旋覆花一钱五分（包）　焦白术二钱　大白芍二钱　黄郁金二钱　姜半夏一钱五分　新会皮一钱　沉香曲一钱五分　炒枳壳一钱五分　白蒺藜四钱　焦谷芽四钱　冬瓜子四钱　佛手八分

三诊：少腹急胀及气从下陷先退，口泛甜味继消，腑通未爽，胃纳初增，胸次尚仄满，得噫则松，脉细滑，舌白。当再通阳化浊，以运中枢。

厚朴花八分　干薤白四钱（杵）　焦白术二钱　大砂仁八分　姜半夏一钱五分　云苓三钱　贡沉香五分　新会皮一钱　焦谷芽四钱　炒枳壳二钱　生姜一片　佛手八分

四诊：日来大腑复通，少腹胀、口泛甜味俱退，胃纳渐复，而胸宇尚有不适状，脉弦滑无力，舌红苔白。当培土调中。

潞党参二钱（姜汁炒）　焦白术二钱　大砂仁八分　陈橘皮一钱　沉香曲一钱五分　焦谷芽四钱　炒苡仁五钱　姜半夏一钱五分　炒枳壳二钱　旋覆花一钱五分（包）　生姜一片　佛手八分

例九　周男　双疝，两睾丸坠大已久，不时作痛，痛减则腹胀作痛，气喘不已，脉小数，舌白。寒湿结于肝肾之络，阳气不通而来。最难速效。

当归二钱　大白芍二钱（吴萸三分拌炒）　　上肉桂五分（去皮切）
广木香八分　炒茅术一钱五分　炒白术二钱　青陈皮各一钱　台乌药
一钱五分　云苓三钱　炒苡仁五钱　旋覆花一钱五分（包）　　荔枝核三
钱（炙）　生姜一片

二诊：双疝，两睾丸坠虽减，而仍不时作痛，连及少腹腰
部，脉沉细而滑，舌苔腐白。寒湿久积肝肾之络，气运不和。
最难速效。

白归身二钱　川杜仲四钱　大白芍二钱（吴萸三分拌炒）　　上肉
桂五分　小茴香一钱（盐水炒）　台乌药一钱　炒茅术一钱五分　炒
白术二钱　炙甘草八分　陈橘核三钱（炙）　　川椒五分　怀牛膝一
钱五分　胡芦巴三钱　红枣三个

丸方：疏肝益肾，理气化浊。

炒茅术一两五钱　炒白术二两　小茴香一两五钱　白归身二两
上肉桂五钱　川杜仲三两　大白芍二两（吴萸三钱拌炒）　　怀牛膝一两
五钱　胡芦巴三两　炙甘草五钱　川楝子一两五钱　川椒五钱　泽泻
一两五钱　潼白蒺藜各二两　陈橘核三两（炙）

上为末，桑寄生三两、红枣五两，煎汤法丸。

按：历代医家论疝，名目繁多，众说纷纭。先祖治疝，认
为其本在厥阴，病机的关键在于气，而气有寒、热、虚、实之
不同。故气虚者用补中益气汤益气升提；气实者用小茴香、青
木香、乌药等以理气；寒气重者用桂附理中丸以温阳祛寒；寒
热往来者用柴胡以疏解。并随症加减，如筋梗少腹者用木瓜以
舒筋；伴呕吐者配姜川连、干姜、吴萸以苦辛降逆。

痈

例一 张男 足肚痈肿痛已将成脓，兼之风疹丛发，寒热交争，脉滑数，舌心浮黄。风湿热已入血分，清解为先。

荆芥一钱五分 羌独活各一钱 京赤芍二钱 酒炒黄柏一钱五分 生甘草八分 川牛膝一钱五分 大贝母四钱 粉丹皮二钱 净蝉衣八分 地肤子四钱 桑枝四钱

例二 朱男 悬痈已久，宗筋结硬，大如鸡卵，皮外无色，脉滑，舌红。酒湿与败精积于下焦所致，溃则防成海底漏。

当归尾二钱 京赤芍二钱 怀牛膝二钱 川黄柏一钱五分 泽泻二钱 牵牛子二钱（炒） 大贝母四钱 桃仁泥二钱 云茯苓三钱 两头尖十四粒

二诊：悬痈自溃，脓出颇多，结硬未消，间或寒热。将来防成漏卮。

当归尾二钱 怀牛膝二钱 京赤芍二钱 炙甲片三钱 大贝母四钱 桃仁泥三钱 甘草梢八分 角针三钱 赤苓四钱 香独活一钱 牵牛子二钱

三诊：悬痈脓水日少，余硬未消，脉沉滑右数，舌苔滑白。湿热未消，当再通化。

当归尾二钱 怀牛膝二钱 京赤芍二钱 大贝母四钱 生苡

仁五钱　黑料豆四钱　泽泻二钱　川黄柏一钱五分　炒白术二钱
炙甘草五分　净车前四钱　灯心十茎

按：悬痈又名骑马痈，溃则成漏，不易完口。此方用归尾、黄柏、桃仁化湿瘀；牵牛子泻其湿毒。

例三　和尚　子痈赤肿及痛俱减，赤色亦消。属在淋浊之后，下元湿热未清，仍以清利分化。

当归尾二钱　川楝子二钱　京赤芍二钱　怀牛膝二钱　川黄柏一钱五分　童木通一钱五分　甘草梢八分　泽泻二钱　大贝母四钱　陈橘核四钱（炙）　枸橘梨一个

按：子痈即肾囊痈，由湿热下注肾中而成。

例四　吴男　牙槽痈龈床浮肿，腮外结硬，波及颏下，牙关强紧，脉滑数。风燥痰热交结阳明，化脓可虑。凉解为宜。

生石膏八钱（先煎）　白桔梗一钱五分　炒僵蚕二钱　香白芷八分　净连翘二钱　京赤芍二钱　大贝母四钱　大力子四钱（炒）　乌玄参四钱　生甘草八分　淡竹叶二十片

痈

335

疽

例一 李男　下搭初起，未成先溃，形如粟米，四围赤脚，寒热迭作。势有腐溃之虑。

当归三钱　上银花五钱　京赤芍二钱　天花粉四钱　大贝母四钱　甘草节八分　粉丹皮二钱　净连翘二钱　生苡仁五钱　川黄柏一钱五分　万灵丹三钱（过口）

例二 何男　下搭延已一月，根脚散漫，疮顶不高，频起蜂窠，脓出不畅，脉濡细而滑，舌左滑白。气血暗亏，内陷可虑。亟为温托，冀得厚脓乃吉。

生黄芪三钱　当归三钱　角针三钱　京赤芍二钱　川桂枝八分　怀牛膝一钱五分　炒白术二钱　大贝母三钱　甘草节八分　川黄柏一钱五分　生姜两片　红枣三个

按：根脚散漫、疮顶不高，是气血暗亏之征，非温托不可。角针有熟脓之效。

例三 陆男　脑疽两候，虽已得脓，而疮顶平塌，界限不清，四围漫肿，两旁俱及耳根，迭经寒热，脉小数而滑，舌苔浮白。气虚痰盛，湿火凝结督阳之络而来，势属阴多阳少。亟为温补本元，以化湿毒。

潞党参三钱　生黄芪三钱　新会皮一钱　当归三钱　香白芷一钱五分　京赤芍三钱　炒白术二钱　炙甘草八分　姜半夏一钱五分

生姜两片　红枣三个

二诊：脑疽虽已得脓，而疮顶仍平塌，四围漫肿，并不甚痛，兼之寒热作恶，食少神疲，脉虚数，舌红苔白。气虚痰盛，不能化阴为阳。仍当温补化毒，兼运中阳。

潞党参三钱　炒白术二钱　上肉桂八分　新会皮一钱　当归三钱　生黄芪三钱　大砂仁八分　姜半夏一钱五分　白芷片八分　京赤芍二钱　生姜两片　红枣三个

例四　李女　井口疽初起，左乳上高突有形，痛掣肩肘，脉弦细，舌红。风邪痰湿入络之候，溃后极难完口。

当归二钱　白芥子一钱五分（炒）　块苓四钱　京赤芍二钱　刺蒺藜四钱　青防风八分　橘络八分　西秦艽一钱五分　海桐皮四钱　丝瓜络二钱（炙）　炒竹茹一钱五分　荷叶筋一团

例五　孙女　井口疽自溃，疮口深大，时常寒热，胃呆食少，脉弦数，舌红。血热肝旺，兼胃有积热使然，完口不易。

当归二钱　大贝母四钱　粉丹皮二钱　生黄芪三钱　连翘二钱　京赤芍二钱　中生地五钱　炒苡仁五钱　蒲公英五钱　天花粉四钱　生甘草八分　红枣三个

疽

疔

例一 王男 左颧疔毒，溃而少脓，迭经寒热，脉滑数，舌黄。风邪湿热交结未透，疏化为先。

紫花地丁五钱 上银花五钱 净连翘三钱 乌玄参四钱 炒僵蚕二钱 白桔梗一钱五分 大贝母四钱 薄荷一钱 京赤芍二钱 生甘草八分 半枝莲五钱

例二 马男 唇疔九日，唇上结硬，唇角已溃脓，左口角尚结硬，腮左亦红肿木硬，牙关开合不利，幸无寒热头重之患，脉滑数。热毒结于肺胃而来，亟为清解泄化，祈其脓畅肿消。

紫花地丁四钱 人中黄一钱五分 上银花四钱 连翘三钱 炒僵蚕二钱 大力子四钱（炒） 白桔梗一钱五分 京赤芍二钱 薄荷一钱 南花粉四钱 半枝莲五钱

二诊：唇疔脓出肿消，鼻左余硬尚未化尽，幸胃纳渐复。当再清胃热，以消余坚。

南花粉四钱 白芷片八分 连翘三钱 白桔梗一钱五分 京赤芍二钱 生甘草八分 大力子四钱（炒） 乌玄参四钱 大贝母四钱 生竹茹一钱五分 灯心十茎

例三 张男 大指疔，溃而少脓，余硬未消，入夜痛甚，舌苔腻黄。湿火尚重，疏化为先。

上川连八分　净连翘三钱　京赤芍二钱　牛蒡子四钱（炒）
生甘草八分　天花粉四钱　大贝母四钱　地丁草五钱　童木通一钱
五分　蒲公英五钱　半枝莲五钱

例四　王女　右手疔毒肿痛，势将成脓，寒热迭作，脉弦
滑，舌红。属在重身，姑为清降疏化。

当归二钱　上银花五钱　地丁草五钱　甘草节八分　京赤芍二
钱　粉丹皮二钱　川黄连八分（酒炒）　酒子芩一钱五分　南花粉四
钱　云苓三钱　半枝莲五钱

例五　朱男　托盘疔已溃，肿痛未减，脘闷作恶，脉数，
舌红。当化毒排脓。

南花粉四钱　地丁草四钱　上银花五钱　京赤芍二钱　连翘三
钱　藿香一钱五分　半夏曲二钱　生甘草五分　左金丸七分　桑枝
四钱

例六　庄男　足跟疔，脓出不畅，四围结硬，逐日寒热，
脉沉数，舌心腻黄。湿火尚重，当清泄之。

当归须二钱　川牛膝一钱五分　大贝母三钱　净连翘三钱　香独
活二钱　紫花地丁五钱　上银花四钱　大豆卷四钱　京赤芍二钱　甘
草节八分　半枝莲五钱　桑枝二钱

疔

339

乳　痛

例一　任女　左乳结硬作痛，皮外无色，按之甚热，不时煅痛，脉弦细，舌红中黄。木郁生火，化脓可虑。亟为疏泄。

当归二钱　柴胡一钱　全瓜蒌四钱　京赤芍二钱　大贝母三钱
金香附二钱　川郁金二钱　白蒺藜三钱　细青皮一钱　炙甘草八分
蒲公英三钱

二诊：左乳结硬更大，按之热，逐日寒热不清，脉弦数，舌红中黄。肝家气火尚旺，势有化脓之虑。

全瓜蒌四钱　柴胡一钱　黑山栀一钱五分　粉丹皮一钱五分
归须二钱　甘草节八分　大贝母三钱　京赤芍二钱　细青皮一钱
炒麦芽四钱　蒲公英五钱

另：青龙丸一粒，开水化服。

按：青龙丸为马氏之方。其药物组成为番木鳖四两（用凉水泡数月，去皮切片，麻油炒透研细），炒僵蚕一两五钱，炙甲片一两五钱，研末，以饭为丸，如梧子大，每服五分。临床时按部用经药（头面用羌活、川芎各五分；肩背用角针五分；两臂用桂枝五分；两胁用柴胡五分；腰用杜仲五分；胸腹用枳壳五分；足用牛膝、木瓜各五分；咽颈用甘草、桔梗各五分；跌仆筋挛用当归、红花各五分；妇人新产用酒；瘰疬痰毒用夏枯草）煎汤送下，切勿冒风，否则有抽搐之害。小儿一岁九丸；三岁十五丸；四岁十九丸；五、六岁二十一丸；八、九岁二十三丸；十岁三十九。此丸治疗疮肿毒、跌仆内伤、筋骨痛、贴骨疽、瘰疬、乳窜结核、痰气凝滞、硬块成毒、痈疽等症。

例二 刘女 左乳赤肿作痛，已将化脓，且根脚散漫，寒热迭作，脉沉数，舌红。肝阳及花毒俱重，宣泄为宜。

全瓜蒌六钱 大贝母四钱 京赤芍二钱 连翘二钱 细木通一钱五分 柴胡一钱 黑山栀二钱 粉丹皮一钱五分 生甘草八分 当归二钱 蒲公英五钱

二诊：乳痈自溃，脓出颇多，疮口腐肉尚未吐出，幸寒热已清。当再清肝化坚，以消余硬。

当归二钱 全瓜蒌五钱 大贝母四钱 京赤芍二钱 粉丹皮二钱 黑山栀二钱 炙甲片三钱 白蒺藜四钱 甘草节八分 金香附一钱五分 蒲公英五钱 红枣三个

三诊：乳痈已将完口，余硬亦无多，腐肉亦将尽，脉细数，舌红。荣阴暗亏，养血清肝可也。

南沙参四钱 大麦冬二钱 大白芍二钱 白蒺藜四钱 大贝母四钱 粉丹皮一钱五分 炙甘草八分 红枣三个 金香附一钱五分 云神四钱 瓜蒌三钱 蒲公英五钱

例三 宋女 产后乳痈完口太早，又复赤肿作痛，热如火燎，势将复行溃脓，寒热不清，头痛，便血，脉弦数，舌红苔黄。火象显然，拟瓜蒌散加味。

柴胡一钱（醋炒） 京赤芍二钱 黑山栀二钱 当归二钱 苏梗一钱五分 全瓜蒌六钱 大贝母四钱 川郁金二钱 炙甘草八分 细木通一钱五分 旋覆花一钱五分（包） 蒲公英五钱

另：用武八将平安膏药，青敷九成，冲和一层，外敷。

乳
痈

341

二诊：产后乳痈自溃，脓出颇多，寒热亦退，惟余硬未消，脉弦细，舌红。肝家气火未平，仍以瓜蒌散主之。

当归二钱　京赤芍二钱　大贝母四钱　蒲公英五钱　金香附一钱五分　黑山栀二钱　炙甘草八分　云苓三钱　细青皮一钱　全瓜蒌六钱　白蒺藜四钱　红枣三个

例四　林男　乳痈肿痛屡发，此次必须溃脓，因以赤肿色充，脓已将成，四围尚硬，脉弦细，舌黄。当清肝排脓。

当归二钱　京赤芍二钱　大贝母四钱　连翘二钱　生甘草八分　全瓜蒌六钱　黑山栀二钱　细青皮一钱　云苓三钱　夏枯草三钱　蒲公英五钱

例五　潘女　左乳窜溃三头，久不完口，四周余硬未消，脉弦细，舌红。当清肝化坚为事。

中生地五钱　当归二钱　白蒺藜四钱　陈橘核三钱　炙甘草八分　粉丹皮二钱　赤白芍各二钱　细青皮一钱　生黄芪三钱　云苓三钱　蒲公英五钱　红枣三个

乳癖（疬）　乳岩

例一　眭女　右乳结硬十余年，日来抽掣作痛，夜热口渴，头目眩痛，脉弦数，舌苔浮黄。肝家气火内灼，慎防腐溃翻花。拟逍遥散加味。

当归二钱　大白芍二钱　白蒺藜四钱　黑山栀二钱　川郁金二钱　大贝母四钱　细青皮一钱（醋炒）　生石决一两（先煎）　醋炒柴胡一钱　杭菊炭二钱　夏枯草三钱　金橘叶三十片

例二　江女　左乳结核年余，或大或小，或作痛，幸推之可移，非乳岩也；脉弦数而滑，舌红无苔。肝家气火郁结，与阳明宿痰相搏而来。势无速效，先当清肝化坚。

当归二钱　赤白芍各二钱　全瓜蒌六钱　白蒺藜四钱　大贝母三钱　川郁金二钱　生牡蛎六钱（先煎）　金香附二钱　细青皮一钱　夏枯草三钱　金橘叶三十片

丸方：清肝化痰，以消结核。

大生地四两　柴胡六钱　当归二两　赤白芍各二两　陈橘核三两　白蒺藜三两　大贝母三两　全瓜蒌六两　蒲公英三两　黑山栀一两五钱　牡蛎四两　炙甘草五钱　金香附一两五钱　金橘叶一两五钱

上为末，夏枯草四两，煎汤法丸。每服三钱，开水下。

另：龙泉粉二钱　金香附五钱　大贝母一两　山慈菇一两

上味研取细末，加麝香五分，和匀，用醋加蜜水调敷。

按：龙泉粉又名龙白泉粉、磨刀垽，即磨刀石在磨刀时落下的粉末。功能消坚，外用治瘰疬、结核等。李东垣有龙泉散方，用治瘰疬。

例三 江女 乳癖三年，日以益大，比增色紫作痛，已将化脓，四围余硬之根脚尚大，脉细左弦，舌红中剥。阴血暗亏，肝家气火内蕴，与宿痰相搏而成。溃后最防流血翻花，亟为清肝化坚。

当归二钱 大白芍二钱 大贝母四钱 白蒺藜四钱 川郁金二钱 煅牡蛎五钱（先煎） 细青皮一钱 黑山栀二钱 醋炒柴胡一钱 炙甘草八分 粉丹皮二钱 夏枯草三钱

另：八味逍遥丸三两，每服三钱，开水下。

另：龙泉粉二两、大贝母一两、荆三棱五钱、蓬莪术五钱、麝香一分，研末醋调敷。

例四 朱男 两乳结核已久，比增入夜发热，不汗而解，热时则乳核酸痛，幸饮食如常，脉细数，舌红。水亏木旺，肝家气火上升。先当滋阴清热。

南沙参四钱 地骨皮四钱 炙甘草五分 青蒿一钱五分 大贝母四钱 川石斛四钱 炙鳖甲八钱（先煎） 大白芍二钱 粉丹皮二钱 云苓三钱 炒竹茹一钱五分 青荷叶一角

例五 陈女 乳岩已久，坚硬如石，日以益大，缺盆及腋下亦结硬，入夜则火燎，不能成寐，饮食为之递减，经居两月有余，切脉弦细而滑，舌苔厚腻。此肝家气火与痰相搏而来，难图速效。

当归二钱 大丹参一钱五分 刺蒺藜四钱 醋炒香附一钱五分 大贝母四钱 川郁金二钱 细青皮一钱 云苓神各三钱 全瓜蒌六钱

旋覆花一钱五分（包）　金橘叶三十片　夏枯草二钱

另：八味逍遥丸三两，每服三钱，开水下。

二诊：进疏肝理气、通络化痰一法，夜分火燎、不能成寐已减，胃纳渐复，而右臂仍木肿作胀，莫能抬举，缺盆及腋胁下俱结硬，乳岩坚硬如石，经居两月有余，脉细滑，舌苔厚腻。痰气结络，荣卫失和，仍难速效。

当归二钱　大丹参一钱五分　西秦艽一钱五分　威灵仙三钱　醋炒香附一钱五分　刺蒺藜四钱　川郁金二钱　云苓神各三钱　大白芍二钱（桂枝三分拌炒）　丝瓜络二钱（炙）　净橘络八分　金橘叶三十片　炒竹茹一钱五分

另：五倍子四两（炙存性），炒香附二两，研末，醋调糊，涂于白洋布上，缚乳部。

又：指迷茯苓丸二两，每服二钱五分，开水下。

三诊：日来右乳木硬就平，右臂结硬亦渐软，肿势如故，夜分火燎，不能成寐者亦折，经居亦通，舌苔厚腻亦化，脉沉滑。荣卫初和，肝气渐利，惟络中宿痰尚留结未化也。守原意出入，更谋进步。常服方：

当归二钱　刺蒺藜四钱　川郁金二钱　青陈皮各一钱　云苓神各二钱　威灵仙三钱　大白芍二钱（桂枝三分拌炒）　金香附一钱五分（醋炒）　大生地四钱（藏红花四分拌炒）　丝瓜络二钱（连子炙）　金橘叶三十片　桑枝尖四钱（酒炒）

丸方：养血柔肝，化痰通络。

大生地四两（红花四钱拌炒）　当归二两　大白芍三两（桂枝三钱拌炒）　醋炒柴胡八钱　金香附二两（醋炒）　大贝母三两　刺蒺藜四钱　威灵仙一两五钱　青陈皮各一两　云苓神各二两　大丹参一两五钱　宣木瓜一两五钱　金橘叶二两

345

上为末，丝瓜络三两、红枣五两、桑枝五两，共煎汤法丸。

外用方：从古人磨刀散立法，以消坚硬。

龙泉粉一两五钱（晒干）　荆三棱一两　蓬莪术一两　生香附一两　大贝母一两

上味研细末，每末一两加麝香一分，和匀，酽醋调敷。

例六　周男　乳岩发于左，坚硬如石，日以益大，间或作痛，乳头流脂，皮外无色，脉弦细，舌白。肝家气火与宿痰相搏于胃络，气脉不通所致。最防破溃翻花。

生石决一两（先煎）　全瓜蒌六钱　大贝母四钱　川郁金二钱　白蒺藜四钱　细青皮一钱　大白芍二钱　生牡蛎八钱（先煎）　当归二钱　黑山栀二钱　蒲公英五钱　夏枯草二钱

二诊：清肝家之气火，化络中之痰浊，合为丸剂，以消乳岩之坚硬，防其破溃翻花。

大生地五两　淡海藻二两　煅牡蛎五两　黑山栀二两　当归二两　大贝母三两　全瓜蒌五两　细青皮一两五钱　赤白芍各二两　白蒺藜三两　淡昆布二两　川郁金二两　蒲公英四两　金橘皮一两五钱　云苓三两

上为末，夏枯草四两、旋覆花一两五钱（包），煎汤加蜜水法丸。

另：龙泉粉二两（晒干）　荆三棱五钱　蓬莪术五钱　大贝母五钱

上研末，每次加麝香一分和匀，醋敷，或加蜜少许，涂于白洋布上贴之。

另：赤石脂一钱　川黄柏五分　熟石膏一钱　广黄尖二分　轻粉三分　梅片一分　飞滑石一钱　寒水石一钱（煅）

上味研极细末，后入梅片和匀，涂乳头，外以鸡蛋皮贴之。

流　痰

例一　马男　腰俞痰肿硬，根脚散漫，并不甚痛，皮色渐赤，疮顶软，已具化脓之象，惟寒热缠绵，退而不楚，谵妄痰鸣，便闭近一旬，舌苔板腻满布，脉沉滑，右部不楚，且阳缩三日。此痰在络，而湿邪在中也。内外夹杂，症殊险要。

川根朴一钱　青蒿二钱　炒茅术二钱　大豆卷四钱　大杏仁三钱　炒枳实二钱　半夏曲二钱　新会皮一钱　炒苡仁五钱　大贝母四钱　正滑石五钱　炒竹茹一钱五分　桑枝四钱

例二　朱男　龟背痰已久，脊骨高突，腰俞窜溃两头，项核破溃，呛咳多痰，午后内热，脉数，舌黄。先天不足，痰热入于肺胃两经，极难着手。

南沙参四钱　大杏仁三钱　炒苡仁五钱　川石斛四钱　黑料豆四钱　炒谷芽四钱　玄武板八钱（先煎）　川贝母一钱五分　地骨皮四钱　净橘络八分　枇杷叶三钱（去毛，炙）　炒竹茹一钱五分

按：龟背痰属流痰之一。其病因多为先天不足，或后天失调，或久病肾亏，以致骨髓不充，外邪乘虚侵入，痰浊凝聚而成。

例三　周男　伏兔痰漫肿色白，腿肉日削，足屈不伸，胃呆面黄，脉细数。脾肾两亏，寒邪痰湿乘虚入络所致。化脓可虑，亟为温化。

347

潞党参三钱　怀牛膝一钱五分　生黄芪三钱　炒茅术一钱五分 炒白术二钱　块苓四钱　炙甘草八分　白芥子一钱五分（炒）　当归 二钱　橘皮络各八分　桂枝尖八分　香独活一钱　生姜两片　红枣 三个

二诊：取裁阳和汤法，伏兔痰漫肿及硬俱减，足屈渐伸， 胃呆未复，间或鼻衄。两天本亏，不宜辛温破散。以原方略删 温热，少参滋阴之品可也。

潞党参三钱　大熟地四钱　香独活一钱　白芥子一钱（炒） 当归二钱　桂枝尖五分　生黄芪三钱　橘皮络各一钱　怀牛膝一钱 五分　炒白术二钱　炙甘草八分　桑枝四钱　红枣三个

例四　胡男　痰湿流阻太阴之络，右手小指骨肿突，皮无 二色，屈伸不利，手背漫肿。一派蜣螂注之见象，加以向本脾 虚其阳，肾虚其阴，立法最难两顾。

别直须一钱　白芥子一钱五分（炒）　甘草节八分　威灵仙三钱 块苓四钱　伸筋草四钱　橘络八分　京赤芍二钱　大贝母四钱　炒白 术二钱　炒竹茹一钱五分　荷叶筋一团

按：蜣螂注之病名见于《医宗金鉴》。此症多生于体虚人 的手指骨节，由痰湿寒气凝成，治同流痰。

牙疳

例一 王童 走马疳，腐处渐红，颧上余硬略软，胃亦较复，惟沉迷嗜卧，腹膨有形，脉细数，舌红。阴胃两伤，脾土不运，余毒结于阳明不化之候。

孩儿参二钱 川石斛四钱 胡黄连五分 怀山药二钱（炒）
芦荟八分 京赤芍二钱 大贝母四钱 炙甘草五分 青升麻六分
炒僵蚕二钱 炙内金一钱五分 荷叶一角

例二 江童 走马牙疳，腐烂势大，流血甚多，成块成条，肢冷不和，脉弦细。热结阳明已久，刻感时燥暴发所致。势原未定，亟以犀角地黄加石膏挽之。

乌犀尖三分（磨冲） 乌玄参心四钱 鲜生地八钱（切） 生
石膏五分（先煎） 青升麻六分 京赤芍二钱 连翘二钱 大贝母
三钱 天花粉四钱 粉丹皮一钱五分 淡竹叶二十片

按：热毒激动血分，势颇危笃。

例三 董童 热结阳明，壮热呛咳起见，继之牙床腐烂流血，齿已摇动。势成牙疳，尚未站定，拟升麻石膏汤出入。

生石膏五钱（先煎） 青升麻六分 净连翘二钱 南花粉四钱
大杏仁三钱 生甘草七分 净赤芍二钱 酒子芩一钱五分 玄参心三
钱 薄荷一钱 淡竹叶二十片

二诊：昨进升麻石膏汤，下龈床腐势已减，而上龈床腐肿更甚，腮外结肿，齿缝流血，呛咳发热。燥热久结阳明所致，势仍未定，以昨方加犀角主之。

乌犀尖三分（磨冲）　生石膏五钱（先煎）　青升麻六分　京赤芍二钱　酒子芩一钱五分　白桔梗一钱五分　黑山栀二钱　生甘草八分　乌玄参心四钱　粉丹皮一钱五分　淡竹叶二十片

例四　吴童　喉痧大致退后，痧毒肿硬作痛，而仍不能杀其毒，于是又发牙疳，龈腐流血，有内外窜溃之虑，亟为泄化。

生军三钱（酒炒）　上川连六分（酒炒）　青升麻七分　生石膏五钱（先煎）　芦荟一钱　乌玄参四钱　白桔梗一钱五分　连翘二钱　牛蒡子四钱　京赤芍二钱　人中黄一钱五分　淡竹叶二十片

二诊：迭投清胃败毒，喉痧诸多危象已过，又发牙疳，今幸从齿衄而退；惟项外痧毒，赤肿势大，胃纳不充。尚防正不胜邪，拟普济消毒饮出入。

酒炒川连七分　鲜石斛四钱（切）　乌玄参四钱　上银花五钱　青升麻七分　京赤芍二钱　连翘二钱　生甘草八分　白桔梗一钱五分　大力子四钱（炒）　炒僵蚕二钱　板蓝根五钱　金汁一两（冲服）

骨槽风

例一 王女　腮颊为手足阳明所过之地，骨槽风缘阳明湿热与外风迫结而成。其来必骤，盖火性急速故也。今外溃已久，而牙关仍紧，颊车中坚硬未消。古之用中和汤者，因溃处阳明脉虚，用以补托散结。但阳明多气多血之经，温补过施，恐有偏弊之害。拟照古方之中和汤出入。

当归二钱　大白芍二钱　大川芎八分　南花粉四钱　大生地五钱炙甘草八分　肉桂五分　大贝母四钱　黄芪三钱　桔梗一钱五分　上银花四钱　红枣三个

按：此中和汤为《医宗金鉴》方。用于外溃已久，坚硬已消之证，功能托化。

例二 吴女　骨槽风延今三月有余，左腮木硬，皮无二色，牙关强紧，脉浮滑。风寒痰湿交蕴阳明之络，速效难求，且在重身，更难着手。

当归二钱　白桔梗一钱五分　炒僵蚕二钱　云苓三钱　陈橘皮一钱　青防风一钱　白芥子一钱五分（炒）　生甘草八分　川桂枝八分　姜半夏一钱五分　陈酒五钱（入煎）

二诊：骨槽风脓出渐畅，牙紧渐开，腮外木硬亦减；惟在重身，用药殊多掣肘，姑守原意。

当归二钱　黄芪三钱　白桔梗一钱五分　香白芷八分　炒僵蚕

二钱　酒子芩一钱五分　姜半夏一钱五分　川桂枝八分　青防风一钱五分　京赤芍二钱　西羌活一钱　生甘草八分

例三　桂女　高年骨槽风，破溃已久，窜数孔相通，牙关强紧，胃呆气怯，脉弦细，舌红。最难速效之候。

南沙参四钱　白桔梗一钱五分　白蒺藜四钱　大白芍二钱　云神四钱　川石斛四钱　炒僵蚕二钱　净橘络八分　炒谷芽四钱　炒竹茹一钱五分　灯心十茎

例四　董童　骨槽风多骨出后，腮颊又复赤肿作痛，牙关强紧，入夜内热，脉弦数，舌红。阳明风邪积热及痰浊未清，完口不易。

南花粉三钱　川石斛三钱　大贝母三钱　炒僵蚕二钱　乌玄参三钱　香白芷一钱　炙甘草八分　连翘二钱　白桔梗一钱五分　京赤芍二钱　淡竹叶三十片

喉痧

例一　钱男　喉痧延久，寐爽痛甚，近增腐白成片起晕，饮咽不利，脉弦细小数。淋浊亦延久，可见肾阴已亏，余毒未清，适值初春，万物发育之际，亟以清润泄化为先。

南花粉四钱　上川连八分（酒炒）　生甘草八分　大力子四钱（炒）　马勃八分　乌玄参四钱　白桔梗一钱五分　上银花五钱　连翘三钱　肥知母二钱　灯心二十茎　仙遗粮一两

例二　张男　喉痧，腐烂势大，渐及蒂丁，饮咽不利，迭经寒热，项间疬核延久，脉数，舌黄。亟为清解泄化。

南花粉四钱　大贝母四钱　人中黄一钱五分　白桔梗一钱五分　炒僵蚕二钱　大力子四钱（炒）　山豆根四钱　乌玄参四钱　上银花五钱　京赤芍二钱　连翘二钱　灯心二十茎

二诊：喉痧腐烂如故，赤肿已减，项间疬核磊磊，脉数，舌黄。余毒尚重，势无速效可图。

细生地六钱　天花粉四钱　白桔梗一钱五分　山豆根四钱　乌玄参四钱　上银花五钱　人中黄一钱五分　京赤芍二钱　马勃八分　炒僵蚕二钱　藏青果八分（杵）

三诊：喉痧腐烂势大，饮咽不利，项间结核，脉滑，舌苔黄。余毒尚重，清化为宜。

南花粉四钱　白桔梗一钱五分　大贝母四钱　生甘草八分　上

喉痧

353

银花四钱　射干一钱五分　京赤芍二钱　旋覆花一钱五分（包）　乌玄参四钱　炒僵蚕二钱　炒竹茹一钱五分　枇杷叶三钱（去毛，炙）

　　另：五福化毒丹，每服一粒，开水化服。

　　四诊：喉痄腐烂日退，饮入作呛亦减，而痰尚多，脉沉数而细，舌红无苔。阴伤余毒未尽，仍难求速效也。

　　大麦冬三钱　乌玄参四钱　细生地五钱　肥知母一钱五分　马勃八分　白桔梗一钱五分　生甘草八分　南花粉四钱　上银花五钱　大贝母四钱　枇杷叶三钱（去毛，炙）　生竹茹一钱五分

喉　蛾

例一　金女　双蛾高突，左大于右，左耳㶿痛，寒热迭作，脉浮弦，舌白。风燥上干肺胃而来，势尚未定。清解为先。

薄荷一钱　白桔梗一钱五分　射干一钱五分　川郁金二钱　香豆豉四钱　京赤芍二钱　冬桑叶一钱五分　藿香一钱五分　炒僵蚕二钱　大力子四钱（炒）　生竹茹一钱五分　灯心二十茎

二诊：双蛾高突大减，寒热亦从汗解，左耳㶿痛亦平，惟胃纳未复，脘次不畅，脉弦细，舌白。风燥之邪初退，肝胃未和使然。

瓜蒌皮四钱　白桔梗一钱五分　川郁金二钱　白蒺藜四钱　京赤芍二钱　冬桑叶一钱五分　大力子四钱（炒）　炙僵蚕二钱　乌玄参四钱　生竹茹一钱五分　灯心二十茎

例二　金男　烂喉蛾，两旁高突，腐而不化，不能饮咽，痰多便结，曾经寒热，脉沉数，舌苔灰黄。风燥与痰热相搏，亟为疏泄。

南花粉四钱　白桔梗一钱五分　乌玄参四钱　山豆根四钱　射干一钱五分　炒僵蚕二钱　京赤芍二钱　连翘三钱　大力子四钱（炒）　酒子芩一钱五分　生甘草八分　生竹茹一钱五分　灯心二十茎

二诊：烂喉蛾，右畔肿痛已减，左畔未退，寒热已清，大

355

腑迭通，脉尚数，舌心灰黄。风燥及痰热未清，当清降凉化。

上川连五分（酒炒）　乌玄参四钱　山豆根四钱　射干一钱五分
京赤芍二钱　大力子四钱（炒）　炒僵蚕二钱　酒子芩一钱五分　白
桔梗一钱五分　大贝母四钱　生甘草八分　淡竹叶三十片

喉 痈

例一 孙男　左咽赤肿作痛，牙关强紧，势属喉痈，已具化脓之象，寒热迭作，脉滑数。风燥痰热上干肺胃所致。

南花粉四钱　山豆根四钱　京赤芍二钱　净连翘三钱　大贝母四钱　酒子芩一钱五分　大力子四钱（炒）　薄荷一钱　炒僵蚕二钱　乌玄参四钱　射干一钱五分　淡竹叶二十片

二诊：喉痈脓出痛止，惟赤肿未消，牙关强紧，寒热已退，脉滑数。里热未清，当再清化。

南花粉四钱　牛蒡子四钱（炒）　炒僵蚕二钱　白桔梗一钱五分　射干一钱五分　大贝母四钱　京赤芍二钱　乌玄参四钱　净连翘三钱　薄荷一钱　生甘草八分　淡竹叶二十片

例二　朱男　喉痈肿胀，牙关强紧，咽喉肿痛，不能下咽，曾经寒热，脉小数，舌白。风邪痰热甚重之候，痰壅可虑。

薄荷一钱　白桔梗一钱五分　大力子四钱（炒）　射干一钱五分　连翘二钱　京赤芍二钱　炒僵蚕二钱　山豆根四钱　大贝母四钱　酒子芩一钱五分　生甘草八分　生竹茹一钱五分　灯心二十茎

另：西黄金锁匙，吹咽喉。

另：六神丸十四粒，开水化服。钩痰丸两粒，每日含化一粒。

357

二诊：喉痈右喉肿痛已退，牙紧亦开，左咽尚肿痛。风燥痰热未清，当再疏化。

南花粉四钱　白桔梗一钱五分　炒僵蚕二钱　连翘二钱　大贝母四钱　京赤芍二钱　乌玄参四钱　山豆根四钱　射干一钱五分　酒子芩一钱五分　白芷片一钱　淡竹叶三十片

喉　风

例一　汤童　缠喉风，两旁腐肿，音嘶痰鸣，喘逆多汗，脉小数，左手至数不清，舌苔灰白。风邪痰热，壅遏太阴，肺气仄塞也。拟麻杏石甘汤，挽此沉疴。

麻黄八分　生石膏五钱（先煎）　大杏仁三钱　生甘草八分　白桔梗一钱五分　射干一钱五分　炒僵蚕二钱　瓜蒌皮四钱　前胡二钱　象贝母三钱　金沸草一钱五分（包）

二诊：缠喉风，午后进麻杏石甘汤法，开肺化痰，舌苔转见灰黄，咽间腐白已退，肿突如故，痰鸣自汗，呛咳鼻仄。风邪痰热尚毗搏于肺之象，犹在险途。守原方更进为事。

麻黄八分　射干一钱五分　生石膏五钱（先煎）　生甘草八分　白桔梗一钱五分　前胡一钱五分　竹沥半夏一钱五分　瓜蒌皮四钱　僵蚕二钱　生竹茹一钱五分　枇杷叶三钱（去毛，炙）

三诊：昨日两进麻杏石甘汤，缠喉风白腐渐脱，痰鸣、自汗俱减，惟气仍粗，脉小数，舌苔转黄。风邪渐解，痰热尚留于肺络，仍在畏途。

生石膏五钱（先煎）　象贝母四钱　大杏仁三钱　白桔梗一钱五分　蜜炙麻黄八分　瓜蒌皮四钱　射干一钱五分　前胡一钱五分　生甘草八分　生竹茹一钱五分　枇杷叶三钱（去毛，炙）

四诊：迭投麻杏石甘汤，缠喉风喘平、汗止，咽喉两旁腐

359

白亦脱，惟舌心尚黄。风邪初解，痰热尚未清，虽已转机，尚宜慎重。

瓜蒌皮四钱　乌玄参四钱　大杏仁三钱　白桔梗一钱五分　生甘草八分　射干一钱五分　马兜铃四钱（炙）　象贝母四钱　炒僵蚕二钱　生竹茹一钱五分　枇杷叶三钱（去毛，炙）

例二　王童　缠喉风，咽之腐赤气粗鼻煽，投以麻黄石膏汤，症情较定，表分渐热，时若闭状，脉滑数鼓指。风燥与痰热相搏于太阴，肺气仄塞也。仍在险途。

麻黄六分　生石膏五钱（先煎）　射干一钱五分　大杏仁三钱　薄荷一钱　白桔梗一钱五分　瓜蒌皮四钱　薄橘红八分　皂角灰二分（冲）

另：神犀丹一锭，分三次开水磨服。

二诊：进麻黄石膏汤及神犀丹，咽喉腐白渐退，气粗鼻煽已平，呛咳痰亦活，表热已解，脉滑数。肺胃风邪痰热初化，守原法减剂主之。

麻黄五分　生石膏五钱（先煎）　大杏仁三钱　象贝母三钱　瓜蒌皮四钱　薄橘红八分　川通草八分　白桔梗一钱五分　射干一钱五分　生竹茹一钱五分

喉痧

例一　孙男童　喉痧腐烂，饮水由鼻而出，壮热烦扰，神识不清，脉小数。伏邪甚重，系极险之候。

生石膏八钱（先煎）　　薄荷一钱　大力子四钱（炒）　　白桔梗一钱五分　京赤芍二钱　酒子芩一钱五分　山豆根四钱　连翘三钱　射干一钱五分　生甘草八分　青升麻八分　双解散四钱（包煎）

例二　吴童　喉痧由传染而来，右畔腐烂，左畔赤肿，饮咽不利，寒热交争，脉滑数，舌心浮黄。势颇未定。

香豆豉四钱　鲜生地八钱　连翘二钱　射干一钱五分　大力子四钱（炒）　薄荷一钱　乌玄参四钱　山豆根四钱　白桔梗一钱五分　僵蚕二钱　生竹茹一钱五分　灯心二十茎

例三　曹女　喉痧，咽喉腐痛已退，痧亦透布，而唇角及手背起泡流脂，可见时毒之重；神识仍未清，谵语不已，经行已止，右脉不楚。余邪尚重，仍防内陷。

鲜生地八钱（切）　玄参心四钱　黑山栀二钱　人中黄一钱五分　升麻八分　上银花五钱　连翘二钱　粉丹皮一钱五分　薄荷一钱　京赤芍二钱　益元散五钱（包）

喉痹

例一 严女 喉痹半月，右喉根胀，饮咽不利，项外亦结肿，胸宇不舒，脉沉涩，舌红根黄。肝家气火与肺胃之宿痰相搏，最难速效。

旋覆花一钱五分（包） 炙乌梅一钱五分 薄荷一钱 川郁金二钱 刺蒺藜四钱 射干一钱五分 大白芍二钱 法半夏一钱五分 白桔梗一钱五分 大杏仁三钱 炒竹茹一钱五分 金果兰二钱

二诊：喉痹梗痛已减，项外结肿亦退，而食后尚胀，脉细数，舌红边黄。气火初平，肝胃未和。原法出入。

旋覆花一钱五分（包） 川郁金二钱 白蒺藜四钱 炙乌梅一钱五分 射干一钱五分 左金丸八分 煨木香八分 炒枳壳二钱 白桔梗一钱五分 大白芍二钱 金橘皮四个 金果兰二钱

另：沉香顺气丸二两，每服二钱，开水下。

例二 杨女 气火喉痹已久，喉底红点粒粒，发则作痛，舌裂出血，舌红嗌干，月事不调，或先或后，少腹或胀痛，比增呛咳，痰色黑，脉弦滑细数。血热肝旺，气火上升，肺受熏灼也。润化为先。

北沙参四钱 大麦冬二钱 白桔梗一钱五分 乌玄参四钱 瓜蒌皮四钱 赤白芍各二钱 大杏仁三钱 青蛤壳五钱（先煎） 云苓三钱 川贝母一钱五分 枇杷叶三钱（先煎） 生竹茹一钱五分

另：玄参四钱　麦冬三钱　桔梗一钱五分　西洋参一钱　大梅片八分　煅中白一钱五分

上味研末，炼蜜糊丸，每用一粒含之。

例三　王童　烂喉痧，咽喉两旁腐白，蒂丁垂肿，痰多，语音不响，并无寒热，脉不起，舌红中黄，项之左右结核。风燥之邪与痰热相搏肺胃，势颇险要，亟为开化。

生石膏八钱（先煎）　青升麻八分（后入）　牛蒡子四钱（炒）山豆根四钱　连翘三钱　白桔梗一钱五分　生甘草八分　蜜炙桑叶一钱五分　酒子芩一钱五分　京赤芍二钱　炒僵蚕二钱　鲜竹叶三十片

二诊：昨进升麻石膏汤加味，烂喉痧咽左腐白已退，蒂丁垂肿亦减，喉右尚腐白，项间娖核已退，脉略起，午间闭逆痰鸣，伏邪为痰热所困，肺气仄塞，仍在险途。拟麻杏石甘法。

麻黄七分　生石膏八钱（先煎）　大杏仁三钱　生甘草七分射干一钱五分　白桔梗一钱五分　橘红八分　京赤芍二钱　山豆根四钱　炒竹茹一钱五分　枇杷叶三钱（去毛，炙）　大力子四钱（炒）

三诊：烂喉痧，右喉及咽底腐白成片，呛咳音嘶，痰鸣气粗，脉小数。风邪痰热壅结于肺，肺气仄塞，小儿闭逆可虑，殊为险要。

生石膏八钱（先煎）　麻黄七分　大杏仁三钱　射干一钱五分方通草八分　象贝母三钱　马兜铃四钱（炙）　白桔梗一钱五分法半夏一钱五分　旋覆花一钱五分（包）　生甘草五分　活水芦根八钱（煎代水）

四诊：烂喉痧，腐白日退，音嘶渐响，项间娖核亦日退，痰鸣声嘶亦减，惟气尚粗，间或腹胀，脉小数，舌起白苔。据此见象，不宜再用重剂，开肺化痰可也。

前胡一钱五分　射干一钱五分　白桔梗一钱五分　象贝母四钱

喉

痧

363

瓜蒌皮四钱　方通草八分　炒僵蚕二钱　法半夏一钱五分　旋覆花一钱五分（包）　云苓三钱　枇杷叶三钱（去毛，炙）　灯心十茎

例四　华童　小儿蒂丁腐白，饮咽不利，鼻仄不通，幸表热已退，脉尚数。时燥之邪，直犯肺胃而发，势成烂喉痹，症非轻候。

天花粉四钱　白桔梗一钱五分　山豆根四钱　乌玄参四钱　酒子芩二钱　京赤芍二钱　生甘草八分　薄荷一钱　射干一钱五分炒僵蚕二钱　净连翘三钱　淡竹叶三十片

另：六神丸七粒，开水化服。

另：淡吴萸三钱　川黄柏一钱五分

上为末，鸡子清调作饼，贴于左足心。

目　疾

例一　王男　左目少光已久，右目又复瞳神散大，视而不见，并无赤脉，饮食如常，脉弦数鼓指，舌苔浮黄。水不涵木，肝阳暴升，酒湿积热上乘清窍也，势无速效可图。

大生地六钱　生石决一两（先煎）　正川贝一钱　谷精珠三钱白蒺藜四钱（盐水炒）　黑料豆四钱　生白芍二钱　杭菊花二钱　决明子五钱　泽泻一钱五分（盐水炒）　夜明砂一钱五分

另：石斛夜光丸一两，每服二钱，开水下。

二诊：进滋水柔肝，脉之弦大鼓指已减，瞳神散大如故，视线仍不清了，舌苔浮黄白腻。肝阳初潜，酒湿积热未清，水又不能上注于目也。

大生地六钱　正川贝一钱　生白芍二钱　女贞子四钱　密蒙花三钱　川黄柏一钱五分（酒炒）　谷精珠三钱　泽泻一钱五分　生石决一两（先煎）　潼白蒺藜各三钱　夜明砂二钱

从外障立法：炉甘石一钱　海螵蛸一钱　大梅片二分　野荸荠粉五分　朱砂三分　煅月石三分　珍珠一分

上味研取极细末，用人乳（或荸荠水）挑点。

例二　张女　左目幼时失明，今春右目又复赤痛，上及半头，干涩或多眵，不能睁视，幸神光未损，月事先期，心烦少寐，脉弦细，舌苔糙白。肝肾两亏，水不涵木，木火上升，扰

365

动湿热所致。滋降疏泄并施。

中生地六钱　生石决一两（先煎）　大白芍二钱　白蒺藜四钱（盐水炒）　金石斛四钱　杭菊花二钱　泽泻一钱五分（盐水炒）　当归二钱　密蒙花三钱　云苓神各三钱　金针一钱　夏枯草三钱

另：先服龙胆泻肝丸一两，每次三钱，后服石斛夜光丸一两，每次一钱。

二诊：进滋水抑木，兼以分化湿热，右目掣痛，波及半头者已减，而目力未充，干涩或多眵，脑后筋脉不时抽搐，月事先期，心烦少寐，脉弦细右数，舌白转黄。湿热化而未清，肝阳未潜，肾水不升之候。不宜偏补，守原意更进。

大生地六钱　生石决一两（先煎）　龙胆草一钱五分（酒炒）　白蒺藜三钱　大白芍三钱　杭菊花二钱　粉丹皮一钱五分　金石斛三钱　女贞子三钱　海蛤粉三钱　夏枯穗三钱

三诊：右目掣痛波及半头虽减，而脑后筋脉仍不时抽掣作痛，目涩多眵，视线不清，月事先期，心烦少寐，脉弦数转细，舌苔浮腻初退。湿热初化，肝阳未潜，水不上承也。当柔降之。

大生地六钱　生石决一两（先煎）　乌玄参四钱　大白芍二钱　云神四钱　白蒺藜四钱（盐水炒）　甘杞子二钱（盐水炒）　杭菊花二钱　清阿胶二钱　生牡蛎一两（先煎）　大麦冬二钱　夏枯穗三钱

四诊：改进柔降，右目珠掣痛，后及半头脑部俱减，心烦少寐已安，惟目涩多眵，视线不清，月事先期，脉弦细，舌苔浮黄。湿火初平，肝肾之阴未复，虚阳莫藏也。

大生地六钱　乌玄参四钱　大白芍二钱　甘杞子二钱　谷精珠三钱　杭菊花二钱　生石决一两（先煎）　云神四钱　大麦冬二钱　金石斛四钱　白蒺藜四钱　夏枯穗三钱

例三　李男　右目赤痛，且起蟹珠，月余不退，善梦，脉弦数，舌红中黄。肾虚肝旺，湿火上升也，久延非宜。

龙胆草一钱五分（酒炒）　生石决一两（先煎）　决明子五钱　京赤芍二钱　正川贝一钱五分　白蒺藜四钱　冬桑叶一钱五分　杭菊花二钱　木贼草三钱　中生地六钱　夏枯草三钱　石蟹八分

另：生军末三钱　黄柏一钱五分　黄丹一钱

研末用蛋清调成饼，贴太阳穴。

二诊：右目赤痛已退，蟹珠高突未平，脉沉数右细，舌红中黄。肝阳初平，湿火上迫未退，水不上承之候。

中生地五钱　生石决一两（先煎）　木贼草三钱　决明子五钱　乌玄参四钱　海蛤粉四钱　正川贝一钱五分　白蒺藜四钱　谷精珠三钱　川黄柏一钱五分　夏枯草三钱　石蟹八分

另：炉甘石五分　煅月石三分　海螵蛸五分（漂净）　犀黄五厘　大梅片二分　珍珠一分　野荸荠粉五分

上味研取细末无声，以人乳蘸点。

三诊：右目赤痛先退，蟹珠高突亦渐平，惟红丝缠绕未楚，视线因之不清，舌苔已化，脉尚数。肝阳湿火未清，肾阴又不足所致。

龙胆草一钱五分　生石决一两（先煎）　大生地五钱　木贼草三钱　正川贝一钱五分　乌玄参四钱　海蛤粉四钱　谷精珠三钱　京赤芍三钱　密蒙花三钱　夏枯草三钱　石蟹八分

另：用自制眼药外点。

例四　刘女　年甫四旬有二，天水已四年不行，并无腹痛结瘕等患，可见阴血暗亏，肝阳遂无所制，暴升于上，触动湿热，于是左目外障蔽睛，视而不见，左畔头痛，下及齿颊。此来右目瞳神不敛，视线不清了，脉弦细，舌黄。最难速效

目疾

367

之候。

大生地五钱　正川贝一钱五分　大白芍二钱　白蒺藜三钱（盐水炒）　海蛤粉四钱　川石斛四钱　木贼草一钱五分　石蟹八分　谷精珠三钱　云苓三钱　生石决一两

另：珍珠一钱　煅石燕三钱　川贝母三钱　生石决一两　海螵蛸三钱（漂净，炙）

为极细末，每晨用木贼草一钱五分，泡汤调服一钱。

例五　邓男　湿热蒙蔽清阳，两目猝然不见，眵泪交多，头目眩痛，舌苔腐白满腻。一派湿火见象，久延非宜。

龙胆草三钱　柴胡八分　杭菊花二钱　京赤芍二钱　生甘草八分　白蒺藜四钱　决明子五钱　密蒙花一钱五分　泽泻一钱五分　云苓三钱　正川贝一钱五分　石燕八分

二诊：两目视线渐清，眵泪尚多，头痛作恶，善噫，舌苔满布已化，湿热就清，肝胃未和也。守原意更增调降。

生石决一两（先煎）　白蒺藜四钱　决明子五钱　密蒙花一钱五分　杭菊花二钱　旋覆花一钱五分（包）　川郁金二钱　正川贝一钱五分　大白芍二钱　云苓三钱　石燕八分　佛手八分